临终关怀与舒缓治疗

Hospice and Palliative Care

宋岳涛　刘运湖　主编

中国协和医科大学出版社

图书在版编目（CIP）数据

临终关怀与舒缓治疗 / 宋岳涛，刘运湖主编. —北京：中国协和医科大学出版社，2014. 11
ISBN 978-7-5679-0182-7（2025.1重印）.

Ⅰ. ①临…　Ⅱ. ①宋…　②刘…　Ⅲ. ①临终关怀学　②护理学　Ⅳ. ①R48　②R47

中国版本图书馆 CIP 数据核字（2014）第 235636 号

临终关怀与舒缓治疗

主　　编：宋岳涛　刘运湖
责任编辑：张　宇

出版发行：中国协和医科大学出版社
（北京市东城区东单三条 9 号　邮编 100730　电话 010－65260431）
网　　址：www. pumcp. com
经　　销：新华书店总店北京发行所
印　　刷：北京捷迅佳彩印刷有限公司

开　　本：787×1092　1/16
印　　张：18. 25
彩　　页：1
字　　数：350 千字
版　　次：2014 年 11 月第 1 版
印　　次：2025 年 1 月第 6 次印刷
定　　价：40. 00 元

ISBN 978-7-5679-0182-7

主编简介

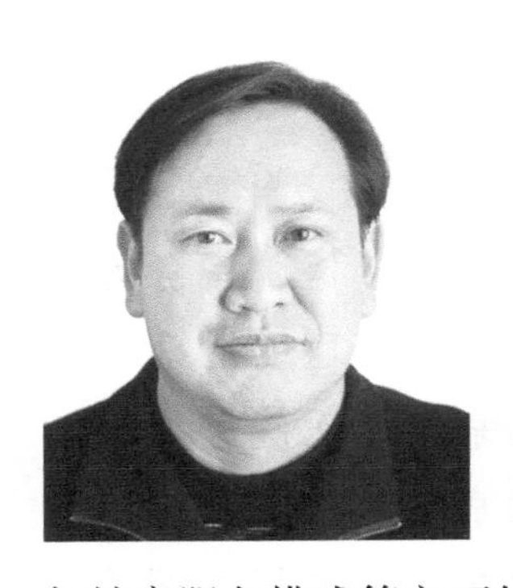

宋岳涛，山西静乐人，医学博士，研究员，现为北京老年医院老年病临床与康复研究所常务副所长及北京市中西医结合老年病学研究所副所长，是中国预防医学会老年病防治专业委员会第一届常务委员、北京市老年学学会健康与长期照护专业委员会副主任、中国老年学学会老年医学委员会委员和中华医学会老年医学分会第八届委员会老年基础医学专业学组委员。

近年来，致力于我国老年健康服务体系建设和老年健康服务模式等方面的研究，主要研究方向为老年综合评估和老年健康管理，曾先后参与“中国城市临终关怀服务的现状与对策研究”和“北京老年医疗连续性服务的构建策略和应用研究”等项目的研究，2013 年底负责完成卫生部医改项目“老年长期护理服务体系建设的研究”。连续五年负责组织实施“癌症晚期患者临终关怀与舒缓治疗适宜技术推广”等北京市卫生局老年卫生公益项目10 余项，组织举办“癌症晚期患者舒缓治疗与临终关怀技术方法培训”等国家级或北京市继续教育项目近 20 项。2006 年和 2012 年两度获得北京市“十百千”卫生人才“百级”经费资助；2011 年获得北京市卫生系统“215”人才工程建设项目老年医学学科骨干培养经费的资助。组织编写了《老年综合征管理指南》《老年综合评估》《老年病多学科整合管理》《老年跌倒及其预防保健》和《老年病诊疗手册》等多部老年医学著作。

临终关怀与舒缓治疗

主　编　宋岳涛　刘运湖

副主编　吴　殷　姜宏宁　杨爱民

编　者（以姓氏拼音为序）：

刘运湖	北京老年医院副院长	孙莎莎	北京老年医院医务处
郭　兰	北京老年医院肿瘤科	吴　殷	北京老年医院肿瘤科
郭伟成	北京老年医院医务处	吴　菲	北京老年医院肿瘤科
姜宏宁	北京老年医院临终关怀科	吴海玲	北京老年医院肿瘤科
李保英	北京老年医院院办	杨爱民	北京老年医院副院长
李　琳	北京老年医院肿瘤科	杨　波	北京老年医院临终关怀科
刘宁红	北京老年医院肿瘤科	杨俊体	北京老年医院肿瘤科
刘向国	北京老年医院老年病临床与康复研究所	杨颖娜	北京老年医院老年病临床与康复研究所
刘　羽	北京老年医院医务处	游　巍	北京老年医院团委
龙霖梓	北京老年医院临终关怀科	余　敏	北京老年医院临终关怀科
宋岳涛	北京老年医院老年病临床与康复研究所	张长海	北京老年医院肿瘤科
		张建春	北京老年医院肿瘤科
隋　彧	北京老年医院老年病临床与康复研究所	张玲玲	北京老年医院肿瘤科
		赵炳云	北京老年医院临终关怀科

内容提要

临终关怀与舒缓治疗是对生命末期患者的一种综合性的医疗与照护服务，是老年医疗卫生服务与养老服务中最后一个重要的环节。本书比较全面系统地介绍了临终关怀与舒缓治疗的基本理论和具体实用技术。全书共分五章：第一章对临终关怀与舒缓治疗的概念、服务流程及其相关的法律与伦理问题进行了概述，并对死亡教育做了较为详尽的阐述；第二章和第三章分别就临终关怀与舒缓治疗的技术方法进行了重点介绍；第四章介绍了照护者应掌握的知识和技巧，尤其对死不瞑目、回光返照、灵魂出窍、濒死体验和死亡节律等做了较为合理的解释；第五章简要介绍了临终关怀中的非医疗资源。

本书内容丰富，理论性和实用性兼备，对从事老年医疗服务与养老服务的医护人员或其他照护者具有重要的指导价值，是老年医学工作者必备的专业工具书。

序

在中国，2000 多年前就出现了专门的养老场所，如唐代的“悲田院”、宋代的“福田院”、元朝的“济众院”、明朝的“养济院”、清朝的“普济堂”等，其照护内容不乏临终关怀和舒缓治疗。

现代的临终关怀与舒缓治疗理念始于 20 世纪后期，从其发展史可以看出主要是对那些身患绝症的患者及其家人进行全面的身心关怀，包括对症处理、缓解疼痛、心理疏导和死亡教育等。临终关怀的目标是照顾好患者及其家人，让患者有尊严、体面、舒适地离开人世。目前临终关怀在发达国家已经发展成为医疗保险的全面覆盖，如符合准入条件，将有一个由医生、护士、社会工作者、家政人员、咨询师、志愿者和宗教人士组成的团队为患者及其家人提供医疗、护理、社会、咨询、家政等全方位的服务。临终关怀的地点根据患者需求可以在家里、安宁病房、护理院和专门的临终关怀院或临终关怀病房等。临终关怀已经成为衡量一个社会文明、健康和社会保障服务是否完善的试金石。

21 世纪以来，随着我国社会对临终关怀和舒缓治疗服务需求的不断增加，许多医疗机构和医护人员进行了大量的实践和探索，将我国的临终关怀和舒缓治疗工作推向了一个新阶段。北京老年医院自 2004 年设立了晚期肿瘤病房，并开始进行舒缓治疗和临终关怀的临床实践，又单独设立了临终关怀病房，经过 10 年的临床工作实践和探索，医护人员有了一些自己的心得和工作体会，现将其整理编辑成书，希望能对正在从事或将要从事临终关怀和舒缓治疗的机构和个人起到一定的参考作用。

北京老年医院院长

陈　峥

2014 年 5 月

前　言

国内外为老服务的实践和研究结果表明，老年医学服务大致可分为健康促进、预防保健、慢病防控、急危重症救治、中期照护、长期照护、临终关怀与舒缓治疗等服务模式，其中临终关怀与舒缓治疗是老年医疗卫生服务和养老服务中最后一个至关重要的环节。由于我国大部分公民受传统文化思想的影响，一般都比较忌讳谈论“死亡”或“临终”等问题，致使我国临终关怀与舒缓治疗的学科发展相对缓慢，理念比较陈旧，相关技术得不到普及，且在老人临终阶段支出高额的医疗费用，造成极大的医疗资源浪费，既不能保持临终老人的尊严，也给其家属造成沉重的经济负担和精神心理压力。由此可见，在全社会普及推广临终关怀与舒缓治疗的理念及其技术是非常必要的。

临终关怀是运用医学、护理学、社会学和心理学等多学科的理论与实践知识，为临终患者及其家属提供躯体、精神心理和社会行为等多方面的照护，使临终患者的生命得到尊重、症状得到控制、痛苦得到减轻和生命质量得到提高，使患者家属的身心健康得到维护和增强，有利于患者在临终时能够坦然舒适地、有尊严地告别人世。实施临终关怀服务，需由多学科成员组成的团队共同来完成。临终关怀的主要服务内容有：为患者及其家属进行“死亡教育”，使其正确面对死亡；提供舒缓治疗，尽力减轻患者的疼痛；提供医疗护理和日常生活护理服务；通过心理师、社会工作者、志愿者或义工，为患者提供心理支持和社会援助；为患者营造一个舒适的临终环境和提供一定范围内的宗教信仰服务。

舒缓治疗又称姑息治疗，是指为无治疗希望的终末期患者提供积极的、人性化的服务，主要通过控制疼痛和提供心理、社会和心灵上的支持，来缓解患者身心方面的不适症状，为患者和家属赢得尽可能好的生活质量。舒缓治疗体现了人类对生命的尊重与珍惜，让人生的最后一段旅途过得舒适、有尊严和少痛苦。舒缓治疗是临终关怀服务中主要的治疗手段，但并不仅限于临终关怀服务，也可用于长期照护等医疗卫生服务模式之中。舒缓治疗的主要服务对象之一是癌症晚期患者，服务的重点是改善癌症晚期患者的生活质量，减轻其躯体上的痛苦与情绪上的困扰。

本书的出版，有赖于北京市卫生系统“215”人才建设工程老年医学学科骨干培养经费、2013 年度北京市卫生局疾控处项目“癌症晚期患者舒缓治疗与临终关怀适宜技术推广”和 2014 年度北京市卫生局老年—妇幼卫生处项目“北京老年健康服务体系的建设”等项目经费的支持，在此真诚感谢中共北京市委组织部、北京市卫生局和北京老年医院。

在编写本书的过程中，得到北京老年医院陈峥院长的悉心指导，得到北京老年医院临终关怀病区和晚期肿瘤病区全体医护人员的大力支持；得到来自山西医科大学肖天裕、孙庆良、阎晓慧、陈宗辉和邢月浩五位同学的鼎力相助；得到北京市中西医结合老年病学研究所全体同仁的密切配合，在此一并致以诚挚的谢意！由于编写时间仓促，编写水平有限，书中的缺点和错误在所难免，欢迎读者不吝赐教。

宋岳涛　刘运湖

2014年5月

目　录

第一章　临终关怀与舒缓治疗概述

第一节　概念与发展史

一、临终关怀与舒缓治疗的基本概念

（一）临终关怀的概念

世界卫生组织（WHO）指出，临终关怀（hospice，hosepice care，palliative care）是指对无治疗希望患者的积极与整体性的治疗与照护。在当代，临终关怀是指为生存时间有限（6个月或更少）的患者提供综合性的照护服务，以减轻其生理痛苦和心理恐惧，其目的既不是治疗疾病或延长生命，也不是加速死亡，而是改善患者余寿的质量。简言之，临终关怀“不以延长生命为目的，而以减轻身心痛苦为宗旨”。

临终关怀是一门新兴的边缘学科，涉及医学、心理学、社会学、护理学和伦理学等众多学科。它从无到有，从陌生到为社会所了解，在社会发展进程中越来越显示出其无法替代的作用；它像黑暗中温暖的火苗，让每个临终患者在有限的时光里安详、舒适、有尊严而无遗憾地走完人生的最后旅程。

临终关怀主要包括以下四方面的服务内容：

1. 以照料为中心　对临终患者来讲，已无治愈希望，而最需要的是保持身体舒适、控制疼痛、提供生活护理和心理支持。

2. 维护人的尊严　患者尽管处于临终阶段，但个人尊严不能因生命活力降低而递减，个人权利也不可因身体衰竭而被剥夺。患者只要未进入昏迷阶段就有思想和感情，医护人员应维护和支持其个人的权利，如应保留患者的隐私和维持患者的生活方式，保证患者享有参与制定医疗护理方案和选择死亡方式等权利。

3. 提高临终患者的生活质量　临终患者处于一种特殊的生活状态，临终关怀就是一种人性化的服务，体现出对临终者人格的尊重和生命价值的肯定，最终目的是提高患者的生活质量。

4. 共同面对死亡　生老病死是客观世界的自然规律，任何人都无法逃避死亡的事实，医护人员、家属和患者应共同面对，尤其是医护人员应为临终患者创造一种和谐、温馨和舒适的环境，让临终患者轻松、愉快地离开人世。

（二）舒缓治疗的概念

舒缓治疗又称为姑息治疗。依据世界卫生组织（WHO）的定义，舒缓治疗是指为无治疗希望的末期病患提供积极的、人性化的服务，主要通过控制疼痛、缓解躯体上的其他不适症状和提供心理、社会和心灵上的支持，为患者和家属赢得尽可能好的生活质量。舒缓治疗体现了人类对生命的尊重与珍惜，让人生的最后一段旅程过得舒适、平静、有尊严和少痛苦。

舒缓治疗的主要服务对象之一是癌症晚期患者，服务的重点是改善癌症晚期患者的生活质量，减轻其躯体的痛苦与情绪的困扰。从患者确诊为癌症晚期的那一刻开始，医护人员应根据患者的病情和家属的意见，结合患者躯体、精神心理和社会等多方面的需求，提供缓解痛苦、身体护理、情绪和心理支持等综合性的服务。舒缓治疗肯定了生命的重要性，认同与接纳死亡，既不刻意缩短生命，也不有意延长寿命，尊重临终患者的权利，让患者享有较高的生活质量，支持家属得到较好的心理调适。

舒缓治疗主要有以下 3 种服务模式。

1. 医院肿瘤中心　患者一经确诊为患有肿瘤，会在肿瘤中心接受治疗。提供舒缓治疗的医护人员应与患者讨论和确定各种治疗方案，全面照顾患者与家属的身体、情绪、心理、社会和经济等各方面的需求。

2. 舒缓治疗中心　部分医院设有舒缓治疗中心，病房设计仿照家居环境，为患者提供不同的支持治疗，让患者在此复诊和接受照护服务。中心除舒缓患者的临床症状外，还为患者及其家属提供心理辅导，举办群体性的社交活动，搭建相互支持的网络。

3. 居家照护　为照顾部分希望在生命最后的日子留在家中的癌症晚期患者的意愿，医院和社区卫生服务机构可以提供居家照护服务，舒缓治疗团队定期进行居家探访，及时指导或调整患者的治疗与照顾方案，确保患者和家属得到适当的照护服务。

（三）临终关怀与舒缓治疗的关系

1. 两者之间的联系　目前对于临终关怀和舒缓治疗的概念使用比较混乱，有的将两者相互等同，有的认为是临终关怀中包含舒缓治疗，也有的认为是舒缓治疗中包含临终关怀。作者认为，两者间既不能互相等同，也不是相互包含的概念，而是属于相互交织、互有交叉的范畴。两者之间的联系可以概括为以下几点。

（1）临终关怀和舒缓治疗的目标，均是提高患者的生活质量、减轻患者的身心痛苦、尊重患者的权利和维护患者的尊严。

（2）临终关怀是对处于生命终末期患者（即临终患者）的一种综合性的医疗、康复和护理服务。临终关怀服务中主要的治疗手段就是舒缓治疗，这种治疗不以治愈患者疾病和刻意延长寿命为目的，而是以控制患者疼痛和减轻身心痛苦为宗旨。

（3）舒缓治疗可为临终患者提供一种姑息性的治疗服务，但并不是仅限于临终关怀服务，还可应用于老年长期照护服务之中。

2. 两者之间的区别 临终关怀和舒缓治疗虽然同时应用于临终关怀服务之中，但从服务的对象、地点、人员、内容、目标、管理方式和处理原则等多个方面具有一定的区别，详见表 1-1。

表 1-1 临终关怀与舒缓治疗的比较

比较内容	临终关怀	舒缓治疗
服务对象	预期寿命≤6 个月的处于生命终末期的患者及其家属	恶性肿瘤患者 临终患者 慢性病终末期有严重并发症的患者
服务期限	≤6 个月	无明确期限
服务地点	医疗机构、养老机构或家庭	主要在医疗机构
服务人员	多学科团队	多学科团队
服务内容	死亡教育、生命关怀 综合性的医疗、康复和护理服务（如舒缓治疗、吞咽功能的康复、精神慰藉、医学护理和日常生活照护等）	综合性的医疗服务，如外科、内科、康复、心理、照护等 治疗疼痛与疼痛的管理 缓解疾病症状（如便秘、恶心呕吐、腹泻、厌食和恶病质、谵妄、抑郁、呼吸困难、咳嗽等）
服务目标	为患者提供高品质的照护服务 提高患者的生活质量 维护患者的尊严 保护患者家属的身心健康	提高患者的生活质量 控制患者的疼痛及缓解症状 减轻患者的身心痛苦
管理方式	由护士进行病例管理	由医师进行病例管理
处理原则	护理为主，适度治疗 注重心理治疗，倡导人道主义 提供综合性的服务	不以治愈疾病为目的 在良好的生活质量前提下，有更长的生存期

二、临终关怀与舒缓治疗的发展

（一）临终关怀的发展历史

临终关怀是近代医学领域中一门新兴的边缘性交叉学科，是社会需求和人类文明发展的标志。就世界范围而言，它的出现只有五六十年的时间。20 世纪 50 年代，英国护士桑德斯（Cicell Saunders）在她长期工作的晚期肿瘤医院中，目睹了许许多多垂危患者的痛苦，她决心改变这一状况，于是在 1967 年创办了世界上著名的第一所临终关怀机构—圣克里斯多弗医院（ST. Christophers' Hospice），使垂危患者在人生的最后一段旅程中得到需要的满足和舒适的照顾，从而点燃了人类临终关怀运动的灯塔。之后，世界上许多国家和地区开展了临终关怀服务的实践和理论研究，70 年代传入日本和美国，80 年代相继传入我国的香港、台湾和大陆。我国对临终关怀（Hospice，Hospice Care）有许多不同的翻译方式，如“济病院”“死亡医院”“安息护理”和“终末护理”等，香港学者一般称之为“善终服务”，台湾学者一般称之为“安宁照顾”。

临终关怀服务在香港开展较早，始于 1982 年的香港天主教医院，他们主要为癌症晚期患者提供善终服务活动。1987 年 7 月，香港创立了善终服务会；1988 年为推动期；1991 年为稳定期；1992 年为拓展期。据 1997 年统计，香港临终关怀中 90%为癌症患者，而 45%死于癌症的患者获得了善终服务。在香港，从事临终关怀的护士被称为“握手护士”或“握手姑娘”，备受尊重。

中国大陆对“临终关怀”一词的正式应用，始于 20 世纪 80 年代后期。1988 年 7 月 15 日，美籍华人黄天中博士与天津医学院院长吴咸中教授、副院长崔以泰教授合作，共同创建了中国第一个临终关怀研究机构—天津医学院临终关怀研究中心。随后，上海、北京、安徽、西安、宁夏、成都、浙江和广州等城市也相继建立了临终关怀医院、病区或护理院。在积极开展学术研究的同时，天津医学院临终关怀研究中心着手筹建临终关怀病房，1990 年 10 月，开始收治患者。1991 年 3 月，召开了“首次全国临终关怀学术研讨会暨讲习班”；1992 年 5 月，经国家科学技术委员会批准，天津医学院与美国东西方死亡教育研究学会在天津联合举办“首届东西方临终关怀国际研讨会”；1993 年 5 月，在山东省烟台市召开了“中国心理卫生协会临终关怀专业委员会成立大会暨第二次全国临终关怀学术研讨会”；1995 年 5 月，在广西桂林召开了“第三次全国临终关怀学术研讨会”；1996 年 3 月在云南昆明召开了“全国死亡教育与临终关怀学术研讨会”，之后《临终关怀杂志》创刊，进一步推动了我国临终关怀事业的发展。2007 年中国生命关怀协会建立生命关怀研究中心，负责实施卫生部科研项目“中国城市临终关怀服务的现状与对策研究”。2010 年 5 月，北京老年医院设立临终关怀病区，正式将临终关怀服务纳入到老年医学服务模式中。纵观中国临终关怀事业的发展，大体经历了以下 3 个阶段，即理论引进与研究起步阶段、宣传普及与专业培训阶段、学术研究与临床实践全面发展阶段。

台湾于 1990 年 3 月在台北马偕医院建立第一幢临终关怀安宁病房，并多次举办有关临终关怀方面的研讨会。

（二）舒缓治疗的发展历史

舒缓治疗的思想和实践活动在我国有着悠久的历史，现代舒缓治疗理念中所包含的“尊重生命、提高临终患者生命质量和接纳死亡”等社会伦理价值观和唯物主义的生死观，可在我国 5000 多年传统文化中找到根源。佛学、道教、儒家以及各种医学流派的理论著说中都能找到相关理念和实践的印记。祖国医学的“为人治病……其不可为者，必实告之，不复为治”，体现了类似今日舒缓治疗中不做无谓救治的思想。现代舒缓治疗事业在我国起步较晚，最早是从对国外的舒缓治疗理论文献的引进开始的。首先是台湾学者谢美娥在

1982 年撰文介绍了舒缓治疗。香港九龙圣母医院也在 1982 年首先提出了善终服务，为癌症患者提供适当的辅导和善终照顾。1986 年台湾马偕医院主持主办了第一次舒缓治疗的学术研讨会。大陆学者张燮泉 1986 年首先刊登译文介绍国外的垂危患者医院，文中介绍了舒缓治疗的理念。孟宪武介绍了具有舒缓治疗含义的终末护理的概念。这些理论的引进和探讨，对我国现代舒缓治疗的产生和发展起了积极的推动作用。

舒缓治疗在日本发展迅速，2007 年日本《癌症控制法案》的通过对舒缓治疗的发展起到了非常重要的作用，舒缓治疗医疗单位和医院舒缓治疗团队是两种主要的专业服务团队。日本的舒缓治疗发展大致经历 3 个阶段：①舒缓治疗单位有资格从医疗保险制度中报销费用阶段；②医院舒缓治疗团队有资格从医疗保险制度中报销费用阶段；③政府舒缓治疗相关政策推出阶段，其中包括《癌症控制法案》的通过，促进了癌症控制基本计划的制定和为癌症患者治疗和护理的相关人力资源发展平台的建立。

香港地区的舒缓治疗的实践兴起于 20 世纪 80 年代。1982 年首先建立了第一个舒缓治疗小组，当时有 6 张舒缓治疗病床。1983 年舒缓治疗机构开始了家庭舒缓治疗服务，其中还包括为患者家属提供居丧服务。1986 年成立了善终服务促进会，随之开展了有关舒缓治疗知识和信息的普及与传播，主要工作就是到医学或护理院校讲授舒缓治疗的知识，帮助医院建立舒缓治疗小组或病房，并对其医护人员进行培训。

台湾地区的舒缓治疗是从实践开始起步的，他们首先建立了舒缓治疗病房或相应的舒缓治疗服务单位，随后又在台湾成立了安宁照顾协会，出版了专业刊物《安宁疗护杂志》，杂志的发行为推动舒缓治疗的发展起了积极作用。台湾现在已经通过有关规定，要求在医院设立宁养科，专门负责这方面的工作，并且政府也给予财政上的支持。台湾制定了相关的规定，使每位需要关怀的临终患者，不论贫穷富贵都能得到很好的舒缓治疗。

三、临终关怀与舒缓治疗的现状

（一）临终关怀的现状

1. 国外现状　世界上许多发达国家，如美国、日本、英国、德国、澳大利亚和新西兰，很早就进入了老龄化社会，经过长期的实践，他们已形成了比较完善的老年健康服务体系，临终关怀服务比较到位，除具有相对独立和固定的服务机构外，还有相应的法律制度和医疗保险制度做保障。

2. 国内现状　我国临终关怀服务已进入一个全面发展的阶段，目前已在上百家临终关怀服务机构，医学院校和卫生职业学院的临床医学专业、护理专业、公共卫生专业、全科医师专业、在职医生与护士的继续教育系列中相继开设了临终关怀课程。临终关怀事业无论在中国大陆，还是香港与台湾，近年来发展很快，更多的医护人员不断地投入到这一新的医疗护理服务领域中来。在全国 30 个省、市、自治区中，除西藏外，各地都纷纷因地制宜地创办了临终关怀服务机构，还有肿瘤医院、老年医院、老年护理院、肺科医院和民族医院等开设了不少临终关怀病房，临终关怀服务事业方兴未艾。

北京的临终关怀服务发展较快，其中北京信望爱文化中心提供以社区和家庭为中心的临终关怀服务，他们通过免费的临终治疗方案优化、家属辅导、推动预立医疗自主计划等项目的实施，产生了良好的社会效益。北京朝阳医院临终关怀病区是北京第一家由卫生局批准的老年关怀医院，收住多种心脑血管病患者和癌症晚期患者，医护力量雄厚，提供24小时临床护理和生活护理服务。松堂医院的特点是护士与患者同住一个病房，使患者昼夜得到照护，并得到学校及宗教界等志愿者的支持。北京十方缘老人心灵呵护中心是一家收治临终患者、阿尔茨海默病患者、植物人和瘫痪的重症老人的非政府组织。北京老年医院建立的临终关怀病区，开放床位近40张，收治各种生命末期的老年患者，为老年医疗服务机构开展临终关怀服务开创了一个崭新的局面。

上海市的临终关怀服务体系建设比较完善，从事临终关怀服务的机构大致包括以下五类：①肿瘤医院中的临终关怀服务科室或病区，如复旦大学附属肿瘤医院姑息（舒缓）治疗科；②老年医院，如浦东新区老年医院；③老年护理院，如闸北区红十字老年护理院、杨浦日月星护理院和虬江老年护理院等；④社区卫生服务机构中的安宁病房，如闸北区临汾路街道社区卫生服务中心、芷江西路街道社区卫生服务中心和宝山路街道社区卫生服务中心中的安宁病房；⑤社会资助的临终关怀机构，如新华医院的宁养中心等。

其他城市也有不少具有一定特色的临终关怀服务机构，如南京鼓楼安怀医院是一所具有社会办医性质的临终关怀医院，护理人员注重对临终患者的心理护理，并妥善地协助家属料理死者的后事，受到社会的普遍好评。浙江义乌市关怀护理医院是一家由个人出资创办的临终关怀院，重点收治中、晚期癌症患者，兼收老年高龄、老年痴呆以及其他残疾患者，得到当地政府的大力支持，并被指定为享受公费医疗的定点单位。此外，中国医科大学附属中心医院临终关怀病房、天津医科大学肿瘤医院关怀科、四川大学华西第四医院姑息关怀科和昆明市第三人民医院关怀科等，都具有一定的服务特色，其成功经验值得借鉴。

我国的临终关怀服务虽然取得了一定的成绩，但在发展过程中还存在比较大的困难和障碍，主要体现在以下五个方面。

（1）传统孝道文化制约临终关怀服务的发展：在我国缺乏死亡教育是临终关怀理念发展的巨大障碍。中国传统的伦理道德中，“孝道”文化一直占有极其重要的地位，“孝”是行为的最高准则，通常把父母临终时子女是否亲自在身边服侍送终作为人们评价子女是否孝敬的一个标准，认为要不惜一切代价地延长患者的生命，这往往忽略了患者的意愿，造成了患者身心的痛苦。不同的患者必然有各自的需求，从这个意义上说，尊重、满足临终患者的个体需求才是真正的孝道。但这种方式在传统“孝道”伦理的影响下，往往被大众所忽视，传统孝道文化在一定程度上制约临终关怀服务的发展。

（2）传统医学人道主义影响临终关怀服务的推广：传统医学人道主义观点认为救死扶伤是医护人员的天职，医护人员应竭尽全力积极救治临终患者，尽可能延长患者的生命，但却忽略了对患者生存质量的考量。传统医学认为放弃一些治疗是对患者的不负责，因而过度医疗的现象普遍存在。普遍认为，如实告知患者的病情会加重其心理负担，加速病情恶化，因此选择将实情告知家属，而用善意的谎言来对待患者，忌讳谈论死亡的话题。传统医学人道主义的观点影响和束缚了临终关怀服务的普及与推广。

（3）国家缺乏对临终关怀服务知识的普及：我国目前的医学教育，普遍缺乏对临终关怀专门课程的设置，专业人才严重不足，现有医护人员往往偏重于对临终患者的治疗和抢救，而对临终患者的心理需求、精神需求等不予重视。目前我国医疗卫生机构的临终关怀服务远远不能满足患者及其家属的需求，国家和社会应加大对临终关怀服务知识和技能的教学与培训、普及与推广。

（4）国家缺少对临终关怀服务的政策支持和资助：经济因素阻碍了临终关怀服务的发展壮大，医院本身又不可能靠临终关怀服务赚取较高的利润，经费上的困境严重制约着临终关怀事业的发展和壮大。临终关怀服务中，对患者及其家属的心理指导和安抚极其重要，医护人员必须花费大量的时间和精力开展情感护理，医院必须下大力气开展针对性的培训，但这些服务项目都是无偿的。由于没有足够的资金，使许多本应开展临终关怀服务的医疗机构望而生畏。

（5）对家属关怀的缺失限制了临终关怀服务的发展：医护人员在临终关怀服务过程中，只注重对患者的照护，往往忽视患者家属的心理反应。作为临终患者的家属，他们在亲人患病期间，消耗了大量的体力和精力，精神上遭受着种种不良因素的刺激，表现出悲伤、恐惧、忧虑、愤怒等各种不同的心理反应。这种悲痛心理过程大致分为震惊、否认、愤怒、悲伤和理智复原这 5 个阶段。这 5 个阶段存在个体差异，有可能会交错变化，因而程度也会各不相同。在此过程中，家属往往得不到相应的心理疏导，得不到同情、理解和帮助，认为临终关怀服务与一般的医学服务没有多大的差别，这在很大程度上也限制了临终关怀服务的发展。

（二）舒缓治疗的现状

1. 国外舒缓治疗的现状　舒缓治疗在国外开展得比较广泛，本文主要对日本和韩国的舒缓治疗情况做一简单介绍。

有文献报道，2013 年日本各学科舒缓治疗专家的数量在不断增加，如癌症疼痛护理专家有 1365 名、姑息护理专家有 1100 名、姑息治疗专家有 646 名、姑息疗法药剂师有 238 名等。相关的研究生教育正通过医生的继续医学教育管理与评价陆续开展，已有超过 3 万名内科医生参加了“舒缓治疗症状处理重点项目”（PEACE 项目）的培训，分别有 1298 名和 544 名医生已经完成了对姑息医学和心理肿瘤学培训课程的学习。日本目前开展一项名为 OPTIM 的大型研究，使用混合方法进行基于区域舒缓治疗的干预试验研究，其主要目的是评估国内死亡人数的变化和做出使用专业舒缓治疗服务对提高患者及其家属生活质量的报告；其次是探讨患者的疼痛强度、家庭的照护负担、医护人员的自我认知等各种结果的变化情况。用于这项研究的结果测量包括护理评估表、简明疼痛调查表、安全感量表、姑息护理知识测试、姑息治疗和临终关怀困难量表等。研究人群是区域内具有代表性的癌症晚期患者、失去亲人的家庭成员、医生和护士。

韩国是传统的儒家社会，和谐是一种主要的美德，因此在韩国最重要的舒缓治疗包括促进有尊严的死亡、提供针对性和实用性的护理支持等。最重要的姑息性护理干预，包括建立信任和良好的医患关系、管理疼痛的药物、控制疼痛、疼痛咨询和鼓励情感表达等。有研究表明，建立信任与融洽的关系是最重要的护理措施，其次才是疼痛控制；服务团队配合医生做护理干预是促进有尊严死亡的最重要的干预措施；团队合作不仅降低了医疗成本，而且提高了工作效率。

2. 国内舒缓治疗的现状　目前香港舒缓治疗模式呈多样化，有独立的舒缓治疗院舍或单位、咨询顾问团队和日间舒缓治疗院舍等。目前香港共有 44 家医院，其中 12 家医院提供舒缓治疗服务，共有舒缓治疗床位 252 张。

目前台湾推广舒缓治疗的服务模式是：广泛引入宗教人士参与、行政当局重视、医院积极推广、民间基金会和专业社团全力配合的四位一体的工作模式。

我国大陆开展舒缓治疗仅有 20 多年的历史，舒缓治疗机构均以提供专业化舒缓治疗服务见长，主要接受各种疾病中晚期的患者，重点为其提供日常生活照护、止痛、缓解疾病症状所造成的痛苦等舒缓治疗服务。这些机构较大程度上体现了人文关怀，与综合医院普通病房为生命末期患者提供的医疗救护相比，大大降低了无效救治的种类和频次，减少了昂贵的辅助检查费用，增加了情感关怀和心理抚慰等服务内容，总体费用有不同幅度的降低，一定程度上节省了医疗卫生资源。舒缓治疗也得到相应政府部门的支持，如上海市政府为提高肿瘤晚期患者临终生命质量，促进医疗资源的合理利用，进一步提升城市的文明水平，于 2012 年将“病房和居家舒缓治疗”列为 2012 年市政府要完成的与人民生活密切相关的实事项目，并从内容安排、资金筹措、准入标准、经费补贴等方面给予一定的支持。从 1988 年成立首家舒缓治疗机构至今，我国仅有舒缓治疗医院 100 余家，这与现实需求存在较大差距。据统计，我国每年新发癌症患者 300 万，因癌症死亡人数 270 万，舒缓治疗服务严重滞后于现有服务需求。

四、临终关怀与舒缓治疗的展望

（一）临终关怀的展望

1. 临终关怀应走上制度化发展的道路　临终关怀是一种医学服务模式，需要在各级医疗卫生服务机构进行普及和推广。国家和政府应制定出一整套完整的规章制度，既通过全方位的服务保证该制度的享受者受益，又应从现实的财力出发，将提供的服务仅限于经济条件允许的范围之内，确保临终关怀服务健康、有序、持久地发展。

2. 临终关怀的服务费用需要从多渠道筹集　临终关怀将家庭成员的工作转移到社会，

使照料工作社会化，将家庭责任转由社会来承担，而社会承担离不开经济条件支持。在临终关怀服务的费用上，应坚持国家、集体和社会（团体和个人捐助）投入相结合的原则。国家应拨专项经费来支持临终关怀事业的生存与发展，各级政府和集体单位也应对临终关怀有专项经费的投入，同时呼吁社会团体和个人予以捐助，设立临终关怀基金会，建立监督机制，保证基金的正常合理使用。国家和政府应进行医疗保险制度的改革，逐步将临终关怀服务纳入到医疗保险之中，从而扩大临终关怀服务的覆盖面，使更多的患者能享受到这一福利，从而不断推进临终关怀事业的发展。

适度发展临终关怀对于目前我国医疗保险制度的改革具有重要的现实意义。尽管临终关怀需要社会支付较多的服务费用，但对于那些身患不治之症的患者来说，接受临终关怀服务可以减少大量的甚至是巨额的医疗费用。如果将少数人的高额无效的费用转移到其他多数人有效的治疗上，医疗保险费用就能够获得最大的效益。

3. 临终关怀的服务模式需要多样化　国家、政府和社会可以建立多种形式的服务机构，如独立的临终关怀医院、在综合医院或专科医院中开设临终关怀病区、在社区卫生机构中开设临终关怀病房、居家临终关怀服务等，以适应不同临终关怀服务患者的需求。

4. 临终关怀应向专业化发展　应将临终关怀作为一门新型的医学专业来对待，医科院校应增设“死亡学”和“临终关怀学”等课程，逐步培养临终关怀专业服务人才；医疗服务机构或科研机构应设立临终关怀学专业，加强对临终关怀专业人员的培训，加强对临终关怀基本理论的研究与探索，逐步开展有关生死观、死亡哲学、优死论、医学模式、善终服务和卫生经济学评价等方面的研究，全面推进临终关怀事业的发展。

5. 临终关怀的推广需要人们在观念上进行一场革命　一是要改变大众对死亡的传统观念，濒死患者、家属及医生都要坚持唯物主义，当死亡来临时，应该面对现实，承认死亡，接受死亡；二是要改变使用卫生资源的传统观念，承认医治对某些濒死患者来说是无效的客观现实，通过对他们提供舒适的照料来替代卫生资源的无谓消耗，它实质上体现了对患者及大多数人真正的人道主义精神，是人类文明发展的标志。

总之，随着我国人口老龄化的发展和计划生育政策实施成果的显现，独生子女家庭和空巢老人家庭大量涌现，社会对临终关怀的需求将越来越大。临终关怀是一个节省费用的有效照料方法，是解决濒危患者家庭照料困难的重要途径。发展具有中国特色的临终关怀事业是一项庞大的系统工程，需要全社会的广泛参与，才能不断地将临终关怀事业引向深入。

（二）舒缓治疗的展望

1. 舒缓治疗将走向制度化　早在1992年“首届东西方舒缓治疗国际研讨会”上，时任卫生部部长的陈敏章就对舒缓治疗事业给予了充分肯定，并将其纳入中国医疗卫生工作发展规划之中。随着社会的发展，国家和政府将会进一步完善舒缓治疗的各项规章制度，逐步建立舒缓治疗的诊疗流程和临床实施路径，舒缓治疗将逐步走上规范化和制度化发展的道路。

2. 舒缓治疗将被更多的人所接受　随着我国经济的发展和人民生活水平的提高，人们不仅希望生得健康、活得幸福，也希望死得有尊严、安详、没有痛苦，这是舒缓治疗事业发展的前提和基础。国外多项研究表明，舒缓治疗不仅可以提高晚期癌症患者的生存价值和生命质量，还可以减少临终治疗措施，延长患者生存期，使患者享受生命所赋予的幸福与乐趣。因此，贯穿整个常规抗肿瘤治疗过程中的舒缓治疗必将深入人心，越来越被更多的人接受、采纳和应用。

3. 舒缓治疗将成为普遍的社会需求　我国的人口老龄化现象日趋严重，2013 年底 60 岁老年人已突破 2 亿，占总人口比例的 14.8%。有研究表明，人口老龄化是恶性肿瘤发病率和死亡率上升的主导因素，恶性肿瘤的高发病率及高病死率会带来舒缓治疗需求量的急剧增长；50% 伴有中度或重度疼痛的癌症患者、众多垂危老人和生命终末期患者都需要舒缓治疗服务，舒缓治疗将成为普遍的社会需求。

4. 舒缓治疗将成为节约医疗资源的重要途径　对舒缓治疗医疗费用方面的研究报道，平均每位接受舒缓治疗者的治疗费、药费、护理费、住院费等全部费用为 17000 元，与相同住院天数老年患者全部费用 31000 元相比节省了 14000 元，这就充分体现了舒缓治疗在节约医疗资源方面的优越性。可以预见，随着舒缓治疗服务模式的进一步推广和应用，它将成为节约医疗卫生服务资源、降低医疗服务费用的一条重要途径。

5. 舒缓治疗将走上多学科整合管理的道路　对于接受舒缓治疗的患者，往往情况比较复杂，除存在较多的躯体疾病问题外，还存在营养、精神心理、社会、经济和居家等多方面的问题，需要由专业医师、老年病医师、营养师、心理咨询师或心理治疗师、临床药师、康复师、社会工作者、律师、牧师和志愿者等组成的多学科团队，共同对患者实施全面的身心照护。舒缓治疗是一个社会化的系统工程，科学化、法制化、专业化、规范化和综合化是发展的必由之路。

（刘运湖）

第二节　死亡与死亡教育

一、死亡的定义与标准

（一）死亡的定义

对死亡有多种多样的描述，如死亡是机体整体功能的永久性停止，是机体生命活动和新陈代谢的终止；死亡是指由存活到濒死的变化历程；死亡是一个不可逆的自然现象，是生命轮回的一种体现；直到生命停止运作，才是死亡状态的呈现等。习惯上，死亡是通过没有心跳和呼吸来确定的。死亡是机体生命活动的一个过程，是生命的必经阶段，不可避免，我们应坦然接受，只有认识到“生如夏花般灿烂，死如秋叶般静美”，才是人类对死亡认识的最高境界。

（二）死亡的标准

目前死亡标准分为心死亡与脑死亡两种。

1. 心死亡　是指人的血液循环完全停止，脉搏、呼吸停止，这也是人类公认的死亡标准，也是最容易观察和测定的形式。人类把心跳和呼吸停止作为死亡的确切无疑的标准，延续了几千年而为世界各国所广泛认同，也是中国现行法律承认的死亡标准。

2. 脑死亡　是指脑组织或脑细胞全部死亡，包括大脑、小脑、脑干在内的全部功能完全、永久、不可逆地丧失和停止，它是判定人死亡的科学标准。法国学者于 20 世纪 60 年代开始使用“脑死亡”一词。1968 年世界医学大会首次提出了较为完善的脑死亡诊断标准，即患者不可逆的深度昏迷、无感受性和反应性、无自主呼吸、脑干反射消失和脑电波平直，上述情况在 24 小时内经反复测试结果无变化，就可认定为死亡。

我国已初步制定了符合我国国情的脑死亡诊断标准（讨论稿）。

（1）先决条件：昏迷原因明确、排除各种原因的可逆性昏迷；

（2）临床诊断：以下三项条件应全部具备，即深昏迷、脑干反射（瞳孔对光反射、角膜反射、前庭眼反射、咳嗽反射、阿托品实验）全部消失和无自主呼吸（靠呼吸机维持、呼吸暂停试验呈阳性）；

（3）确诊试验：包括脑电图平直、经颅多普勒超声呈脑死亡图形和体感诱发电位 P14 以上消失；

（4）脑死亡观察时间：至少观察 12 小时无变化，方可确认为脑死亡。

确认和实施脑死亡标准，可以适时终止毫无意义的医疗救治，能够节约医疗卫生资源，从而保证医疗的公平性。实施脑死亡标准，在减轻社会负担的同时，也可减轻脑死亡者家属的精神与经济负担。脑死亡标准的确立，使人们更科学地对待死亡，如进行脑死亡者器官的移植，可改善供体器官的质量，能使成千上万的患者及时得到有效的器官移植而重获新生。

在我国，因传统文化和思想的影响，也因广大乡镇医院不具备微型脑电图机和脑血管造影等条件，允许心肺死亡和脑死亡两个死亡概念和标准并存。

（三）死亡后处理

死亡后处理指的是尸体的处理，包括土葬、火葬和海葬等，还包括遗体捐赠与器官移植。

1. 土葬　是将尸体装入棺材挖坑埋入地下的一种丧葬形式，是延续时间最长、礼俗最为繁杂、流传最为广泛和使用民族最多的一种传统葬法。多数地区一般民众病逝，依照传统习俗，为死者更换“装老”衣裳，购买棺材入殓，子女身着孝服，停灵 3 日或多日，择吉日出殡，送至自家茔地或择地安葬，封土为冢，当日、次日或 3 日“圆坟”重新添土。

土葬存在多种弊端：首先，对土壤、地下水源、空气等造成污染，有时还会导致疾病的传播；另外土葬还占用了大量耕地，增加群众的经济负担和心理负担。

2. 火葬　是用火把尸体烧成骨灰，然后安置在骨灰盒中，埋于土中、撒于水中或空中的尸体处理方法。自从20世纪开始，世界各地提倡火葬，以节约稀少的土地资源。我国城市现已明文规定执行火葬，推行火葬最大的障碍是观念的落后，有不少人总认为死后要“入土为安”，即使尸体火化后还是要造坟土葬。因此，要鼓励人们转变陈旧的观念，采取骨灰撒散、深埋植树和开追思会等绿色殡葬方式，提倡文明健康环保的祭祀新形式。

3. 海葬　其历史十分久远，最早起源于北欧海盗，并成为海上最古老而哀痛的仪式。海葬最初的仪式十分简单，它以小船载尸，挂上风帆，乘着落日的余晖，驱使西行，任其在大海中漂游。海葬是将骨灰撒入大海的一种殡葬方式，它冲破了传统的“入土为安”观念，继承了人从自然中来又回到自然中去的观念，是人类思想的一大飞跃，是社会文明的一大标志。研究表明，人体火化后的骨灰属无机碳酸钙，并非有毒有害物质，不会引起水质污染。而从火化角度来看，人体火化的温度达到了800~1200℃，如此高温下有害病菌根本无法存活，就算是传染性极强的肝炎病毒、结核杆菌等也无法存活。由此可见，“病者骨灰撒海将传播病菌”纯属无稽之谈。此外，按照所占的比例来算，长江上游每年带入东海的泥沙为5亿吨，而撒入大海的骨灰即使按800具算，每具重约500g，这也意味着每年撒入海洋的骨灰只有半吨左右，相对于泥沙量以及海洋的稀释能力来说，这也都是极小的量，更何况地球上海水的覆盖面积达70%，火化后的骨灰撒进大海不会造成大的环境影响。这就表明，海葬是一种不会污染环境、节约殡葬支出和节约土地的殡葬方式，也是今后骨灰处理的发展方向。

4. 遗体捐赠与器官移植

（1）器官移植：人们应打破传统封建思想的束缚，树立新的观念，把死者可用的器官捐献出来，让更多有需要的人通过移植而重新获得健康。死者能捐献什么取决于死亡的情况，比如年轻人自然死亡的概率很小，如果有年轻人死于某些意外情况，就可以捐献器官用于器官移植。器官移植的要求是非常严格的，被移植的器官必须保持活性，应在离开供体后能尽可能早地被移植入受者体内，这就意味着只有躺在医院依靠生命支持系统延续生命的人适于这类捐赠。如果某人因车祸而死，当其抵达医院时，器官已不再适于移植。唯一的例外是眼角膜，因为眼角膜没有血供，角膜在人死后6小时内取下，经过严格的消毒，在组织培养液中能保存3~4个月，在冷冻状态下可保存6~12个月。

（2）遗体捐赠：把遗体捐献用于医学研究，可促进医学事业的发展。捐献尸体的标准是尸体应尽可能完整。遗体捐赠应有规范的流程和法律制度做保障。一般遗体捐赠者，其生前应立有生前遗嘱，并需征得其子女或亲属的同意后方可进行。

（四）人死后器官的功能活动

当人的心跳停止后血液循环随即终止，接着呼吸停止，大脑逐渐丧失功能。从心跳停止到还有可能心肺复苏的短短瞬间，称作“临床死亡”。如果突然发生心跳停止或大量出血，会有一段很短的时间，细胞尚未完全丧失存活能力，这段时间通常不超过15分钟。这是因为大脑细胞非常敏感，它一刻也离不开氧和葡萄糖。有人计算每分钟脑的需氧量为36~45ml，需葡萄糖量为54~67.5g，这两种物质要从血液中吸取。心跳停止，没有血液供应，8~12秒脑内所存的氧就会全部耗尽；如果心脏停搏2~3分钟，脑缺氧的耐受力就会达到最大限度；5分钟后，脑细胞开始死亡。一旦循环停止，身体里的细胞自然会逐渐死亡。最早是中枢神经细胞，最后是肌肉和纤维结缔组织细胞。肝在常温下缺血超过20~30分钟便失活而死。死后10小时，气管黏膜纤维上皮仍有纤毛运动；死后30小时，汗腺对肾上腺素、阿托品等药物可有发汗反应。少数细胞的无氧反应仍可在死后数小时内继续进行。

（五）安然死亡

安然死亡又称“自然死亡或尊严死亡”，即不使用生命支持系统来延长不可治愈患者的临终过程，不做过分的治疗，而是用安宁缓和的方式给患者以临终关怀，最大程度地减轻他们的痛苦，让他们自然而有尊严地离开这个世界。在自然死亡的过程中并不必完全终止维持患者生命体征的一些措施。人们所说的“自然死”，比较文雅的或更好听的说法叫作“善终”，其中包含有三层意思：第一，身体平安，身体没有痛苦，临终过程不长，身体完整、清洁；第二，心理平安，平静接受死亡，放下一切，了无牵挂；第三，心灵平安，没有杂念，度过苦海就要上岸。这种从容、无痛苦和有尊严的死亡，应是人生最大的幸福，也是人生对生命的敬畏与赞美。

自然死亡与让患者无痛苦地死去的安乐死并不相同，最大区别在于自然死亡不采取任何主动促进死亡或缩短生命时限的方式，不主动为临终患者提供致死手段和具体方法；安乐死的患者的死期比较明确，而自然死亡没有明确的死亡时限。自然死亡不受安乐死“濒临死亡不可逆转”的原则限制，只要不妨碍他人，不妨碍社会，每个人生活方式包括宗教信仰都应受到尊重。

（李 琳 赵 林）

二、死亡的特点及原因

（一）死亡的特点及价值

1. 死亡的特点

（1）死亡的不可抗拒性：每个人都会经历死亡，死亡是生命的终结，具有不可抗拒性，也不以人的意志为转移。只是每个人的生命的长短不同而已。

（2）死亡的必然性：人类生活在复杂的社会中，自然灾害、交通意外、各种疾病等每时每刻都在威胁着人类的健康和生命，所以死亡是必然的，每个人都必须正确面对、无法逃避。

（3）死亡的偶然性：每个人的生命长度和生命的质量不尽相同，多数人因为疾病死亡，但是各种自然灾害的不可预测，会在顷刻间夺取许多人的生命；还有各种交通意外、火灾等，不可预料地使一些人刹那间失去生命。所以死亡也存在一定的偶然性。

2. 死亡的价值

（1）就人类整体而言，死亡关系着地球上人类的生存与发展。每个个体的死亡是人类繁衍和社会进步的特殊推动器，人们也许只想到生育繁衍使人类生生不息，而没有想到死亡同样也是人类繁衍更新的动力。死亡既能自然调控人口增长的速度，又能让死亡的机体参与大自然的生态循环，为新的机体提供能量。如果没有死亡，老年人会越来越多，社会负担将逐日加重，地球上的人口越来越多，每个人所占有的资源相应越来越少，甚至不能维持最基本的生命活动，最后还是会出现死亡。可见死亡有利于整个人类的发展和进步。

（2）就个体而言，正因为存在死亡，人们才能体会到人生的价值和生命的宝贵，不去轻易地抛弃生命，不虚度光阴、浪费青春，而是珍惜时间，去做有益于社会和人类的事，去积极自主地承担和履行自己的权利、义务和责任。

（二）导致人类死亡的原因

1. 疾病　是导致人类死亡的主要原因。除了自然因素及意外死亡，人类的死亡大部分是由疾病所致。不同历史时期导致人类死亡的疾病谱不同，20 世纪 70 年代之前，死亡的疾病主要为各种传染病。随着科学技术的不断发展，威胁人类死亡的疾病已由传染病为主逐渐转变为以非传染病为主的“现代病”。当今头号杀手当属心脑血管疾病，第二位为各类恶性肿瘤（有些城市和地区已经成为头号杀手），其次为糖尿病、老年痴呆症等，还有危害性极大的艾滋病等，已严重影响人类的生命。古代民间常说的“无疾而终”可能有两种原因：一种是由于死者的疾病因无症状未就诊，或由于当时科学发展水平所限未认识到疾病的存在；还有一种是死者年龄足够大，言语表述能力有限，加之行动不便就诊，人们对于高龄老人认识的误区，导致很多老年人“寿终正寝”。所以说，死亡是自然发展节奏的结果，疾病是导致死亡的根本原因。只有科学技术的不断发展，人们对疾病的研究不断深入，医疗水平的不断提高，不断地采取医疗措施使得人体战胜疾病，才能有效地延缓死亡的到来，延长有限的寿命。

2. 自然灾害　人类生活的自然环境本身存在着危害人类健康的理化、生物学因素，如许多疾病的发生具有地域性，这是由于该地域地质中存在着有害元素或缺乏人体必要的元素，这就构成了威胁人类生存的“先天性因素”，从而导致地区性疾病的聚集性发作。随着经济的迅速发展，人类对地球的索取越来越多，对自然环境的破坏日益严重，大气、水质、土壤等污染，水土流失造成泥石流、山体滑坡等，空调、冰箱等大量使用的氟利昂造成大气臭氧层的空洞，对人类的生存造成了很大威胁。水灾、火灾、沙尘暴、飓风、台风和地震等自然灾害受害面大，受害人数众多，容易导致群死群伤。

3. 交通意外　在交通意外中，车祸较常见，2004 年全世界死于车祸人数达 120 万。交通事故已成“中国第一害”，交通事故死伤人数连续十年高居世界第一。数据显示：2011

年严格执行禁止酒后驾驶，汽车保有量达到1.04亿辆的中国，有6.2万人死于车祸。另外世界各地每年都会发生多起铁路事故，造成人员伤亡。空难引起的死亡更加引起人们的关注，1977年3月27日泛美航空公司和皇家航空公司的两架波音747大型客机相撞，死亡583人，创下了世界空难死亡记录。水上事故也致人死亡，众所周知的泰坦尼克号在北大西洋沉没，使1500余人葬身大海。

4. 吸烟、酗酒、吸毒　长期酗酒会造成酒精性肝损害，严重者发展为酒精性肝硬化，慢性酒精中毒可引起心脑血管疾病、恶性肿瘤，甚至猝死。30%~50%的车祸也与司机饮酒有关。吸烟可引起肺癌、膀胱癌、口腔癌、喉癌及食管癌等恶性肿瘤，目前全世界约有烟民11亿，估算我国有7亿人直接或间接（被动）受到吸烟危害。据WHO统计，每年死于吸烟相关疾病的人高达400万，平均每秒钟就有一人死于吸烟有关疾病。如果不加控制，到2030年，每年死于吸烟有关疾病的人数将达到1000万人，而我国将占200万人。据美国疾病防治中心公布的一份研究报告显示：1997~2001年美国平均有25万名男性和18万女性因为主动或被动吸烟而死亡，据估计吸烟使美国成年人的寿命平均减少14年。在因吸烟而死亡的成年人中39.8%的人死于癌症，34.7%的人死于血管性疾病，25.5%的人死于呼吸道疾病。烟草或毒品混杂滥用均可致人死亡，毒品泛滥也已经成为当今世界最严重的公害之一。目前全球毒品使用者已达2亿多。吸毒人群平均寿命较一般人群缩短10~15年。25%的吸毒成瘾者会在开始吸毒后10~20年内死亡。

5. 社会职业因素　世界上许多职业潜伏着死亡的危险，时时刻刻威胁着从事该职业人员的生命。除了军人，井下作业的矿工被认为是最危险的职业，发生透水事故和瓦斯爆炸后，生还希望小，伤亡人数多。另外，从事体育职业赛事的运动员，尤其是从事登山、汽车拉力赛和拳击等的运动员，相对死亡率也较高。此外因观看赛事发生观众骚乱、踩踏而死亡者也屡见不鲜。

6. 社会暴力行为　包括战争、国家政治和社会刑事等的社会暴力行为，也是死亡的重要原因，尤其是战争往往会引起大规模的人群死亡。

7. 自杀　自杀是因社会心理冲突而产生的一种蓄意终止自己生命的行为，它是有目的、有计划的自我毁灭性行为。现今社会节奏加快，面对来自社会各方面的压力，如果不能及时排解心中郁闷，有人就会选择自杀这种极端的方式。有些疾病终末期的患者不堪忍受躯体病痛也用自杀来结束自己的生命。老年人常见的自杀原因是重度抑郁。

三、死亡的预防与推延

（一）建立健康的生活方式

WHO对于保持健康的多因素分析结果表明：健康的15%来自于遗传，10%取决于社会条件，8%取决于医疗条件，7%取决于自然环境，而60%则取决于自己的生活方式。现今社会疾病谱的改变，归根结底为生活方式不健康所致。而生活方式主要表现在衣食住行等方面。健康的生活方式应该包括以下方面。

1. 合理膳食　每日一袋奶，碳水化合物250~300g，3份优质蛋白，有粗有细，不甜不咸，三四五顿，七八分饱，500g新鲜蔬菜及水果；食用胡萝卜、西红柿等黄色蔬菜，多食深绿色蔬菜，多饮绿茶。燕麦含粗纤维及可溶性纤维较多，可降低胆固醇和甘油三酯。黑色食物可提高免疫功能及调节血液黏稠度、清除体内垃圾。

2. 适量运动　进行规律、有效的有氧运动，如快走、游泳、打太极拳、跳舞等，对改善心脑血管动脉硬化、心肺功能等有很大好处。每日坚持30分钟以上，每周3次，运动量中等，使心率达到170减去年龄最好。

3. 戒烟限酒。

4. 心理平衡　情绪对人的健康影响是潜移默化、日积月累的，负性情绪往往会造成人心烦意乱、内分泌紊乱、失眠及生物钟紊乱，从而并发许多疾病。要做到心理平衡，首先要能正确认识自己，进而正确对待自己及他人；其次要养成助人为乐、知足常乐，才能自得其乐；事业上保持一颗积极的进取心，生活上有颗平常心，对待他人有颗善良宽容之心。遇到挫折要向前看，多与自己的过去相比较，能看到自己的小进步，理性地分析面临的困难，看到暂时的不如意同时也孕育着良机，“变坏事为好事”，凡事只要自己尽力而为就不去计较得失。

（二）自杀的预防与控制

自杀是因各种原因导致的社会心理冲突继而产生的一种蓄意终止自身生命，有目的、有计划的自我毁灭性行为。自杀有遗传倾向及家族聚集性，但主要是由于不愉快的经历积累到一定程度所致。一般而言，自杀者一般同时有几件事不如意，一时之间无法解决，而选择了自杀，以自己生命的终结来解决所有的矛盾。

自杀的方式有多种：服用药物或毒物、跳楼或跳河、自缢和卧轨等。

自杀已经逐渐成为严重的公共卫生问题。半数以上的自杀者都伴有不同程度的精神障碍，仅少数人自杀前看过心理医生或精神科医生。自杀者本人的离去往往会对其周围的亲人、朋友、同学等造成不同程度的心理影响，发生自杀事件后，受到心理影响的上述人群应该得到专业医生的心理支持，化解、疏导其内心的痛苦，尽快走出心理阴影，以健康的心态继续以后的生活。发达国家从事心理研究的人员远多于我国，人们在经历不愉快的事件后会主动寻求心理帮助。由于传统观念的影响，我国民众羞于将自己内心深处不愉快的情感体验主动告知他人，因此主动就医者少之又少。

自杀的干预主要在预防，即三级预防。一级预防：主要是指预防个体自杀倾向的发展，主要措施有管理好农药、毒药、危险药品和其他危险物品，监控有自杀可能的高危人群，积极治疗自杀高危人群的精神疾病或躯体疾病，广泛宣传心理卫生知识，提高人群应对困难的技巧。二级预防：主要是指对处于自杀边缘的个体进行危机干预，通过心理热线咨询或面对面咨询服务，在不被他人知道“秘密”的情况下“畅所欲言”，及早发现自身问题，从而进行专业干预，帮助有轻生念头的人摆脱困境，打消自杀念头。三级预防：主要是指采取措施预防曾经有过自杀未遂的人再次发生自杀。

有抑郁情绪者应及时到精神心理科就诊，尽早得到专业的咨询与正确的治疗。有自杀家族史的家庭成员之间应互相关心，加强沟通和情感交流，及早排除生活中不愉快的情感体验，必要时寻求专业帮助。难治性躯体疾病常并发心理精神疾患，责任心强、有经验的医护人员可早期发现这类患者，通过科室之间的会诊帮助患者避免自杀，是防范自杀的另一手段。

（三）防范意外死亡和灾难死亡

我国每年大约有 70 万人死于各类伤害。在我国的死因构成中，伤害死亡率居第四位。1990~1995 年我国疾病监测资料表明：伤害死亡占全部死亡的 11%，疾病负担占 17%，潜在寿命损失年数占 24%。在各类伤害中以自杀死亡率最高，交通事故死亡率次之，伤害的第三位致死原因是溺水。

意外和灾难死亡的防范如下：

1. 溺水　不让老人、小孩去游泳馆以外的场所游泳；游泳馆的管理部门要做好警告标志，加强巡逻，随时发现溺水问题，及时进行救治。

2. 交通事故　交通立法，强迫驾乘人员使用安全带，尤其高速行驶时；严惩饮酒、吸毒后驾车；加强交通安全教育，使参与交通者认识到车祸的严重性；改善交通条件，保障行人及非机动车的安全，加强交通管理；加强意外伤害的急救及康复，运送伤员力求迅速。

3. 地震、洪水、火灾等自然灾害　由于科学技术发展所限，这些自然灾害有很强的不确定性，无法提前预知。应教育人们在地震、火灾、洪水中如何逃生的方法。

（刘宁红）

四、不同人群对死亡的态度

（一）儿童及青少年对死亡的态度

1948 年 Maria Nagy 曾以 378 位 3~10 岁的儿童作为研究对象，探讨儿童对死亡的看法，推断出儿童对死亡理解的三个阶段，与其成长发育密切相关，每个阶段都有不同的特征。

第一阶段（3~5 岁）：这个阶段的儿童认为死亡是暂时且可逆转的现象。他们把死亡看成是死者去旅行或睡着了，他们相信死者会回来的，并认为死者会像活着一样进行各种活动，如吃东西、想事情。

第二阶段（5~8 岁）：此时的儿童逐渐了解到死亡是生命的终结，且是永久的现象，但不认为死亡是不可避免的，也不会将自己和死亡联系在一起。他们认为死亡只会发生在年纪较大的人身上，以为只要跑快点不被抓到就不会死亡。他们经常将死亡拟人化，认为死亡是天使、精灵或恶魔把人抓走了，开始试图逃避死亡。

第三阶段（9~10 岁）：这个阶段的儿童对死亡有了成熟的理解，对死亡的了解更趋于真实，了解到每个人都难免一死，自己有一天也会死的。

青少年对死亡和濒死的态度，一般认为高中生比初中生和成年人有更高的恐惧、焦虑和沮丧的情绪。处于青春期的具有自杀倾向的青少年，由于承受能力较差，遇到问题时往往表现出强烈的“死亡本能”，容易将死亡当成是一种解脱。所以，青少年对死亡的态度一般有两种：恐惧和游戏。

（二）成年人对死亡的态度

成年人已具有智能或哲学上的成熟性特征，他们与青少年时期对死亡的态度发生了根本的变化，把死亡看成是生命的最后阶段，并且不再否认自己及所爱的人终究将会死亡的事实，认识到死亡是自然规律。在人生的成年阶段，因以希望、抱负、挑战及追求成功为生活重心，故会产生愤怒、挫败、绝望感。研究发现成年中期的人比成年初期及成年后期的人更惧怕死亡，因为成年中期的人事业有成、家庭责任重大、又有一定的社会地位，担心和惧怕不能尽职到终。

（三）老年人对死亡的态度

随着身体功能的衰退和丧失，心理与精神状态方面以及身体健康方面的变迁，老年人通常比年轻人更害怕死亡、更回避死亡。但也有学者研究认为，老年人因为都有亲人或朋友的死亡经历，会经常思考有关死亡的相关问题，反而不害怕死亡和回避死亡的问题，他们会客观面对和接受死亡的事实。

一般老年人对死亡和濒死会有以下表现。

1. 理智对待　当面对死亡即将到来之时，客观对待，安排好家庭、工作及身后之事。

2. 积极面对　这类老人有强烈的生存意识，会想尽办法努力延长生命，以顽强的毅力与疾病做斗争。

3. 接纳死亡　很多有宗教信仰的老年人，把死亡看成是自然规律，认为死亡是到另外一个世界获得重生。

4. 解脱　有些老年人由于心理、精神等方面的问题，造成他们对生活已经没有兴趣、悲观失望，不再留恋生活。

5. 恐惧死亡　一些老年人十分惧怕死亡，过分珍惜生命，他们不想失去美好的生活，想尽办法寻求起死回生的方法来挽救生命。

（四）肿瘤患者对死亡的态度

恶性肿瘤患者在面对死亡问题往往会表现出矛盾的心理，即在要求加速死亡的同时，还表现出强烈的求生欲望。有研究表明，约25%的肿瘤患者不愿谈论死亡的话题。肿瘤诊断初期的患者往往处在否认期，对死亡更加不愿意提及，也不愿意与医护人员交流这方面的想法。随着对疾病的认识，患者后期当接受自己的病情后，有些患者对死亡看得很平静，但也有部分患者仍害怕谈论死亡，抱有侥幸心理，希望会有奇迹发生。

肿瘤患者对死亡的态度有以下几种。

1. 积极开朗型 认为死亡是生命的自然历程，要抛开一切痛苦，快乐地过好每一天。

2. 自然接受型 有宗教信仰的人认为死亡不是人生的悲剧，而是告别现实走向天堂，他们常常以理智的心态对待死亡的到来。

3. 解脱型 认为死亡迟早都将降临，死亡的痛苦要远远小于生活中的痛苦，他们会主动地结束自己的生命。

4. 悲观恐惧型 非常害怕和恐惧死亡，害怕死亡会夺走他们的生命与美好的生活。

5. 逃避型 这类人群尽可能地回避与死亡相关的事物，不去想和讨论死亡的话题。而大多数肿瘤患者属于此种类型，当他们即将面临死亡威胁时，采取否定和回避的态度。

（五）终末期患者对死亡的态度

终末期患者很多其实与肿瘤晚期患者一样不愿谈及死亡的话题，但当自己意识到自己不能避免死亡的时候，大部分患者表现得很安静。患者对死亡的态度主要受传统思想、宗教信仰、文化程度、经济状况及与家人的关系等多方面的影响。

（六）医护人员对死亡的态度

医护人员每天面对晚期及临终患者，面对经抢救治疗无效而死亡的患者，往往比一般人更难以面对死亡。有资料显示：大多数医护人员面对患者的垂死过程往往存在着焦虑、失落、恐惧心理，他们会有意或无意地躲避患者，越来越少地陪伴患者，这无形中增加了患者的孤独感和被抛弃感。

（张长海）

五、不同信仰对生死的认识

（一）中国传统文化的生死观

死亡问题是人类终极关怀的一个永恒的主题，也是中国传统伦理思想的重要内容。中国的传统文化，主要反映了历史上儒家、道家、佛家的思想，而其中尤以儒家文化的影响为甚。尊重生命、善待死亡、恬淡物欲、崇尚自然、努力实现人生价值等思想，构成了中国传统文化中儒、道生死观的伦理内涵。

中国自古有一句名言：“人固有一死，或重于泰山，或轻如鸿毛。”（《汉书·司马迁》）。人生在世，或许可以逃避任何事情，惟独死亡是无法抗拒的。每个人别无选择地要面对死亡，要在死亡面前思考自己的生存状态。表面上看，人的必死性削弱了人的生存意义，使他在茫茫历史的积尘中湮没不闻，生老病死是人生不朽的生命历程，生的过程其实就是趋向死亡的边缘，死亡的漆黑映衬出生存的苍白。然而，透过这生死层面，我们可发现死亡使生命变得更加可贵，死亡才是生存意义的赋予者。死亡固然重要，但更重要的是人们在面对死亡时，有一种怎样的死亡意识，这影响到人的生存状态和意义，也制约着个体人格的塑造和生成。如果没有死亡，个体生命的存在将变得冗长乏味、毫无乐趣以至于有“久生之苦”而不堪忍受的煎熬（《列子·杨朱篇》）。正如一首诗中所说：“我们不是因为无意义的‘死’来到这个世界，却是因为有意义的‘活’而眷念这个世界。”死亡铸成了生存的悲剧结果，却激活了人们的想象力，导引生命主体怀着一种“生作人杰，死为鬼雄”般的豪迈释然的心态去寻找精神生活的家园。

中国传统的生死伦理观影响了无数人，然而，死亡从古至今都是国人忌讳的词语。人们不去谈它，不去想它，也对它全盘否定，一想到死，随之而来的都是负面联想——悲伤、恐惧。如何让人们开放地、坦诚地讨论有关死亡的话题，正确面对死亡，树立优生善终意识，是我们目前需要解决的问题。

（二）儒家的生死观

儒家文化是一种乐生文化，而不是乐死文化。儒家关注人的现世生活，而不是人死后的世界，二者都体现了实用理性与自然主义的风格。在儒家文化里没有宗教对死后世界的追根刨底的精神。在儒家看来，人生最重要的是专注于现实的感性生活，“乐天知命”，而不必为死后的归宿操心费神。《论语》中：季路问事鬼神。子曰：“未能事人，焉能事鬼？”曰：“敢问死。”曰：“未知生，焉知死。”以上的问答集中体现了儒家对死亡和死后生活的基本态度。

儒家哲学没有浓郁的宗教氛围，没有把希望寄托在死后世界，这无疑更进一步激发了儒家对生的价值的极度关切。人生只有一次，惟有在此生努力奋进，充分发掘人生的内在价值，才是真正明智的人生态度。一切对于死亡的恐惧、紧张、焦虑及自欺欺人的美化，在儒家看来都是非理智、非现实和徒劳无益的。为了现世生活的充实与幸福，明智的态度应当是不奇、不惧、不求。不管死后如何，人们都应该把死亡当作一种自然宁息来承受，而对死后的一切完全可以采取“存而不论”“敬而远之”的方式以回避、搁置。

儒家最注重的就是人伦关系与家族关系，重视个体在世间为家庭、家族尽了多少义务。在临终前，如亲人的陪伴，情感的表达能醒目地传达给将逝之人，亲人的悲痛尽管引发对生命的留恋，但也是对内心世界无声的慰藉。这种感觉实际上来自人类最原始的目标和动力——通过宗族的延续，精神的不死，让子孙后代替自己“活”下去。生命经血脉的传承继续下去，永无止息。由于子孙后代的延续而感知自己血脉的流传，自己并没有真正完全消失，还在人间继续自己的生命。因此，在这样的思想下死亡的痛苦获得了某种缓解。因此可以说，儒家生死观在化解人的临终痛苦方面确实能发挥作用。儒家对家族群体的认同，对父死子继的生生不息的理解，可以使人心灵上有所归依，即使不相信死后世界的存在，但仍觉得可以实现亲人之间精神上的沟通和联系，感知生命传承的神奇和美妙，从而在死亡来临前保持内心的平静与安宁。

（三）道教的生死观

道教是我国的本土宗教，与大多数宗教强调对彼岸天国的追求不同，它重视此岸生命获得永恒，重视现实生命，追求现世快乐。主张“我命在我、神仙可学”的生命主体论，主张在生命历程中奋进不息，直至达到长生不死的理想境界。它的主要思想是“长生不死”“肉体成仙”“气化三清”。与儒家相比，道家主张亲近自然，顺其自然。在老子看来，天生万物、万物并作，但最后仍是回归到根源。落实在生死问题上，就产生了中国文化特色“叶落归根”的传统。老子的生死观强调“道”是万物之母，是万物最原始的起点，同时也是一切万物的终极归宿。庄子对生死的态度更为豁达，认为生死是如一的，死生是齐一的，所谓“不知说生，不知恶死”。生命来自于自然，死后又复归于自然，人们既不必为生而“喜”，也不可为死而“悲”；既要平静地“活”，也要坦然地“死”，死亡对每个人而言都是平等的，无论富贵贫贱都会走向死亡。把死亡作为生命的一种自然、合理的发展归宿，始终以一种自然的心态去面对生生死死，在生死面前任运随化，无所牵挂。死亡是自然之事，不要惧怕死亡，应平静面对，要视死如归。死与生不可避免，正如白天与黑夜一样，这是自然造化的规律。

（四）佛教的生死观

在佛教里面我们可以找到和现代临终关怀理念相媲美的思想与实践，佛教生死观宣扬“轮回”，旨在“涅槃”，认为“一切众生都有佛性”，只要勤苦修炼，都可以达到超越生死的自由境界。佛家文化把“生、死”看作是无限反复轮回阶段中的一个过程，这样就把“生、死”二元有限的思考，放置在无限的没有终结答案的境地中，以简化的完美逻辑诠释了复杂的生死思考。佛教的生死轮回预设有限的今生和无限的轮回，解决了“来”和“去”的问题，佛教看似注重轮回的无限与死亡，却隐晦地烘托出当下的重要性，据此认为佛教的生死逻辑是极具心理指示作用的，具有极强的临终心理抚慰作用。即便在西方，临终心理抚慰也是临终关怀的核心内容。

佛教的生死轮回教义和理念在一定程度上消减了死亡本身对临终者带来的恐惧和孤寂感。死亡成为一种合乎逻辑规律的回归的开始，不是结局而是开始，更有关于轮回超度的理想的预期，信仰与宗教的意识给濒死者留下了美好的想象。

然而，佛教在某些生死观点上，过于消极，过于强调死后的结果，容易导致人消极度日，不思上进，对个人发展可能会产生负面的影响，这也是宗教本身的一大缺点。但单从对临终患者的这种生死循环的引导，增加死的含义，追求死的安宁，消解死的痛苦等，极具宗教的功能和力量。大量研究表明：信教患者，可以很好地进行与宗教相关的临终关怀引导，使人的死亡认知逻辑合理化（而非结果合理化），进而产生强大而有效的临终关怀效果。虽然我们不能确定信仰佛教或者儒学的人世理念就可以引导人们树立正确的生死观，但我们可以肯定，针对不同信仰的临终者采取不同的临终关怀策略（生命的文化类型），注重余生的质量，淡化余生的结果，就能够接近并体现临终关怀的核心价值。

（五）基督教的生死观

基督教的信仰者目前已占世界各种信教人口总数的30%以上。基督教认定人及万物都是由万能、至善的上帝所创造。人虽为造物，却是万物之灵长，其地位远远高出自然界以及其他一切事物。只有上帝才有权决定和处置人的生命，人在死亡之后是进入天堂还是落入地狱，是由上帝按照人们生前的善恶行为，经过公正的末日审判来决定的。生前作恶的人，死后必定下地狱；生前为善者，死后必定进天堂。对于虔信上帝而至善者来说，死亡意味着他们将进入美好的天堂，那里是他们理想的归宿，沐浴在上帝神性的光辉之中，享受永恒的福乐。

基督教认为人死后将来一定会复活，而且是“和主永远同在”。相信灵魂不灭与世界末日，认为人的肉体是短暂的，而灵魂则长存。现实世界是有限的，而死后的世界是永存的。世界末日迟早会到来。认为信仰可以超越死亡，也能追求幸福，而且这种幸福不会因为死亡而终止，所以基督教是关于死的宗教。对基督教徒来说，死亡是宝贵的，是有意义的。它保证他们被祝福，得到平安，安息在主的怀内，并存于天堂的乐园里。基督教相信永生，上帝永存于过去、现在和未来。每个人由两部分组成，肉体和灵魂，肉体会死，灵魂不灭，永生始于接受耶稣当生命之王的那一刻。

（六）天主教的生死观

不同文化背景下人们对死亡的不同态度，反映出不同文化的各个倾向与差异。从根本上来说，中国文化是重生的，讲究“未知生焉知死”，而西方文化则是“向死而生”的理念。

灵魂问题在天主教神学体系中占据重要的位置。在天主教灵魂观中，灵魂是人的本质形式，但在汉语中难以找到与之相对应的词汇，故利玛窦对汉语词汇中的“魂”“魄”做了新的诠释，使天主教教义在汉语的基础上得以理解和接受。在汉语中，魂与魄往往相互联系使用，在死后便会逐渐消散。即使在朱熹学说中，魂具有了精神的含义，但仍然不是西方意义上的理念实体。有学者认为，人活着魂与魄是相互依存的，但死后魂魄则是要离散的，即“人生时魂魄相交，死则离而各散去，魂为阳而散上，魄为阴而降下”的论述。

在西方生死观中，末世说占据极为重要的地位，而天堂与地狱观念则是重要的组成部分。它与死后复活和末日审判是相互联系的。经过末日审判，只有义人才可以升入天堂，与天主享受完美的生活，而恶人将堕入地狱，受到永罚。故在天主教教义中，天堂是人最深切期盼的圆满实现，是终极幸福境界。这也显示出天主教的有限性的历史观念，这与追求现世不朽的儒家乃至建立在循环论基础上的佛教净土观念有着极大的差异。

（七）伊斯兰教的生死观

关于生命的存在与消亡，伊斯兰教的学者们多受希腊理性哲学的影响，一般以灵魂与肉体的二元对立关系加以解释，并以灵魂不灭诠释伊斯兰教的复活及后世思想。

伊斯兰教认为，宇宙万物均由造物主创造而来，故一切生命，亦源于真主的赐予。在伊斯兰教看来，死亡是真主的召唤，是必然要发生的；其次，死亡意味着今世生活的结束，后世生活的开始。这对于坚持正信和行善的伊斯兰教信仰者而言，是由今世幸福到后世幸福的转折点。因此，死亡是毫无畏惧可言的，这是伊斯兰教一个很重要的基本信仰。生死这个人类最为困惑和烦恼的问题，在伊斯兰教信仰者的眼中却再简单明白不过了，那就是：生来死复、人道完成、复命归真、两世吉庆。根据伊斯兰教的教义，人的生命期就是真主对人的考验期、观察期，所以死亡并不是一种惩罚，而是迈向最后审判中的某一阶段的终结。死亡就像是一扇门、一个入口，如果跨进那个入口，便无法折返。因此，伊斯兰教没有基督徒意义的"复活"。

按照伊斯兰教的教义，在天地万物人神天仙等各种存在中，唯有真主安拉的存在是永恒的、不朽的，此外一切都要灭亡。不仅人不能永远活在世上，天地万物都不能摆脱终得毁灭的结局。既然死亡是人之必然，那么无人能够逃避，与其生活在对死亡的畏惧、恐怖中，不如顺其自然，这样不仅是对于人们精神压力的舒缓，也最终回归到一切都是主命的伊斯兰的终极信仰中。

（张玲玲）

六、死亡教育

（一）死亡教育的概述

1. 死亡教育的发展史　死亡教育在西方发达国家的兴起，是伴随着20世纪死亡学作为一门专门学科的兴起而起步的。虽然"死亡学"一词早在1903年就已提出，但对死亡系统而深入的研究是在最近几十年才逐渐开展的，死亡教育也正是在这一时期有了较大的发展。

（1）美国的死亡教育：在20世纪50年代西方发起了一次"死亡觉醒运动"，其主题是"死亡焦虑"，但这次运动只是以撰文和著书的方式推行的，与此同时，第一个正式的死亡教育学课程出现于美国。Herman Feifel于1959年发表第一部死亡教育的代表著作《死亡的意义》（The Meaning of Death）。1963年，Robert Fulton在美国明尼苏达州大学首次开设了美国大学的第一门正规死亡教育课程，并在美国大学中系统地、有计划地推广。死亡教育逐渐成为学校教育中的一门学科，无论幼儿园、小学还是大学，以及医院和社会服务机构，均可见到死亡教育课程或死亡座谈会。20世纪70年代死亡教育的文献和教科书已经出现，并成立了"死亡教育委员会"，出版了《死亡的准备教育》教本。据统计，1973年美国已有600所大学开设死亡教育课程，受欢迎程度仅次于性教育。1974年，全美大学学院设有死亡与死亡过程等课程的已达2000多所，中学开设有关死亡教育课程的已达1100所以上。1976年成立了"死亡教育与咨询学会"，设立《死亡研究》专刊。1977年，美国创刊发行了《死亡教育》杂志。美国学者列温顿在首期刊登的一篇文章中，将死亡教育定义为："向社会大众传达死亡相关知识，并因此造成人们在态度和行为上有所转变的一种持续的过程"。据1985年的调查，美国有60%的大学至少提供一堂课探讨死亡教育。到了1987年，全美共有85%的药学专业和医学专业为学生提供死亡教育方面的课程。1976年还成立了死亡教育与咨询论坛，1986年改为死亡教育与谘商协会（Association for Death Education and

Counseling，ADEC)，这是美国最重要的死亡教育专业组织，也是国际上最大的“教育-专业-科学”死亡学领域的组织。死亡教育与谘商协会还建立了“死亡教育师”（Professional Death Educator，PDE）与“悲伤谘商师”（Certified Grief Counselor，CGC）等专业执照。美国死亡教育的发展分为4个时期：1928~1957年为探索期；1958~1967年为发展期；1968~1976年为兴盛期；1977~1986年为成熟期。美国关于死亡教育的研究，主要涉及死亡教育的定义、必要性和重要性、目标、内容、课程设计和实施等方面。

（2）日本的死亡教育：日本受美国“死亡学”和“死亡教育”兴起的影响，在20世纪70年代开始关注这一课题并大量引进美国的研究成果，其后在部分学院进行死亡教育，如日本的上智大学自1982年以来一直坚持举办死亡教育讲座。在日本，死亡教育不仅成为学校教育的一个组成部分，而且成为社会文化的一部分，出版了《生与死的思考》《人生的临终图画》和《对孩子来说什么是死》等书籍，以及《死前的准备教育》等录音带和教科书。自1975年以后的10年间，有关死亡专题的出版物迅速增加。

（3）英国等西方国家的死亡教育：在英国，死亡教育的重点是医学和社会学的学者对濒死和居丧方面的关注。1967年，西塞莉·桑德斯博士在伦敦建立了临终关怀院，标志着现代临终关怀学的建立。皇家学院于1976年建立的死亡教育机构，开展了相关项目的实施，为儿童开设了与死亡有关的课程。在实施死亡教育时，邀请殡葬人员和医生、护士，共同讨论人死时会面临什么情况，并让学生模拟一旦遇到亲人因车祸身亡等情形时的应对方式，并且把死亡教育称之为“优死教育”。其他如德国、法国、荷兰等西方国家，许多大中小学也都设有死亡教育课程。到目前为止，世界发达国家已有数以千计的学校将死亡教育列入教学计划，多数西方国家都在大学中开设了死亡哲学课，取得了良好的效果。他们认为，对于一个人来讲，能意识到自己生命的有限，那是非常明智的。人刚出生就是走向死亡的开始，假使一个人寿命是70岁，那么，到了中年以后，就很容易计算出自己还有多少天的生存时间，这种倒计时，可以促使人们科学地面对人生，珍惜每一天的时间，提高自己的生存质量。死亡教育正是在这个意义上被提出来的，向人们传递正确的有关死亡的知识，将死亡问题转化为人生问题，把对死亡的认识转化为珍惜生命、欣赏生命、提高生命品质的动力，追求自身生命的意义与价值，让自己的生命更精彩，在有限的生命过程中创造出光辉的成就。

（4）中国台湾的死亡教育：台湾死亡教育开始于20世纪70年代初，直至20世纪90年代初才引起广泛的关注，但是教育学术领域谈论死亡较少见。1997年台湾成立了第一所与生死相关的研究所，大学、中小学校逐渐开设生死学课程，教育界引入死亡教育，称为“生命教育”，2001年定为台湾的“ 生命教育年”。

（5）中国大陆的死亡教育：中国大陆由于受民族的、传统的思想文化影响等诸种原因，特别是在乐感文化的熏陶下，形成以凡事勿求圆满的价值取向为特点的国民心态，使得国人迄今为止仍对“死”这个字眼深恶痛绝、讳莫如深，人们忌讳谈论死亡，对与“死”相关的一切都避之不谈或忌讳提及，如谐音的“4”、白色的不吉利和黑色的“死气沉沉”等。这些禁忌在潜意识里阻碍了人们对死亡问题的正视与思考，使我国死亡教育的发展速度缓慢，其理论探讨极为薄弱，死亡教育几乎是空白。90年代以来，癌症死亡人数上升、自杀现象严重、人口高龄化等问题，使死亡问题受到社会的普遍关注，正在逐渐推动死亡教育的发展。但是，死亡教育在我国还是没有真正引起相关政府部门、教育界的关注，目前没有正式的关于实施死亡教育的文件，也没有在中小学开设死亡教育的课程。

2. 死亡教育的概念　关于死亡教育的定义，美国学者主要有以下几种代表性的观点。

（1）Bensley（1975）认为：死亡教育是一个探讨生死关系的教学历程，这个历程包含了文化、宗教对死亡及濒死的看法与态度，希望借着对死亡课题的讨论，使学习者更加珍惜生命、欣赏生命，并将这种态度反映在日常生活中。

（2）Kurlychek（1977）认为：死亡教育被定义为一个促进人们意识到死亡在生命中所扮演的角色，并提供课程结构以协助学生见证死亡的真实性，而将之统整于生命中的历程。

（3）Leviton（1977）认为：死亡教育是一个将有关死亡的知识及其应用传递给人们及社会的发展历程。

（4）Wassetal（1980）认为：死亡教育是以教导死亡这个课题为主题的正式教学或教学团体，包括了教学目标、课程内容、教学方法以及教学评价。除了正式教学之外，也广义地包含非正式的、非直接的、偶发的、自然的、定期与不定期的与死亡相关的教学。

（5）Fruehling（1982）认为：死亡教育从不同层面，如心理学、精神、经济、法律等方面，增进人们对死亡的意识。死亡教育也是预防教学，以减少各式各样因死亡而引发的问题，并进一步增进人们对生命的欣赏。

（6）Gibsonetal（1982）认为：死亡教育是探讨有关死亡及濒死的因素及其与生存的关系之不断持续的过程。

（7）Glass & Trent（1982）认为：死亡教育也探讨人们之间的人际关系以及人与世界之间的关系；死亡教育帮助人们深入思考这些问题，延长人们的生命及增进人际关系的品质。

（8）Corretal（1997）认为：死亡教育是有关死亡、濒死与丧恸的教育。

3. 死亡教育的意义　死亡教育不仅让人们懂得如何活得健康、活得有价值、活得无痛苦，而且还要死得有尊严。它既强化人们的权利意识，又有利于促进医学科学的发展，通过死亡教育，使人们认识到死亡是不可抗拒的自然规律。目前，我国已进入老年型社会，人口老龄化问题已经引起社会的广泛关注。工作的丧失、生理功能的减退和社会关系的变化均使得老年人承受着沉重的心理负担，很多老年人感受不到生活的意义。死亡教育让他们学会调适不健康、趋向死亡的心理，重新认识生命的意义，可从容地面对死亡。死亡教育也是破除迷信和提高素养的教育，是社会精神文明发展的需要，也是人生观教育的组成部分。面对生死问题逐渐增多的这样一个社会，死亡教育对于死亡及濒死的正确了解和调试，以及充分认识生命的本质是非常必要的。

4. 死亡教育的目的　引导人们对生死进行思考，理解死亡是不可抗拒的自然规律，从而树立科学、合理、健康的死亡观；使人们正确地认识死亡的各种表象、情境和反应；消除人们对死亡的恐惧、焦虑等心理现象，教育人们坦然面对死亡；使人们思索各种死亡问题，学习和探讨死亡的心理过程以及死亡对人们的心理影响，为处理自我之死、亲人之死做好心理上的准备；懂得尊重、维护和不伤害他人的生命；了解死亡的原因、预防与延缓死亡的措施；勇敢地正视生老病死的问题，加深人们对死亡的深刻认识，使更多的人认识到人生包括优生、优活、优死三大阶段，并将这种认识转化为珍惜生命、快乐地度过一生。

5. 死亡教育的作用

（1）帮助人们正确面对死亡：死亡教育可促进人们树立正确的人生观、价值观，“不知死，焉知生”，死亡教育虽名为谈死，实乃谈生。死亡会使人对人生的价值及意义做深刻的检讨；会使人充分体会“置之于死地而后生”的境界，从而珍惜生命的每一天。每个人可以使用有效的解决问题的技术与策略，来处理内在的冲突和对死亡的恐惧。

（2）提升人们对死亡的认识：由于受传统文化的影响，通常人们在日常生活中忌讳谈论死亡，人们幻想着不谈论、不去想，死亡就不会来临。良好的死亡教育可以破除这种无知的幻想，使我们正视这些冲突的信息，以健康、正常的观点来谈论生死，提升人类文明水平，提高人口素质。死亡文明有三个基本要求，即文明终（临终抢救要科学和适度）、文明死（要从容、尊严地优死）和文明葬（丧葬的文明化改革）。文明死是死亡文明中的中心环节部分，尚存在着盲目和愚昧，只有进行普遍的、健康的生死观和死亡文明教育，才能促进社会崇尚科学文明死亡的良好风尚。

（3）帮助患者正确理解死亡和迎接死亡：因为死亡表明一个人生命的结束，通过对死亡的思考，可以帮助人们正确评价自己的生活，进而鼓励人们提升自己的生活状态。可以缓解临终患者恐惧、焦虑的心理。死亡教育针对患者的心理特点，致力于提高患者对生命质量和生命价值的认识。通过死亡教育，使患者可以真实地表达内心的感受，得到家属的支持，认识到自己的价值和意义，保持平衡的状态及健全的人格。

（4）给予临终患者的家属及护理人员情绪支持和安慰：由于亲人的离世，死者亲属会很难接受死亡的事实。有些人会悲痛欲绝，精神痛苦更为强烈，且持续时间很长。而良好的死亡教育可使死亡后亲友的心理得以平衡，给予家属以慰藉、关怀，疏导悲痛过程，减轻由于死亡引起的一系列问题。

（5）帮助患者安然接受死亡的现实：当患者经过医生诊断疾病为不可治愈时，对患者进行死亡教育及临终关怀护理，使患者对死亡有正确的认识。理解生与死是人类自然生命里的必然组成部分，是不可抵抗的自然规律。能直言不讳地谈论有关死亡的问题，一方面有利于患者积极配合治疗，另一方面为自己的后事做妥善的安排，帮助患者公开地为自己的死后做准备，如立遗嘱、说明自己希望选择什么样的丧葬仪式、遗体如何处理等。自始至终保持患者的尊严，从而提高生命最后阶段的质量。

（6）提高临终关怀工作人员的素质：临终关怀工作者接受死亡教育，提高自身对死亡科学认识的同时，还能够提高对临终者及家属身心整体照护的能力。针对死亡不同阶段的心理特点，帮助临终者尊严地、安宁地死去，同时也可帮助丧亲者度过最困难的哀伤阶段。

（7）预防不合理性自杀：由于社会的发展、生活的压力、情感的困惑、疾病的折磨等使一些人不能很好地调节心理状态可能会采取极端的手段结束生命。特别是一些临终患者不堪忍受病痛折磨，在他们以死亡解除痛苦的要求得不到医生及家属同意的情况下，也会采用自杀的手段结束自己的生命，令人悲痛万分。死亡教育可使人们树立科学、文明的死亡观念，预防不合理的自杀行为，建立自身的责任感和义务感，正确对待荣辱得失，珍惜生命，从而避免自杀行为所致的不良后果和影响。

6. 实施死亡教育的时间　人的一生，从 1 岁多开始到死，都有必要接受死亡教育。儿童专家表示：在孩子整个成长过程中，生老病死是他们必须面对的重大人生问题，但不同年龄段的孩子需要不同的答案。

（1）学前儿童

1）幼儿对生命本质的认知：不同幼儿，尤其是不同年龄幼儿所持的判断依据是不同的，分别属于不同的认知水平。第一级水平，幼儿仅仅停留在外部形态上，例如，“小朋友有头，所以是有生命的”。这说明幼儿认为是否具有生命的关键在于有无重要的身体器官。第二级水平，幼儿停留在“是不是会动”这个问题上。这说明幼儿认为是否具有生命的关键在于能不能动。据此，也有部分幼儿认为“椅子是可以拖动的，所以它也是有生命的”。第三级水平，幼儿已能初步把握生命的本质，尤其部分大班幼儿，把是否能够生长、死亡、有无妈妈作为判断标准。

2）幼儿对自我保护知识的认知：大部分幼儿有自我保护的意识。其中，大、中班幼儿的自我保护知识和技能高于小班幼儿。小班幼儿对于很多状况无法应对，而大班幼儿已具有一定的经验和对问题的认知，自我保护的方法更加现实有效。

3）幼儿关爱生命的表现：幼儿对于生命的关爱同样是生命认知的一部分。这一维度的问题主要通过考察幼儿对于其所熟悉的生命体状况的感受行为，了解幼儿关爱生命的表现。绝大多数幼儿是有爱心的，知道爱护动物、保护植物、爱惜环境、爱护朋友和老人。

（2）小学儿童

1）6~7 岁：此阶段的儿童一般不认为死亡是生命的终结，会认为人死亡只是暂时睡着了的现象，过一段时间还会再醒过来。面对这个年龄段的儿童，要注意尽量不要主动向孩子解释此问题。如果被问到时，尽量避免用“他走了”“他睡着了”等来回答。

2）7~9 岁：孩子已经对死亡有了较客观的认识。他们与外界的接触越来越多，获取的知识也越来越丰富，对事物有了自己的看法，认识到死亡是永久地离别，认同自己也会死亡。

3）10~12岁：此阶段的孩子对死亡的态度已接近成年人。

（3）青春期：进入青春期的孩子已经具备抽象思维能力和理智的判断能力。他们与成年人一样都会承认人会死亡的事实，也会对死亡感到悲痛、伤心，但他们的感情会表现出很多困惑，一方面，他们很难接受死亡造成的事实，另一方面死亡带来的恐惧会造成情感上的长期困惑。

（张长海）

（二）死亡教育的内容与方式

1. 死亡教育的内容

（1）了解与死亡相关的知识：首先要认识生命本质，青少年的健康成长，离不开对生命本质、历程、衰老及循环过程的正确认识。死亡教育离不开对生命意义的探索、讲解，人们只有懂得生命过程的复杂、生命历程的艰难和生命的不易，才能更容易理解与死亡相关的知识。大部分人对死亡教育采取回避态度，这容易使人们对死亡教育陷入无知、片面或畸形的认识当中，让一些原本可以解决的问题，却以极端的自杀或伤害他人的方式解决。

死亡在生物医学、社会学及心理学上的意义不同：生物医学上的死，指的是身体功能、器官及所有生命系统的不可逆的停止；心理学方面的死，指的是个体心理活动的停止，有感觉但无意识和行为；社会学上的死，指的是人类有意义生命的消失，没有思想，没有感觉。

在中国传统生死文化中死亡是禁忌的，中国人忌讳死，尽管死亡随时都可能发生，但我们仍不愿意直视它。不仅是死亡的事实，就连“死”这个字，连与死谐音的相关符号，都尽可能回避。比如一些电话号码及车牌号，以“4”为尾号的号码少之又少，就连一些楼盘都没有“4”层。许多中国人认为，离“死”字及这个发音远点儿，死亡的不吉利就不会找上门来。人们观念中排斥“死”，自然对有关“死”的问题毫无精神上及处理上的准备。而一旦死亡事件来临时，临终者及家属会束手无策、恐惧焦虑、伤心欲绝。死亡是生活的一部分，是机体生命活动和新陈代谢的终止，是生命中不可避免的一段经历。儿童自幼开始对死亡存有好奇与疑问，如得不到父母、老师的正确教导，很容易受到夸大、不实、扭曲和神秘的关于死亡报道的影响，使一些儿童或青少年产生错误或片面的认识，产生负面且复杂的情绪，容易发生一些生命的悲剧。所以，了解死亡文化有助于全面提高对死亡的认识。

（2）端正对死亡的态度：目前大多数人对生命和死亡都缺乏认识，一旦遇到小小的挫折，就以结束生命来逃避现实。对于死亡，不管是家庭、学校还是社会，都不应该采取回避的态度，否则会让人们对死亡始终处于无知状态，最终会导致无视生命的结果出现。良好的死亡心理需要教育，开展全民死亡教育迫在眉睫。在医护人员、患者家属及其亲友，在中小学生及社会不同层次的人员中，应充分利用广播、电视、网络、报纸等各种宣传媒介进行广泛的死亡宣传与教育，使人们正确认识死亡，不再避讳死亡，以全新的价值观、生死观和伦理观来看待生命与死亡。对老年人应建立“生死渗透”的理念，即“死”并非出现在生命的终点，而是渗透于人生的整个过程之中。例如，人身体中的细胞每时每刻都在新陈代谢，这是生中有死的表现之一；人每天度过的时光将永远过去，不可能再现，也相当于“死去”的时光。“生死渗透”的理念提醒人们，在“生”的过程中不要忌讳死亡的问题，以正常的心态感悟相伴于“生”之“死”的问题。如果一个人真正理解了“生死渗透”的原理，真正能做到“先行到死”“有死观生”，必然能消除对死亡的恐惧，珍惜生命，珍惜时光，积极地度过自己的一生。

要以坦然的态度与临终者沟通，死亡是一个无法摆脱的事实，所以与临终者的沟通也就无法避免。面对即将走到生命尽头的患者，我们不要漠视、害怕或逃避，而应与其进行善意的沟通和引导，将其痛苦减少到最低程度。与临终者的沟通内容有：解释死亡，了解对威胁生命的急、危、重症处理，介绍“安宁照顾”、器官的捐赠与移植，交流有关死亡的业务（如遗体的处理方式、殡仪馆的角色及功能、葬礼的仪式和选择、丧事的费用）和与死亡有关的法律问题（如生前预嘱、遗嘱、继承权和医疗保险等），进行个人价值反思，如何促进生活质量，怎样让临终者接受“宽命之道”等。我们固然要追求长寿（即“长命”），但更应追求在有限的时间里高质量地生活（即“宽命”）。

2. 死亡教育的方式

（1）非医学的死亡教育主要包括三个方面：课堂渗透、校内课外活动和校外社会实践。

1）课堂渗透是实施死亡教育的重要途径。要让人们懂得，生与死是人类自然生命历程的必然组成部分，死亡是不可抗拒的自然规律。例如，通过观察大自然，通过植物栽培和动物饲养，让人们感受生命成长的不易，知道珍惜生命。

2）校内外活动多采用知识性学习活动和开展专题讲座的形式。知识性学习活动的一般步骤是：①确立一个活动的主题，如“探讨和预防青少年自杀”；②广泛收集与青少年自杀有关的原因、数据、报道及人们对此的看法和评论等资料；③写一篇带有自己观点的述评；④组织交流讨论。开设专题讲座，讲座内容可涵盖死亡教育的各个方面，如“宗教信仰与死亡的态度”，使人们了解有关死亡问题的不同宗教信仰和习惯；“死亡后的处理”，使人们了解死亡后需要处理的各种问题等。

3）校外社会实践引导人们正确理解死亡，根据不同年龄段及个人情况采用不同的教育形式。儿童可以通过观察小动物的死亡，让其体会动物死亡后没有感觉、听不到、看不见等死亡现象，与其探讨死亡事实，解除孩子对死亡的恐惧感。高年级学生可以通过有关死亡的专题研究，可以参加葬礼、有条件的还可以去医院“参观”，让学生真正感受到生命的珍贵和死亡是无法避免的，使学生有勇气直面现实，思索死亡，了解死亡的本质。成年人或老年人，更多的是采取专题讲座、展览、书报等形式，提倡公开的讨论“衰老”与“死亡”相关的话题。

（2）对医学生的死亡教育：对医学生开展死亡教育应有别于一般非医学专业的大学生，

不能仅通过开设一门课程和集中学习的方式完成，而需要整合多学科理论，情理交融、知行相长，坚持系统的、长期的教育原则，以独特的教育方式展开。

1）坚持教育与自我教育相结合的周期性教育：对医学生开展的死亡教育需要贯穿于基础学习阶段和临床学习阶段的始终，甚至有必要延续至毕业后的整个职业生涯中。医学生因其专业与职业的特殊需要，在学习的不同阶段、不同学科中不可避免地要涉及死亡话题，基础阶段的学习应以理论为主，学习了解各种死亡文化及死亡知识，如死亡恐惧、死亡类型、死亡心理、死亡禁忌等理论知识。临床及工作阶段的学习应以实践为主，理论为辅，侧重于临终关怀服务等方面的知识与技巧，如病情告知技巧、与临终患者沟通技巧、丧亲者的心理调适、悲伤辅导、自杀干预、器官（遗体）捐献及与死亡相关的习俗、仪式等。此阶段的死亡教育更需要侧重专业的心理知识与技能培训。

2）坚持教育内容的开放性：整合多学科理论对医学生开展死亡教育，在内容上要广博开放，多学科领域渗透融通。死亡话题本身既是诸多学科关注的热点，如宗教、哲学、艺术、文学、伦理学、法学、医学、社会学、心理学等，对医学生的死亡教育可在独立开课基础上把相关内容渗透于医学伦理学、哲学、心理学、法学及各门医学课程之中。

3）坚持教育场合的随机性：选择最佳契机对医学生进行死亡教育，采取随机渗透的形式，结合医学生专业学习中涉及的具体内容，在具体的情境中进行教育，比如在死亡人数较多的重大灾难、解剖课面对尸体标本、动物实验中对动物尸体的处理、医学伦理学进行死亡标准的界定；安乐死讨论、临床实习中遭遇濒死病例或死亡病例时，都是进行死亡教育最好的契机。

4）坚持教育目标的应用性：医学生不仅要将学到的关于死亡理念、死亡文化及死亡知识转化为自己的死亡认知及态度，更重要的是要将其运用到日后的医疗实践中。医学生毕业后大多从事临床、护理等工作，将来还要扮演死亡教育的施教者角色，需要向临终期的病患及家属传达适当的死亡知识，进行必要的临终关怀和悲伤辅导，因此需要实用性更强的死亡教育，将重点放在临终心理及临终关怀服务等方面。

5）坚持教育方式的多元性：死亡教育要想取得好的教学效果，需要运用多种教育载体，采取多元的教学方式。应融合系统讲课、专题讲座、案例分析、阅读书籍、影片赏析、主题讨论、问卷测评、情境模拟、情绪体验、参观实践等多种形式，开展多元化的死亡教育。对医学生而言，能亲自接触临终关怀的对象及家属，以临终患者为师，亲自对个案进行观察、访谈与分析，将是非常有效的学习与实践方式。

3. 死亡教育的课程

（1）课程的目标：死亡教育的课程就是为实现死亡教育目标而选择的内容的总和。课程目标是指课程本身要实现的目标和意图，它是确定课程内容和教学方法的基础。课程的目标有：①了解与死亡有关的医学、伦理学、心理学、社会学和宗教学等方面的知识，认识到死亡是自然现象。②调节和处理自己或他人面对死亡时的各种心理。③充分认识到个人的人生价值。

（2）课程设计：课程设计包含以下几个要素。①受教对象：中小学或大学学生、专业人员、特殊群体（残障儿童、老年人、重病患者、警察、消防队员、军人等）；②教育的目标：治疗、知识传递、社会改造、专业准备或是全球关心的主题等；③教育的内容：包括生命历程、死亡原因、死亡标准、珍惜生命、避免伤病、生命有限、积极奉献以及身故后捐献器官造福他人等；④实施的场所及在哪些课程中实施；⑤确定受教人员；⑥采用的教学模式与方法：讲授、小组讨论、角色扮演、影片欣赏、与濒死者互动和图书文章阅读等。

（郭 兰）

（三）生命教育与死亡教育

1. 生命教育 生命教育包含着死亡教育，而死亡教育也是生命教育中的一个重要取向，这种取向认为生命教育最早是从死亡教育发展而来的，如何面对死亡应该是生命教育的主要论题。因为，当人们只有开始认真思考死亡的时候，才能体会到生命的意义。生命教育是在生命活动中进行教育，是为了生命而进行的教育。有人对生命教育定义为："以生命为核心的教育，即依照生命的特征，尊重生命发展的规律，以生命自身的潜质为基础，有目的、有计划地引导人们正确认识生命、理解生命的意义、开发生命的潜能及提升生命质量的教育活动。"人的生命具有三重属性——自然属性、社会属性和精神属性，生命教育就是围绕人的生命所开展的一种综合性的"全人教育"。生命教育既是一切教育的前提，同时还是教育的最高追求，既要教导人们珍惜、爱护自己的生命，又要尊重和保护别人的生命和尊严，学会如何与人为善是生命教育的核心任务。生命教育不仅只是惠泽人类的教育，还应该让青少年明白让生命的其他物种和谐地同在一片蓝天下生存；生命教育不仅只是关心今日生命之享用，还应该关怀明日生命之发展。

美国的生命教育开展较早，教育方式及内容丰富多彩，已成为中小学教育的重要组成部分。目前美国中小学生的生命教育内容主要有：死亡教育、品格教育、挫折教育及生计教育等。死亡教育的目的是为了帮助学生了解死亡的有关知识，正视他人和自己的死亡；帮助学生应对生活中的死亡等不幸事件，树立正确的生死观念，珍惜和尊重自己与他人的生命，避免轻生和自杀；帮助学生澄清、培养、肯定生命中的基本目标与价值，通过死亡的必然性来反思生命的意义及其价值。

近年来，我国青少年自杀及伤害他人等惨案时有发生，漠视自己生命和他人生命的现象不得不引起我们的思考。加强生命教育已成为我国现代学校教育中一项亟待解决的课题。美国中小学的生命教育之所以取得发展，离不开国家、社会、学校的重视，政府也制定了各项有关生命教育的法律法规或政策，这使得美国中小学生的生命教育无论是课堂教育还是社会实践活动都能得到充分的发展。我们必须重视生命教育，大力宣传生命教育的目的与意义，争取社会各界的支持，尤其是家长的理解与支持。可以借鉴美国的做法，教育部门应制定生命教育的法律、法规或政策，用法律和行政手段保证生命教育的实施。

2. 对末期疾病患者的死亡教育　随着科学的发展，人们的认识水平不断提高，已认识到“人没有灵魂，死亡就意味着在这个世界上彻底消失”，但这不仅无益于解决人们的困惑，反而更增添了人们的苦恼。对于那些将要离开这个世界的濒死患者来说，与世诀别的痛苦是无以名状的。这也是西方人在科技发达的今天仍然倾向于信仰上帝的原因。在宗教信仰不发达的中国，人们得不到宗教的慰藉（有少数患者濒死阶段倾向于信仰宗教如佛教等）。对这部分人进行死亡教育的目的就是要帮助他们解决这样的人生困惑，消除他们的心理痛苦。死亡教育能使疾病终末期的患者正确认识生老病死，减少压抑在心底对于死亡的恐惧，减轻对死亡的焦虑，从容地面对死亡；能使他们意识到有限生命的时间宝贵，重视生命的价值和意义，有计划地安排自己有限的时间，完善自己的遗愿，让自己死而无憾。死亡教育还有益于增强与完善患者的权力意识，患者有权力知道自己疾病的真实情况，有利于医患间的相互信任；有权在生命末期选择治疗和护理的方案，甚至可以在生命的最后阶段选择主动放弃毫无意义的生命支持治疗，让生命“自然死亡”，从而维护自己的生命尊严，减少不必要的医疗资源的浪费，为社会节约有限的社会资源。

3. 对末期疾病患者家属或照护者的死亡教育　疾病终末期的患者家属或照护者是患者日常生活起居的照顾者，同时也是患者遭受疾病困扰的直接见证者，他们在从事复杂的日常护理工作的同时，也承受着很大的心理压力。对于这些人群进行心理干预，缓解或消除他们的心理痛苦，同样是医护人员的职责。通过接受死亡教育，使他们了解如何排解压力，了解终末期患者常见的问题及处理办法，尽力为患者提供温馨的关怀和精神支持，伴送患者走到人生的终点；通过死亡教育，教会家属或照护者如何与医护人员进行沟通，家属之间应该如何互相支持，如何减轻面对亲人离世的伤痛，离别时刻家属应提前做好哪些准备，这样能缓解家属的压力，让他们心中有数，减少无助感，能有条不紊地处理各种问题；通过死亡教育，告诉家属患者遭受的疾病痛苦，以目前的医学发展水平是不可能救治的，尽量减轻痛苦是治疗目标，死亡对患者从某种意义上来说是种解脱，这样在患者离世后，家属就能减轻失去亲人的悲痛，比较顺利地度过居丧期。

4. 对医护人员的死亡教育　医护人员是人类与死亡做斗争的重要群体，也是开展死亡教育的主体。医护人员既是死亡教育的受教者又是施教者。医护人员只有正确认识死亡的本质和死亡的规律，才能在救治过程中正确地运用技术手段救治患者。然而，目前我国医学教育体系中很少涉及死亡教育的课程，医护人员缺乏死亡教育的知识，不知如何正确对待死亡，不知与患者如何沟通有关死亡的相关事宜，缺乏应对的知识和技巧。多数医护人员在濒死患者及其家属面前表现得“麻木不仁”“无动于衷”或“缺乏人情味”，使患者及家属产生绝望和无助感。

开展死亡教育，应从医护人员做起。纵观美国死亡教育的开展情况，结果发现明确的、专门的死亡教育多集中在医学院校、护理学院校和药学院校，因为这些学校的学生将是最初和最常面对死亡现象的特殊群体，他们更应对死亡多一些了解。如果他们接受死亡教育更多的是出于对未来职业专业本身的需要，而临床医务工作人员的死亡教育则应着重在于领悟医学的极限，医护人员在日常医疗护理中不仅要关注患者的疾病，更应该关注患者的心理感受和社会行为，尤其是濒死患者的心理痛苦，后者比前者更重要。死亡教育可以培养医护人员掌握对濒死患者及其家属进行心理干预的技术与能力，教会家属如何照顾临终患者与家属；医护人员面对遗体时应有尊重生命的态度，通过认识死亡，更重视以人为本的医学，放弃对终末期患者过度的治疗，以减少患者不必要的痛苦。

5. 对儿童的死亡教育　广义的死亡教育是针对各个年龄段的人所进行的旨在指导如何正确认识死亡、面对死亡以及处理与死亡相关问题的教育。美国对儿童进行的死亡教育，属于大众化、普及性的死亡教育，目标定位于帮助儿童应对生活中的死亡事件。死亡教育的内容与个体生活具有十分密切的联系，主要涉及如何看待死亡现象、死亡焦虑及恐惧的克服，如何对待亲属以及周围人的死亡、如何避免自杀等。

儿童死亡教育的实施离不开死亡教育教材的开发和相关教学资料的编撰。美国联邦政府教育部对儿童死亡教育的具体实施十分重视，明确提出向中小学生进行死亡教育时，教育者要选编合适的教材、采取恰当的教学方法，同时结合生理卫生常识和健康教育等内容，自然而然地让中小学生接受死亡教育。目前国外在中小学校推行死亡教育有以下形式。

（1）随即教学法：充分借助各个学科教学内容，渗透到各科教学随即进行。

（2）亲身体验法：直接参观有关死亡的场所及其展览，如参观死亡博物馆，到殡仪馆参加葬礼等。

（3）欣赏与讨论法：观看有关的影片和欣赏音乐以加深思考。

（4）阅读指导法：阅读有关书籍和故事，并进行讨论。

（5）角色扮演法：模拟情境，通过学生扮演不同的角色，加深对生命与死亡的理解。

（6）生命叙事法：通过学生讲述自己生命中发生的故事，再现当时的情景，加深学生的情感体验，引起情感共鸣，从中受益。

在儿童中开展死亡教育，在我国还是一个大胆的设想与初步的尝试，尚有许多问题有待进一步研究。例如，死亡教育的具体内容与教材，死亡教育实施的年龄及地区差异问题以及如何消除死亡教育可能带来的消极影响等，探索适合我国具体国情的儿童死亡教育体系。

6. 对成年人的死亡教育　成年人社会阅历丰富，是家庭的经济支柱和核心，所承担的家庭和社会责任大，来自家庭、社会、工作生活等方面的压力明显高于儿童及老年人。有些人可将压力转换为动力，促使自己不断学习，加强自身能力的不断提升，从而获得成功；而有些人遇到挫折时一蹶不振，甚至想结束自己的生命。所以，死亡教育是成年人生命教育的组成部分，良好的死亡教育能帮助成年人树立科学的人生观和价值观，让他们意识到生命的有限性，从而更加珍惜和热爱生命，进而创造生命的价值，提升生命的质量。死亡教育的内容和形式以感受型和体验型更易被成年人所接受，对其身心触动更大。感受型的死亡教育，可以通过观看以死亡教育为主题的影片，在欣赏影片的同时达到教育的目的。体验型的死亡教育，可以采用直接亲身体验的形式，如进行“棺材之旅”的死亡体验，或者练习书写遗嘱、参观殡仪馆火葬过程等达到教育的目的；也可以采用小组讨论、角色扮演等形式，在潜移默化的过程中让成年人获得珍惜生命的启示。

7. 对老年人的死亡教育　国际上对老年人的定义为大于65岁的成人，多数老年人离开几十年的工作岗位，生活内容发生了很大转变，其生理、心理相应都会发生巨大的变化，身体出现疾病的概率明显高于其他人群，老年人面临死亡的威胁高于其他人，他们通常更害怕死亡和回避死亡。所以，老年人群体更需要我们关注。讳死传统文化对老年人的影响根深蒂固，但是死亡是每个人最终都要面对的、不可逃避的，所以对老年人进行死亡教育是必要的。通过死亡教育可以促使老年人正确认识死亡的本质，帮助他们树立正确的死亡观，有助于清除或缓解老年人对死亡的恐惧，也是老年人完整理解生命和提高生命质量的重要途径。通过实施死亡教育，老年人学会认识死亡、正确对待死亡，并在剩余的人生岁月中科学、合理地规划自己的生活，不断地提高生命的质量，充分实现生命的价值。

向老年人推行死亡教育有多种途径，先进国家比较有效的办法是建立老年人死亡教育机构，这是死亡教育社会化的主要形式。老年人死亡教育机构可以是官方的也可以是非官方的，前者是由国家行政部门建立的死亡教育的管理和宣传机构，国家负责人力、物力、财力的支持；后者是由民间社会团体和社会成员组成，资金来源主要依靠个人和社会的慈善捐赠。我国可结合实际情况在社区、医院等逐渐开展，在进行死亡教育的同时，应提升老年人的自我认同感、加强其自我照顾能力，开展丰富多彩的社区文化活动，家庭、社区、政府等对老年人群体进行生命关怀，帮助老年人以健康积极的心态面对生活、面对死亡。

8. 优死与优死教育的程序

（1）优死：也称优逝，是指个体在临终阶段有尊严、无痛苦、舒适地走完人生的最后旅途，且家属的身心得到维护和增强，照顾者的角色能够顺利转换。优死教育源于死亡学，是探讨以死亡、濒死、失落与悲伤为主题的教育活动。

（2）优死教育的程序：人们对死亡的认识是千差万别的，不像做数学题一样期待有一个千篇一律的标准结果，因而优死教育如何因人实施，由其对象、时间、场所及目标来决定，可根据不同的阶段选择不同的方式。对临终患者及其家属优死教育的程序与护理程序一样可分为评估、计划、实施与评价4个步骤。评估是有效实施临终患者死亡教育的首要步骤，评估内容包括评估临终患者及其家属的身体现状、心理状况、性格特征、宗教信仰及个人经历等，可为制定恰当的优死教育目标与服务措施提供依据。评估实际应贯穿死亡教育的全过程，它是有效实施死亡教育的关键。评估应该做到对患者和家庭做出全面的评估，包括患者或家属在死亡教育后的表现、患者临终阶段的表现，是否能够以乐观的态度迎接死亡等。死亡教育的目标、内容和方式应由实施死亡教育的医护人员、患者和家属共同制定，并以书面形式记录下来。在实施死亡教育过程中，应针对患者不同的心理状态，选择合适的死亡教育内容。在实施死亡教育中，应保持所处环境的安宁，对患者始终应热情和尊重，而非单纯的说教，允许患者不良情绪的释放。评价即对实施死亡教育效果的评估，有利于及时发现问题和解决问题，以便为临终患者及其家属提供更好的服务。

（刘宁红）

（四）影响死亡教育开展的因素

1. 传统死亡观的影响　中国是一个有着几千年传统文化的国家，儒、道、佛家思想构成了传统文化的主要框架。儒家的死亡观是积极入世、重生恶死，它主张通过立功、立德来超越死亡；道家的死亡观是出世的、飘逸的，它主张顺应天理和自然之道，既不悦生，也不恶死。佛教的死亡观是抑我的、消极的，它主张战胜肉体的欲望来享受来世的快乐。总言之，中国传统死亡观具有伦理化、政治化、神秘化的特征。谈死是不吉利的，这是我国特有的忌讳死亡的文化传统。死亡成为禁忌，人们不去想、不去谈它，也对它全盘否定。传统的正面教育都是告诫人们怎样成功、怎样健康长寿，很少引导人们如何面对失败、面对死亡，这使得人们在遇到挫折或身患重病时显得惊慌失措、悲伤恐惧。这样的教育方式是不完全的教育，应该提倡“反面对比教育”，这样能使人们加深对生命的体检，感悟人生的不易和生命的珍贵。

2. 传统医学观的影响　中国医学人道主义的传统源远流长。人们一直推崇“生命神圣论”，认为人的生命是至高无上、神圣不可侵犯的。传统的医学人道主义认为，医学就是“救人生命”“救人活命”的技术，全力以赴去抢救患者的生命是一个医生不可推卸的责任。根据传统医学人道主义的理念，对于濒临死亡的危重患者必须全力抢救，因为放弃就意味着不人道。医学发展到今天，在人们心目中医生的职责和使命就是救死扶伤，不惜一切代价抢救人的生命，因为这符合传统的医学人道主义观点。传统的医道观过分强调生命长度的重要性，而忽略了人的生命的质量和尊严，将人们引入一个死亡观念的误区。虽然现代意义上的死亡观被公认为是科学的，但实践起来受到的阻碍不仅来自患者本人或家属，作为医务人员有时也无法摆脱传统医学人道主义思想的束缚而难以放弃对患者无意义的抢救。

3. 政府、社会、专业机构的不重视　死亡问题已成为医学、哲学、伦理学、人类学、教育学、社会学与宗教学等诸多学科普遍探索的问题。而在我国死亡教育并未引起政府、社会、学校和机构重视，中国传统文化的核心是“重生忌死”，并且严重偏向“生”而漠视“死”，也造成整个社会对死亡教育的漠视。现代科学技术的飞速发展，使越来越多的人崇拜物质主义、享乐主义、个人主义，人们更多是重视物质的享受、欲望的满足、福利的提高、生活的便利、医学对人们生命的延续等，死亡问题在人们思想中淡化。人们意识不到死亡教育的重要性和必要性，唯恐死亡教育会引至消极、负面的影响，教育使命失真。中国现阶段的教育只注重知识的传授，却忽视了人的精神生命。一方面，在知识统帅一切的校园里，学校忽视了对学生的生命教育；另一方面，教育制度中也缺乏完善和健全的死亡教育系统。目前我国死亡教育专业组织和队伍的缺乏是制约死亡教育开展的主要因素。

在我国进行死亡教育是十分必要的。我们要克服中国传统文化的“重生忌死”观念，动员全社会参与死亡教育。我国需要一支懂医学、社会学、哲学、教育学和心理学等方面知识的专业队伍，来推动死亡教育理论的研究及知识的普及。

4. 研究资料的缺乏　在我国进行死亡问题和死亡教育研究的学者很少，其相关资料严重缺乏。自20个世纪90年代以来，我国全面推进的素质教育中初步包含了生命教育内容，仅有少数医学类院校开设了生死教育的选修课。由此可见，我国死亡教育仍处于探索阶段，结合我国的传统文化和国情来丰富死亡教育的相关课程和资料，还有很长的一段路要走。

（杨俊体）

七、生前预嘱

随着我国老龄化速度的加快，处于生命末期的老年人越来越多，生前预嘱（Living will）逐渐成为一个比较前沿的话题。

（一）生前预嘱的概念

生前预嘱（Living will）是指人们在健康或意识清楚时事先签署的、说明在不可治愈的伤病末期或临终时要或不要哪种医疗护理的指示性文件。换言之，生前预嘱是一份在本人清醒时自愿签署的文件，明确表达本人在生命末期希望或放弃使用什么种类的医疗护理，包括是否使用生命支持系统（如气管切开、人工呼吸机和心脏电击等）和如何在临终时尽量保持尊严等内容。

通过生前预嘱的概念，可以看出其具有以下几个特点：首先，它是在本人清醒时签署的，具有自愿性；其次，这份文件只有当他本人处于生命末期时才启用，具有时效性；再次，它是签署者本人在生命末期时接受医疗护理的愿望，具有指示性。但研究发现，生前预嘱不能仅仅只是一个愿望的表格，不能只包括申请人本人医疗护理方面的预嘱，还应该包括临终实施医疗护理的决策者意见、遗体和器官捐献及遗产分配等方面的预嘱。

人们极容易把“安乐死”和生前预嘱提倡的“尊严死”相混淆，实际上两者存在明显的区别。安乐死是指对于身患绝症、治愈无望处于难以忍受的极端痛苦之中濒临死亡的患者，应其本人要求，采取措施使其死亡或加速死亡，是一种由医生对末期患者施行的主动的致死行为。生前预嘱提倡的“尊严死”，是根据申请人本人清醒时对于不使用生命支持系统的选择，如心肺复苏术、人工呼吸机等人工设备，被认为是一种更接近自然状态的死亡。

（二）生前预嘱的发展现状

生前预嘱源于20世纪70年代的美国，1976年8月美国加州首先通过了“自然死亡法（Natural Death Act）”，允许不使用生命支持系统来延长不可治愈患者的临终过程，即允许患者依照自己的意愿自然死亡。此后，美国各州相继制定此种法律以保障患者医疗自主的权利，只要根据医生判断，该患者确实已处于不可治愈的疾病晚期，生命支持系统的唯一作用只是延缓死亡的过程，医生就可以通过授权不使用或者停止使用生命支持系统。当然，这项法律还规定，“生前预嘱 ”必须至少有两位成人签署见证，这两个人不能是患者的亲属和配偶，也不能是患者的遗产继承人或直接负担患者医疗费用的人。

医生根据患者的生前预嘱，不使用或停止使用生命支持系统，对患者的死亡就不再负有任何法律责任。所有参与美国联邦政府社会医疗保险和贫困医疗补助计划的医院、养老院及护理机构，都必须以书面告知方式，让成年住院患者知道他们自己拥有这种选择的合法权益。患者授权医生不使用或停止使用生命支持系统而死亡，也不再被看作是自杀，并且不影响其家属领取保险赔偿。越来越多的人知道自己享有这项权利，并运用这项权利追求更自然、更短暂的“自然死亡”。为引起社会关注并推广生前预嘱这个观念，1993 年，当时的美国总统克林顿与夫人希拉里曾双双签下自己的生前预嘱。

1991 年，加拿大曼尼托巴省法律委员会提出了关于医疗照护中生前预嘱和预立医疗代理人的讨论案，加拿大多伦多大学生物伦理联合中心网站还给患者提供下载和打印生前预嘱提纲的服务，帮助患者起草自己的生前预嘱。在英国，1998 年立法机关在推行欧洲大会通过的人权法案时，也将生前预嘱的相关法律条款包括在内。与美国的相关规定有所不同，此规定认为任何形式的生前预嘱都是有效的，包括口头的、书面的，甚至是以含蓄的词汇表达的方式，生前预嘱的有效性和可应用性是对患者的自主权和愿望达成的尊重。1992 年，丹麦也出台了关于医生帮助患者订立生前预嘱的相关规定。除此之外，荷兰、比利时、德国等国也通过了使用生前预嘱的相关法律规定。

中国大陆尚没有正式的生前预嘱文本，也没有相应的法律规定，有关生前预嘱的研究仍然停留在报道和学习之中。直到 2011 年 6 月，中国首个名为“选择与尊严”的民间组织，提倡通过生前预嘱来实现有尊严的辞世，并在其网站上提供“我的五个愿望”的中文版本，推广尊严死亡。

近几年生前预嘱已被医学界所广泛认同。许多著名医生、学者、社会活动家及企业家都非常支持生前预嘱。其中，全国人大代表、北京大学临床肿瘤医院结肠肿瘤外科主任顾晋向十一届全国人大五次会议提交议案，建议制定行政法规在全社会推广“尊严死”，让生前预嘱具备法律效力。全国政协委员、首都医科大学宣武医院神经外科主任凌峰建议，我国应制定“自然死亡法案”，将生前预嘱纳入医改议事日程，让挽救无望的患者在意识清醒的情况下，自愿选择离世的方式。2014 年，北京老年医院率先在老年医疗服务机构内探索性地实施生前预嘱或医疗预嘱的签署工作。另外，《中国医学论坛报》也通过访问有关专家来探讨生前预嘱的问题。

相比中国大陆，香港和台湾在生前预嘱的实施和推广方面领先一步。2004 年，香港法律改革委员会做出在不改变现有法律的条件下可以非立法的方式推广“预立指示”的决定，同时推出了在香港地区建议使用的预立指示表格。台湾也于 2005 年 5 月通过了“安宁缓和医疗条例”，允许患者在疾病终末期拒绝心肺复苏术等。

（三）生前预嘱的现实意义

生前预嘱的出现具有很明确的现实意义或需求，具体体现在以下几个方面。

1. 生前预嘱正视死亡的客观存在　虽然现今医学日新月异，新理论、新技术、新药物层出不穷，但仍然有许多疾病是不可治愈的，而且衰老本身也是不可逆转的。因此，死亡是一件不可回避的事。

2. 生前预嘱正视家庭和社会面临的现实问题　安度晚年或者无疾而终是非常难得的，除自然灾害、意外伤害等情况外，大部分人都必须经历衰老失能、疾病痛苦、临终折磨等令机体和内心都惊恐的过程，这也是家庭和社会需要面对的问题。

3. 生前预嘱为合理利用医疗资源和化解矛盾提供了解决途径　医疗资源的合理分配、合理利用，避免对临终病患的过度医疗，病患群体与医疗机构都需要斟酌。例如，一名肿瘤晚期的患者，自己要求放弃临终救治，但家属犹豫不决或医疗机构不予认可，如何解决？如果患者要求积极救治，但家属趋向放弃或者医生建议放弃以避免更多的伤害及痛苦，如何解决？如果由于患者、家属、医生三方意见不一产生医疗纠纷，又如何解决？生前预嘱恰恰是面对这些问题，可试图或者部分化解这些矛盾。

4. 生前预嘱提倡“尊严死”　生前预嘱指导人们在生命末期选择自然且有尊严地离世，做到对生命的最大尊重。这是一种理性的选择，并非求死权，是在疾病不可治且死亡不可避免的情况下，停止被动延续生命的医疗措施。相反，在医疗机构的重症病房，部分患者虽然已是疾病终末期，但仍全身插满各种管路（氧气管、胃管、导尿管、PICC、穿刺管等），连接诸多监护、治疗仪器，而家属往往被限制探视，生死离别时亲人竟如此遥远。

5. 生前预嘱体现了人性的关怀　生前预嘱的实施是人类社会文明进步的表现。在物质不充足时期，人类为生存而劳碌，对于生命的重视在于保障生存和延续生命。随着科技及经济的发展，社会文明凸显，对于生命质量的追求逐步超越对简单生存时间的追求。与此同时，医学模式也趋向于人性关怀，从单纯关注疾病演变为关注人本身和人的社会性，重点关注人的生活质量。

6. 生前预嘱也是缓解家庭及社会压力、维护社会安定的有益尝试　晚期疾病常使患者身心承受巨大的痛苦，家庭成员面对亲人的痛苦也背负沉重的心理负担和经济压力。由此产生的矛盾，甚至导致家庭破裂，随着家庭矛盾的扩大，必然影响人际关系，削弱社会生产力，以至于减缓经济增长。目前的现实是各大医院人满为患，“看病难”“住院难”和“看病贵”仍是困扰医疗发展的一个现实顽疾。如何避免医疗卫生的无效和浪费，进而合理、公平、有效地分配医疗资源，尽管不能简单地通过生前预嘱来解决所有问题，但也能部分缓解矛盾，是一种有益的尝试。

（四）实施生前预嘱面临的问题

当我们承认生前预嘱的现实意义时，也要清晰地看到现阶段面临着诸多困难和问题，这也是推广生前预嘱不可回避的事实，具体包括以下几个方面：

1. 医学技术层面的问题　如何界定“不可治愈的伤病末期或临终”是一个比较棘手的问题。医学是不断发展的，曾经不可治愈的疾病或许在将来就可治愈，而对于疾病各个时期进行系统研究是医学发展的基础。此外，患者由于缺乏医学知识，不利于理性判定病情及预后；而对于复杂疾病，专业人士也会有不同意见。因此，在患病前或疾病早期签署生前预嘱，但到疾病终末期仍然需要反复斟酌，且需要设定评估体系，以尽可能减少偏差及失误。

2. 法律层面的空白　生前预嘱的定位很尴尬。生前预嘱不同于安乐死，不涉及积极致死行为，又给疾病终末期患者和临终患者带来最大限度的尊严与生命质量，但目前我国没有相关的法律支持，也没有相关司法解释，生前预嘱的概念目前尚处于民间推广阶段。美国的“自然死亡法”，需要成年患者完成一份生前预嘱的法律文件，并且根据医学评估判定该患者确实已处于不可治愈的疾病末期，生命支持系统的唯一作用只是延缓死亡过程，医生就可以通过授权不使用或者停止使用生命支持系统。同时，生前预嘱必须至少有两位成人签署见证，这两个人不能是患者的亲属和配偶，也不能是患者的遗产继承人或直接负担患者医疗费用的人。生前预嘱通常应拷贝一份存放在病历中，成为患者的医疗资料。这样，医生根据患者的生前预嘱不使用或停止使用生命支持系统，对患者的死亡就不再负有任何法律责任。患者授权医生不使用或停止使用生命支持系统而死亡，也不再被看作是自杀，并且不影响其家属领取保险赔偿。由此可见，现阶段我国实行生前预嘱需要一系列的相关法律并且形成体系，加之司法实践，所以很难短期实现。

3. 生前预嘱面临伦理传统的困境　我国传统文化崇尚“生”、忌讳“死”，常有“好死不如赖活”的说法，往往回避身后事，不愿预先考虑临终以及临终面临的一系列问题，即使知道临终抢救是徒劳的，但对生命充满无限眷恋，越是在生命尽头，求生的欲望也愈加强烈，希望有医学和生命的奇迹出现。同时，“孝道”文化及人性与亲情的关联，即便是患者本人放弃救治，亲属也犹豫不决，哪怕只要有一线希望，也不惜一切代价去抢救亲人的生命。对于救死扶伤的医务工作者，总是希望用百分之百的努力去拯救百分之一的希望，这是医学的天职和责任。可见，生前预嘱也需要在全社会大力宣传，逐步得到人们的接受和认可。

在国内影响较大的北京生前预嘱推广协会及选择与尊严网推出首个生前预嘱文本，其内容涉及医学、家庭、社会诸多方面，显然既不能简单归属于医疗文件，也不属于明确的法律文件，而类似于宣传与普及相关知识的科普或实验性手册。如果将其中医学部分独立并完善，针对疾病终末期及临终患者进行医疗预嘱的实施，在医学专业人员的指导帮助下，使患者及家属充分了解所患疾病的相关知识，理性选择或放弃部分医疗救治措施，达到不刻意延长生命，这种医疗预嘱与现行的医学知情同意书相互印证，可定义为医疗指示文件，其可操作性更强，具有成为先行者进行实践的可能。

综上所述，在我国生前预嘱有存在的必要性，也面临诸多层面的困难需要面对，但毕竟这是有益的探索，而且已经迈出了第一步，已经让人们开始正视和思考曾经的禁地。

八、遗嘱

（一）遗嘱的含义

关于遗嘱的含义，学术界有许多不同的看法。从字面上看，遗嘱即个人在生前遗留给后人的嘱咐，一般有两方面的含义：一是内容，即个人在生前或临死时，以各种可以被人了解的形式告知后人在自己死后的后事应该如何安排；二是内容之载体，即用来表达遗嘱内容所使用的形式。在日常生活中，人们一般也是从这两方面的含义来使用遗嘱这一概念。

广义的遗嘱内容极其广泛，凡于生前或临死时建立的与处理后事有关的口头嘱托或书面字据，均称为遗嘱，可以包括财产、政治、身份、情感、道德和隐私等。狭义的遗嘱即法律意义上的遗嘱（Testament wills），亦即继承法上的遗嘱，是指自然人生前按照法律规定处分自己的财产及安排与财产相关的事务，并于死后发生法律效力的单方民事法律行为。遗嘱这一法律行为于自然人死后发生法律效力，并且这一效力的发生既不依赖于他人的意志，又不受他人意志的影响。

作为自然人处分自己死后个人财产的主要手段，遗嘱具有以下法律特征：①遗嘱是单方法律行为；②遗嘱不能代理；③遗嘱是可以废止的民事法律行为；④遗嘱于遗嘱人死亡后才发生法律效力；⑤遗嘱是要式法律行为。

（二）遗嘱继承

遗嘱继承是法定继承的对称，产生于法定继承之后，然而遗嘱继承制度已有久远的历史。遗嘱继承制度的产生和私有制有着密切的联系，公元前18世纪古巴比伦王国的《汉穆拉比法典》中就出现了遗嘱继承的萌芽，但当时遗嘱继承仅仅是法定继承的补充。通常认为，遗嘱继承制度起源于罗马法。公元前5世纪的《十二铜表法》第五表第三条规定：“凡以遗嘱处分自己的财产，或对其家属指定监护人的，具有法律上的效力”。到了公元前2世纪，罗马遗嘱继承就已经非常普遍，地位也远远高于法定继承，甚至在当时无遗嘱继承属于例外情况。罗马人把在无遗嘱情况下的死亡看作是不幸运的和可受指责的。

在我国古代，也早就有关于遗嘱的记载。虽然继承方式以法定继承为主，但官方和民间均承认遗嘱继承的效力。在汉代，法律就明文规定遗嘱继承是一种财产继承方式。汉代法律不仅规定了设立遗嘱的程序，也规定了继承人的范围以及养子女的继承权问题。汉代遗嘱被称为“先令”，死者可以通过“先令”处置自己死后的事务，如奴婢、资财、田宅等。到了唐宋，遗嘱的称谓有了不同的变化，有遗言、遗命、遗诏、遗令等，而且遗嘱所处分的事务也更加宽泛，既包括立嗣等身份事项，也包括处分家产等财产事项以及对后世子孙的嘱托等事项。

作为遗产处分行为的遗嘱始于近代，源于欧洲中世纪的遗嘱制度。在欧洲中世纪，由于宗教的原因，遗嘱十分流行，成为遗嘱人将财产捐给教会的主要手段。有书云：“是遗嘱云者，原为寺院法上之制度，盛行于僧侣之间。第十三世纪以后，俗界人士，亦群起仿效，依寺院法之规定，做成遗嘱。”发展到近代，在资本主义立法中，自然人立遗嘱基本上是为了处分自己死后的个人财产，由于私人所有权和个人意愿自治原则的确立，遗嘱继承得到充分发展。与法定继承相比，遗嘱继承更多地体现了对自然人自由处分其个人财产之意志的尊重和保护，各国立法基本上均承认遗嘱继承制度，遗嘱继承也发展成为继承的主要方式，优先于法定继承。

遗嘱继承作为与法定继承相对应的继承方式，具有以下法律特征：①遗嘱继承以被继承人死亡和立有合法有效的遗嘱为前提，法定继承和遗嘱继承在发生原因上不同。遗嘱人死亡未立有遗嘱，只发生法定继承，不发生遗嘱继承，或遗嘱人立有遗嘱，却因违法而无效，也不发生遗嘱继承。②遗嘱继承直接体现了被继承人的意志。在遗嘱继承中，被继承人不仅可以指定继承人的范围，而且可以决定继承的顺序和继承的份额等。③遗嘱继承在法律效力上优先于法定继承。遗嘱继承实际上是对法定继承的排斥，被继承人死亡时，如果立有合法有效的遗嘱，则不适用法定继承；只有未立遗嘱或者还存在未被遗嘱处分的遗产时，才适用法定继承。

（刘向国）

第三节　服务流程与服务地点

如前所述，临终关怀即为临终患者提供全面的医疗、康复、护理和精神心理支持，为其家属提供积极的精神心理慰藉，使临终患者的生命受到尊重，症状得到控制，心理得以安慰，生命质量得到提高，使患者家属的身心健康得到维护。临终关怀不以延长患者生存时间为目的，而以提高患者临终阶段的生命质量为宗旨。其根本目的在于使临终患者生理、心理和精神上无痛苦和无遗憾，维护人的尊严，使他们能够面对现实，以坦然的赞成方式接受死亡，安宁地度过人生的最后旅程。舒缓治疗是具有人文关怀精神的姑息治疗，不是等死不治，而是更积极地参与晚期疾患的整体治疗，不仅包含传统西医的姑息性手术治疗或放化疗、无创和微创的理化治疗、介入治疗（导管介入化疗、支架治疗、超声引导下射频治疗、内镜下血卟啉激光治疗）、中医药治疗和生物治疗，而且包含躯体康复治疗、心理治疗和营养支持等治疗。

一、服务流程

临终关怀与舒缓治疗的服务流程大致包括以下几个步骤（图 1-1）。

1. 医学确诊患者处于癌症晚期或其他疾病的终末期。
2. 经老年综合评估，判定患者存活时间在 6 个月内。
3. 对患者及其家属进行死亡教育，尽可能让其签署生前预嘱或医疗预嘱。

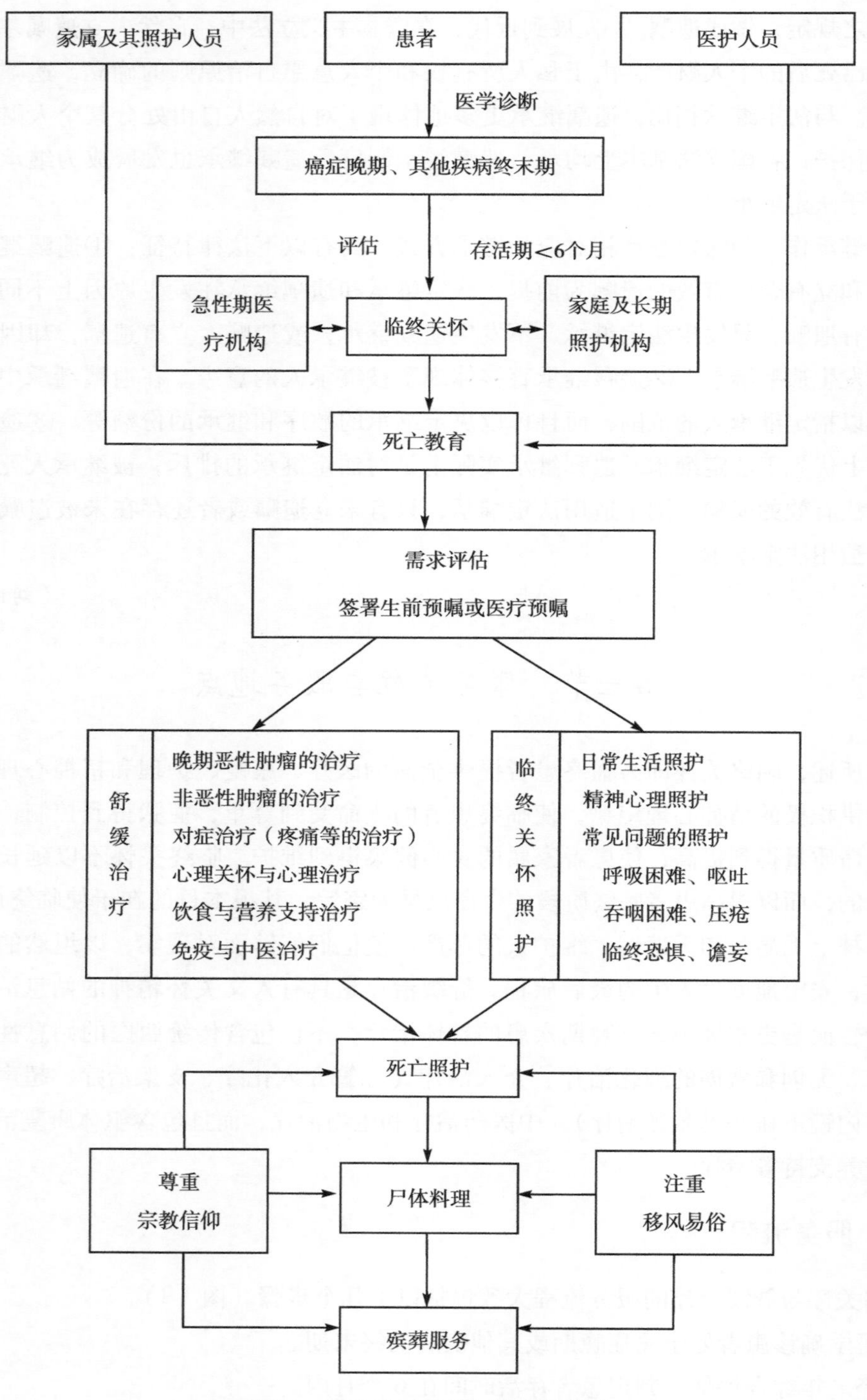

图 1-1　临终关怀与舒缓治疗流程图

4. 对患者进行积极的舒缓治疗和全面的临终关怀服务。

5. 进行死亡照护及后事的料理。

二、服务对象的选择

(一) 处于生命终末期的患者或老人

临终关怀的服务对象，主要包括晚期肿瘤患者和一些存在疾病进展、器官衰竭而且现有医学没有有效治疗手段的非肿瘤患者。前者主要见于各种癌症晚期的患者，后者主要见于具有严重器质性损伤无法挽救和无治疗希望的临终患者，如肺心病晚期、心衰、脑血管疾病并发感染、尿毒症晚期和糖尿病晚期等患者。此外，高龄老人在生命的弥留之际也可接受临终关怀服务。

(二) 临终患者的家属及其至亲好友

临终关怀的服务对象还包括临终患者的家属及其至亲好友，由医护人员、社会工作者和志愿者为他们提供心理辅导和精神支持，帮助他们在患者死亡时和死亡后的一段时间内，能够加强自我调理，承受丧失亲人的痛苦，尽快适应新的生活，尽早恢复其身心健康。

三、服务地点

(一) 临终关怀服务地点

实施临终关怀服务的场所可以在老人的家里，也可在社区卫生服务机构、护理院、临终关怀院或是其他医疗机构的临终关怀病区等。

1. 临终关怀院　临终关怀院可单独建立，也可单独建造在其上一级机构提供的场地上，建筑外观和环境设计应不同于普通医院。临终关怀院的患者在种族、经济等方面有很大不同，在文化差异较大的社区里，临终关怀院应包容不同的文化传统，患者房间的大小和患者家属的留宿处都要考虑跨文化的差异。总的来说，临终关怀院应该是一个安静的场所，能够阻隔、过滤和缓解来自街道交通、商业设施及工业活动中的噪声。因为来到临终关怀院的患者及其家属心理压力很大，本身已经承受了情感创伤，一般有睡眠不好、精神紧张和易怒等精神问题，他们需要安全、私密的庇护所。如果环境嘈杂，患者及其家属会更加烦躁，不利于临终关怀措施的执行。在进行临终关怀院的设计时，可考虑设计一些可上锁的门、可密闭的窗户、可以贮藏个人物品的安全地点，以保障患者及其家属的身体和心理安全。

未来的临终关怀院将基于一个新的学科“安慰建筑学”而得到进一步的发展。一个好的临终关怀院，将拥有展示实际和在精神上超越现实生活的能力，能够提高临终患者的生活质量，集审美、自然、教育、安慰、调节、内敛和全天候的功能保障于一体，使临终患者受到尊重与安抚，使其家属得到最大的精神心理慰藉。

2. 临终关怀病区（房） 在老年医院、老年护理院和肿瘤医院等机构内均可设置临终关怀病区（房）。临终关怀病区（房）的布置应家庭化，房间可配备空调、电视、冰箱、电话等基础生活设施，套房可设有厨房，让患者感到有亲切感、安全感、舒适感和方便；应为患者提供舒适的住院环境，布置清洁舒适、明亮安静、阳光充足的病房，布置浅蓝色的窗帘、淡雅的鲜花、洁白的床上用品，让患者穿舒适宽松的棉质衣裤；应定期开窗通风，保持空气新鲜，调节室内光线，放一些使人听后安静、感到温馨的音乐，让患者在有限的生命里感觉到家的温暖。对于临终的患者，应根据家属及患者的要求留陪护人员，让患者在剩余的有限日子里与最亲密、最牵挂的亲人一起度过，消除患者的孤独感，减轻不良情绪。病情允许者可看电视、听音乐、阅读书报，增加生活乐趣，可转移对疾病和死亡的恐惧。在患者弥留之际，应为其配用最喜欢的床单、被罩和衣服，床铺要柔软、整洁和干燥，让患者更舒适和更有家的感觉，给患者洗澡、理发、刮胡子和准备送老的衣服，让老人体面而有尊严地离世。

3. 社区临终关怀单元 在有条件的社区卫生服务机构可开设临终关怀单元。社区临终关怀单元作为社区内临终关怀服务的主要提供者，既可在社区机构内实施临终关怀服务，也可为社区福利院和敬老院提供临终关怀服务，还可指导家庭成员照顾临终患者。这不仅可以减轻大医院的临终关怀服务负担，而且可以充分发挥社区医疗机构的职能，使医疗卫生资源根据需求而合理配置，避免医疗资源的浪费。

4. 居家临终关怀服务 受传统习惯、经济水平等因素的影响，部分老年人愿意在自己的家里告别人世，所以居家临终关怀服务仍然占据主流的地位。居家临终关怀，实施服务的主体是临终老人的家庭成员，如配偶及其子女，还有少部分是家庭雇佣的照护人员，主要提供经济支持、辅助照料、情感交流和临终照护服务。

积极开展社区家庭临终关怀是当前和今后我国社区卫生服务事业的一项新的重要职能，是解决当前我国医疗卫生资源配置不合理、医疗费用居高不下、降低医疗成本、减轻家庭和社会经济负担的有效途径，符合家属和患者的需求和利益，顺应我国社会人口老龄化形式的需要，应给予大力提倡。

（二）舒缓治疗的服务地点

为临终患者实施舒缓治疗，一般应在医疗机构中进行，如老年医院和肿瘤医院。在具有相应条件的护理院和社区卫生服务中心也可开展一定的舒缓治疗服务。

（宋岳涛）

第四节　临终关怀与舒缓治疗中的法律和伦理问题

一、相关法律问题

随着医学的不断发展，临终患者通过积极的抢救和治疗，可维持相当长一段时间的生命。目前在医院内的死亡，通常都是经过医生积极抢救无效之后。而临终关怀在患者临终时，并不一定要采取所有可能的抢救措施，医生、患者和患者家属常常会放弃、拒绝或撤除某些抢救、治疗措施，而使患者自然、安详地死亡。在患者临终时放弃、拒绝或撤除某些抢救、治疗措施的过程中，往往涉及一些法律问题，这是从事临终关怀的工作者需要高度重视的问题。这里首先应明确放弃治疗和抢救的概念，放弃治疗和抢救是指医生、患者、患者家属任何一方或者几方决定，对身患绝症，没有康复可能和治疗价值的患者，终止有效的治疗措施或者不给予有效的治疗，任由疾病自然发展；在患者临终时不给予生命支持系统进行积极的救治，任其自然死亡。

（一）医生主动放弃治疗和抢救的法律问题

医生的天职就是救死扶伤，我国执业医师法第 3 条规定："医师应当具备良好的职业道德和医疗执业水平，发扬人道主义精神，履行防病治病、救死扶伤、保护人民健康的神圣职责。"第 24 条规定："对急危患者，医师应当采取紧急措施进行诊治；不得拒绝急救处置。"在许多国家的医事法中，一般都规定医生不得拒绝诊疗的义务。如《日本医师法》第 9 条规定："从事诊疗工作的医师，无正当理由不得拒绝诊察治疗的要求"。在英国，也有这样一条规则："不管一个人病得有多厉害，在法律上，他都有权享受生命的每一刻而不得由任何人处置。"作为人权问题的国际立法性文件《公民权利和政治权利公约》第 6 条规定："人人有固有的生命权，这个权利应受法律保护，不得任意剥夺任何人的生命。"因此，未经患者及其家属的同意，医生主动放弃治疗和抢救，会直接与有关法律相违背。另外，医生主动放弃治疗和抢救会与医生的契约义务产生矛盾，从民法上讲，医疗行为是医疗契约中医生的给付行为，患者挂号就诊，医生接受就诊义务，契约已经成立，医生主动放弃治疗和抢救属于单方面终止合同。

然而治疗是"消除疾病，减少患者痛苦，促使恢复健康"的医疗措施。对于身患绝症、没有治疗效果和医疗价值的终末期患者，在现有的医疗技术条件下，任何药物、手术等医疗措施都已经无法消除患者的疾病，无法使其恢复健康，医生对这类患者是否可以主动放弃治疗和抢救，放弃人为地延长生命，放弃无谓地消耗卫生资源，这将对现有法律带来强大冲击。要使医生主动放弃治疗和抢救在法律上有效，必须解决医生主动放弃治疗和抢救给法律造成的上述冲击，这实际上是对现有法律的革命。

早在 20 世纪 50 年代，英国的戴扶林（Devlin）法官在其审理 R. V. Bodkin A dams 案中指出："如果医学的第一目的，即恢复健康不能实现，医生有权采取一切适当的措施减轻痛苦，即使这些措施有可能缩短其生命。" 1993 年英国法院在审理 Airedale NHS Trust 的裁决案中，法官认为对于像植物人等的治疗是无效的，因此患者在保持其存活方面已没有任何利益，其生命权益实际上为零。既然此类患者的生命权益为零，医生放弃治疗就不会与《公民权利及政治权利公约》相冲突。1987 年我国也有一名医生在未征得患者及家属的同意就擅自终止了一晚期癌症患者的一切治疗，患者家属为此上诉至法院，法院认定医生行为无罪。

鉴于目前中国还没有明确的法律规定，为了避免不必要的法律纠纷，医生在放弃特殊治疗和抢救前，应尊重患者及其家属的意愿，在患者及其家属充分理解疾病的性质、治疗前景及放弃治疗和抢救的后果，并签署书面意愿后进行，签署的书面意愿应保存在病历中。

（二）患者主动放弃治疗和抢救的法律问题

任何人都是其身体的主人，所有的人都有义务尊重他人的人类尊严以及自由、生命、人格的统一。根据人类自律性原则，患者对于自己的身体如何处置有着不受限制的自决权，所以身患绝症者，为放弃治疗而撤回其对治疗的同意，并不构成违约，而是患者行使其自决权的一种形式。但是这种自决权要受一定限制，法律规定的特定传染病患者无权撤销其治疗的同意权。我国《传染病防治法》第 24 条规定："医疗保健机构、卫生防疫机构发现传染病时，……对甲类传染病人和病源携带者、乙类传染病中的艾滋病病人、炭疽中的肺炭疽病人，予以隔离治疗。……拒绝治疗或者隔离期未满擅自脱离隔离治疗的，可以由公安部门协助治疗单位采取强制隔离治疗措施。"

在患者主动放弃治疗或经医生建议同意放弃治疗时，要考虑患者放弃或同意放弃治疗的意思表示的有效性。只有患者有效地放弃或同意放弃治疗才能使医生从原以成立的医疗契约中解脱出来，停止对患者的治疗和抢救。患者意思表示的有效性应该符合民事法律行为，包括形式要件和实质要件。形式要件是指患者以何种方式做出放弃治疗和抢救的表示，实质要件是指患者意思表示的真实性和合法性。形式要件方面，《中华人民共和国民法通则》第 56 条规定："民事法律行为可以采取书面形式、口头形式或者其他形式。法律规定是特定形式的，应当依照法律规定。"实质要件方面，《中华人民共和国民法通则》第 55 条规定："民事法律行为应当具备下列条件：行为人具有相应的民事行为能力；意思表示真实；不违反法律或者社会公共利益。"然而医疗活动是极其复杂，其结果有不可预知性，一般的患者对疾病以及疾病的治疗结果没有足够的认识。在这种情形下，让没有医学知识的患者来选择是否放弃治疗和抢救是盲目的。这种盲目的选择，很难说是患者内心的真实意思表示，因而也很难在法律上认定为有效的意思表示。因此，有关对治疗的放弃或同意方面是否有行为能力，不能单纯地从民事行为能力（即法定年龄、心智健全）上来判断。为了让患者充分了解其病情及治疗结果，让其选择是否同意或放弃，医生的充分告知义务是基础和前提，而且要用通俗易懂的语言告知，使患者真正了解被告知的内容，并将此作为患者是否同意或放弃的有效要件，这早已被国内外的立法、司法和理论界所承认。如澳大利亚维多利亚州 1988 年《医事法》中规定：“拒绝治疗的病患已经确定被告知其病情，确实了解其所被告知病情的内容。”我国的《侵权责任法》第 55 条也明确规定：“医务人员在诊疗活动中应当向患者说明病情和医疗措施。”

患者预先放弃抢救治疗的有效性：一位具有民事行为能力的人有权拒绝或放弃任何形式的抢救治疗，即使该放弃治疗会导致其死亡，这是患者自决权的一部分。因此，患者在其丧失行为能力之前，针对以后其可能出现的丧失行为能力或意思表示能力时，如昏迷、植物人、脑死亡等情形下的治疗预先做出放弃的行为，应该是有效的。据此，医生和家属可以放弃抢救治疗，但前提是该预先放弃的声明必须是有效的。

根据 James Munby 律师对英国判例的总结，预先放弃抢救治疗声明可以书面或证人的形式来证明，但必须符合以下实质要件。

1. 做出声明时，患者心智健全。

2. 患者基本上知道将要放弃治疗的性质及其后果。

3. 患者的拒绝是自愿的、清楚的、真实的，没有受到胁迫、不当影响、错误信息、对相关信息的无知等因素的影响。

4. 患者的拒绝决定是针对此后发生的特定情形而做出的。

5. 患者明确放弃治疗所反映出来的是其坚定的决心，而不是对他人病情或对自己特定病情折磨下的偶然的感慨。

上述标准，总结起来，就是要有足够的证据证明患者要求放弃治疗终止生命的态度是坚决的。

在 1976 年 8 月，美国加州首先通过了《自然死亡法案》（Natural Death Act），允许成年患者通过一份“生前预嘱（Living Will）”的法律文件，要求不使用生命支持系统来延长不可治愈患者的临终过程，允许患者依照自己的意愿自然死亡。此后，美国各州相继制订此种法律，以保障患者医疗的自主权利。1991 年 12 月，美国联邦政府的《患者自决法案》（Patient Self - Determination Act）也正式生效。其主要内容是尊重患者的医疗自主权，通过预立医疗指示（Advance Medical Directives），维护患者选择或拒绝医疗处置的权利。

1996 年新加坡制定了《预先医疗指示法令》（Advance Medical Directive Act），并于 1997 年 7 月实施。台湾在 2000 年 5 月通过了《安宁缓和医疗条例》，允许患者在疾病终末期拒绝心肺复苏术。我国大陆目前虽然也有个别地区在进行生前预嘱的推广，但尚没有这方面的法律规定。

（三）患者家属主动放弃治疗和抢救的法律问题

患者家属与患者之间有各种各样的感情关系和财产关系。在法律上，患者家属对患者也有诸多的权益和义务，如亲情权、继承权、抚养权和抚养义务，赡养权和赡养义务，监护权和监护义务。因此，放弃治疗和抢救的决定会对患者家属的法律权利和义务产生巨大的影响。所以，在做出是否放弃治疗和抢救决定的过程中，法律应给予患者家属一定的发言权。患者家属针对患者做出是否放弃治疗和抢救的意思表示应该在一定范围内得到法律的认可。

但是，患者本人放弃治疗和抢救的意思表示应首先得到尊重，患者的决定权是第一位的，只有在患者无法做出意思表示时，如永久性昏迷、植物人、脑死亡等情况下，患者家属才有权做出放弃治疗和抢救的决定。

有关患者家属有权决定放弃治疗的经典性案例是美国新泽西州高等法院审理的昆兰小姐案。1975 年，昆兰小姐因喝了酒和巴比妥酸盐混合饮料而昏迷长达 7 个月后，其父母请求拆除人工呼吸装置。因拆除该装置将导致昆兰小姐的死亡，所以被医生拒绝。该案一直上诉至该州高等法院，该院最后裁决该夫妇有权决定拆除人工呼吸装置，医院应满足该夫妇的请求。

除法律赋予患者家属在一定的条件下是否放弃治疗和抢救的权利以外，法律允许患者预先指定在其丧失意思表示能力时，做出医疗决定的代理人。我国的《老年人权益保障法》第 26 条规定："具备完全民事行为能力的老年人，可以在近亲属或者其他与自己关系密切、愿意承担监护责任的个人、组织中协商确定自己的监护人。监护人在老年人丧失或者部分丧失民事行为能力时，依法承担监护责任。老年人未事先确定监护人的，其丧失或者部分丧失民事行为能力时，依照有关法律的规定确定监护人。"

由于患者家属与患者之间往往会存在利害关系，如继承与被继承关系、抚养或赡养义务等，为防止代理人基于其本身的利益而非患者之最佳利益的考虑，而做出放弃治疗和抢救的决定，澳大利亚维多利亚州的法律同时又做如下规定。

1. 末期病患选任医疗决定之代理人须在其有意识能力时为之，而该代理权限系自该病患丧失意识能力时始得行使。

2. 为确保末期病患之利益，代理人若有引诱、帮助或唆使该病患自杀之情形，仍需担负刑事责任。且代理人若有不当使用代理权之情形，不得借此代理行为而受利，如作为该病患遗嘱之受益人。

3. 代理人不得拒绝向病患提供基本的维持生命及减轻痛苦所需之治疗。

4. 代理人必须确信其根据代理权而拒绝接受的治疗行为造成了被代理人不当的痛苦，并且如该病患有意识能力，也将拒绝接受该项治疗。

5. 负责医疗之医生与第三者需确信医疗代理人对于该病患之病情，有足够的认识和了解。

6. 被代理病患与医疗决定代理人的代理关系适法。

我国目前没有这方面的明确法律条文要求，但可以作为实际工作中的借鉴。

二、相关伦理问题

临终关怀是指对临终患者及其家属提供姑息性和支持性的医疗措施，通过为临终患者及其家属提供生理、心理、社会、精神等全面的支持与照护，以减轻临终者的疼痛和抚慰其面临死亡的恐惧和孤独，提高患者的生命质量，维护临终时的尊严，并对患者家属予以慰藉，其目的是追求生命品质，提高生活质量。临终关怀作为现代医学领域中新兴的一门边缘性交叉学科，与生物—心理—社会的医学模式相适应，是社会的需求和人类文明进步的标志，体现了生命神圣、质量和价值的统一，是人道主义在医学领域内的升华。

但是，在中国有着悠久的历史文化背景下发展临终关怀，将遇到很大的阻力，不但涉及相关法律问题，还涉及相关伦理问题，这是开展临终关怀工作应事先想到的。因为临终关怀和我国传统文化思想以及医务人员长期培养起来的道德价值观、医学模式等产生了较强烈的冲击。

（一）对医务人员执业荣誉感的冲击

医务人员的天职就是救死扶伤，并从中获得职业的荣誉感。我国的医学生在学校学习如何预防疾病、诊断疾病、治疗疾病，缺少死亡教育，在实际临床工作中，也是尽量使用最先进的检查设备、治疗方法，去诊治疾病，解除患者的痛苦，采取各种措施去抢救和维持患者的生命，并从中获得自己的职业荣誉感和社会认可度。临终关怀却要求医务人员必须承认他们对那些身患绝症的晚期患者无能为力，直接对其执业荣誉感产生冲击，导致对医疗职业能力的怀疑，这对医务人员的心理不可避免地产生一定程度的影响，将在潜意识里产生抵触情绪。同时医务人员每天面对无法救治的患者和随时发生的死亡，还会产生灰色心理，甚至抑郁，这些都是医护人员不愿从事临终关怀工作的主要原因。

（二）对我国传统死亡观的冲击

中国的传统文化是儒家、道家、佛教思想的长期历史沉淀，人们对死亡的看法也是受这些思想的影响，追求的是健康长寿，虽然死亡不可避免，但人们始终采取避而不谈的态度，认为它是不幸和恐惧的象征，特别是对老年人和患重病的患者更不能谈论死亡，这是所忌讳的。而临终关怀使死亡在患者、家属、医务人员之间公开化，不但人们在情感方面受到强烈冲击、难以适应，更是对中国传统文化的挑战。

在中国，只有优生，没有优死，只有计划生育，没有计划死亡的文化背景下，要开展临终关怀工作，必先摆脱传统文化对人们死亡观念的束缚，对死亡有个正确的认识，树立正确的死亡观念，加强死亡教育迫在眉睫。

（三）对我国传统孝道观的冲击

我国传统孝道的实施，主要集中于病、老、死之际，以及父母去世后的“守孝”，尤其强调子女尽心竭力为父母送终为“尽孝道”。与许多社会观念一样，“孝道”在很多时候不是一种主观理解，而是一种社会伦理，当人们按照这种社会伦理建构出来的孝道准则去实践时，则被认为是孝顺的。在此社会伦理中，人们通常不太关心老年人真正需要的孝顺。临床上经常可以看到一些无力被抢救过来的临终患者，家属为了“尽孝”，不顾患者的意愿与痛苦，不惜一切代价地要求医护人员为患者进行抢救和治疗，如心肺复苏、呼吸机辅助呼吸、静脉高营养等，不但给患者造成了身心痛苦，同时也加重了家属的经济负担和社会医疗资源的浪费。

对于晚期癌症患者，医务人员往往只把病情告诉家属，而对患者本人则避重就轻，以避免更多的心理打击。医务人员和家属这种“善意的欺骗”，不但导致患者本人与家属的求医动机不同，也给开展临终关怀造成障碍，而且医护人员也在无意中还违反了“告诉事实”的伦理原则，剥夺了患者的知情权。但不可否认，在这个问题上存在着“告诉事实”与“避免伤害”的尖锐冲突。

不同的老年人作为独立的个体，必然有其各异的需求，尊重、满足老年人的个体需求才是真正的孝道。虽然孝道观有它相对固定的本质和精神，但实践的方式和达到的途径必然是多样的，而非普遍统一的。这才与“不以延长生命为唯一目的，而以减轻临终患者的身心痛苦为宗旨”的临终关怀伦理原则相符。

总之，在中国推进临终关怀事业的发展，任重而道远，临终关怀所面临的伦理问题，相当尖锐而复杂，对人们的一些传统观念和伦理原则都将产生不可避免的冲突。但人们已越来越清楚地认识到，在卫生保健体系中应该包括预防、治疗、临终关怀几个相互关联的组成部分，无病则防，有病则治，治不好则临终关怀。

（杨爱民）

参考文献

[1] 何阳，曹军. 国外舒缓疗护的现状及发展［J］. 医学前沿，2013，(27).

[2] 邹宇华. 死亡教育［M］. 北京：广东人民出版社，2008.

[3] 兰礼吉，冯镜. 死亡观及死亡教育的哲学浅析［A］. 中国医学伦理学，2000，72（4）：22-23.

[4] 沈霞. 死亡教育—生物学教育的新课题［J］. 生物学教学，2006，31（4）：10-11.

[5] 岳长红，柏宁，任守双，等. 在医学生中开展死亡教育的意义及方式［A］. 医学与社会，2010，23（9）：2-3.

[6] 岳长红，柏宁，任守双，等. 在医学生中开展死亡教育的意义及方式［J］. 医学与社会，2010，23（9）：1-3.

[7] 徐宗良. 面对死亡-死亡伦理［M］. 上海：上海科技教育出版社，2011.

[8] 邹宇华. 死亡教育［M］. 广州：广东人民出版社，2008.

[9] 曾铁英，陈凤菊. 杨笑梅，等. 癌症患者对终末期治疗和死亡的态度调查［J］. 护理学杂志，2008，23（7）：71-73.

[10] 吴辉，曾铁英. 医护人员对癌症终末治疗和死亡的态度及其影响因素的研究［J］，护士进修杂志，2009，24（6）：484-487.

[11] 韩映虹，孙静妍，梁霄. 学前儿童生命认知现状研究［J］. 天津师范大学学报（社会科学版），

2011，(2)： 72-74.
[12] 吴殷，吴海玲. 末期癌症患者的临终关怀 [J]. 医学与哲学，2011，32 (1)：8-10.
[13] 刘衍永，周晓阳. 中国传统文化中的死亡观及其现代意义 [J]. 船山学刊，2008，6 (1)：64-66.
[14] 李庆. 中国文化中人的观念 [M]，学林出版社，1996.
[15] 渠川铮，赵健，王萍. 死亡教育的价值 [J]. 中国医学伦理学，2001，76 (2)：60-61.
[16] 周士英. 美国死亡教育研究综述 [J]. 外国中小学教育，2008，(4)：44-48.
[17] 王敬茹，杨洪菊，张艳英. 中国综合性医院肿瘤病房开展临终关怀的思考 [J]. 中国护理管理，2010，10 (8)：62-63.
[18] 晁军译. 21 世纪的临终关怀医院 [J]. 城市建筑，2008，(7)：28-30.
[19] 徐振华，徐晓众. 临终关怀在社区医疗工作中的实践与思考 [J]. 浙江临床医学，2007，9 (8)：1123.
[20] 戴庆康. 医生主动放弃治疗的法律问题. 医学与哲学，2000，21 (6)：16-18.
[21] 选择与尊严网站. http://xzyzy.com.
[22] 丁焱. 临终关怀发展中的伦理问题 [J]. 中华护理杂志，2000，10 (35)：620-622.
[23] 王平，李海燕. 著. 死亡与医学伦理 [M]. 武汉：武汉大学出版社. 2005，7：59.
[24] 余悦，周绿林. 关于我国临终关怀发展策略的思考 [J]. 医学与哲学，2006，27 (1)：65-66.
[25] 钟华. 我国临终关怀现状及其发展探究 [J]. 护理与康复，2008，11 (7)：604-605.
[26] 王东海，夏德涛，张翠萍. 我国临终关怀事业的发展及相关问题探讨 [J]. 中国西部科技，2009，08 (16)：76-77.
[27] 施永兴，王光荣. 中国城市临终关怀服务现状与政策研究 [M]. 上海：上海科技教育出版社，2010.

第二章 临终关怀的适宜技术与方法

第一节 临终关怀概述

一、与临终相关的概念

（一）临终

临终又称濒死，是指各种疾病或损伤造成人体主要脏器趋于衰竭，患者接受根治性和姑息性治疗后，病情仍加速恶化，各种迹象显示生命即将终结，也就是通常所指的各种疾病的终末阶段。临终过程可能很短，几小时、几天，如各种严重创伤性疾病；也可能几个月，如恶性肿瘤晚期、多脏器功能衰竭。

（二）临终患者

国外一般将无治愈希望、预计生存期在6个月以内的患者称为临终患者，即临终关怀服务的对象。在我国，临终关怀的对象是预计生存期不超过3~6个月的终末期患者。狭义而言，临终的对象主要包括晚期肿瘤患者和一些存在疾病进展、器官衰竭而且现有医学无有效治疗手段的非肿瘤患者，如肺心病晚期、心力衰竭晚期、脑血管疾病并发感染、尿毒症晚期、糖尿病晚期等。据2006年统计，英国接受临终关怀的非恶性疾病患者约占10%，而美国此类患者达到20%~30%。另据统计，国内临终关怀患者中60%是癌症患者，香港临终关怀中癌症患者占90%，可见，癌症患者是临终关怀的主要对象。重视疾病影响的社会性及从人文关怀的角度而言，临终关怀的服务对象不仅包括病重垂危患者，还包含其家属。大部分患者家属在陪伴患者度过人生最后旅程的同时也接受了医务人员的心理辅导和精神支持，并使家属在居丧期间因悲哀引起的躯体不适、情感和认知的大起大落及行为异常等得到减轻。因此，临终关怀的对象就包括病重垂危患者、生命晚期的老人以及相关的家属。

（三）临终关怀学

是一门以探讨临终患者的生理、心理特征和社会实践规律为主要目的，并与多学科领域的知识与方法密切相关的新兴边缘性交叉学科。在国外又称安宁缓和医疗、善终服务、安宁疗护，它需要临床医师和护士，营养师、心理治疗师、康复医师、志愿者及家属等多方面人员共同参与。它的内涵是指在当前医疗条件下，对尚无治愈希望的患者在临终过程中产生的痛苦和诸多问题，通过早期识别、积极评估、控制疼痛和治疗其他痛苦症状（包括躯体的、社会心理的、宗教的和心灵的困扰）等全面舒缓的疗护，以缓解病痛，改善面临威胁生命疾病患者的生命质量，使他们安详、舒适并有尊严地度过人生最后的旅程，同时给予家属提供社会和心理乃至精神上的支持，以使他们的健康处于适应状态。简单而言，就是帮助患者优逝和其家属好生。

二、临终患者的身心变化、需求与权利

（一）临终患者生理变化特点与临床表现

1. 临终患者的生理变化　临终患者的生理变化是一个渐进的过程，濒死期各器官功能均已衰竭。生理变化具有以下特点：循环功能衰竭、呼吸功能衰竭、胃肠道功能紊乱、肌张力丧失、感知觉改变、意识改变、疼痛，出现临近死亡的体征。通过对临终患者濒死与死亡过程的生理、病理、生化状况的了解，对指导临终患者的舒缓疗护具有实际意义。

2. 常见的临终表现　临终是临床死亡前的一种状态，其情况可因人而异，有时是突然死去，可以不表现循环衰竭等征象或面容；而临终关怀的临终患者大多是逐渐衰竭而死亡，所以在此期间通常可出现以下一些生理变化和临床表现。患者家属也常常希望临终关怀医护人员能够根据这些临终症状，估计出患者的死亡时间，但一般情况下除非对此很有经验，否则难以做出准确的估计。所以临终关怀医护人员应该熟悉和预先解释临终濒死症状，并能够做出比较适当的处置，缓和临终症状，或劝告家属放弃没有意义的抢救，让临终患者安宁舒适地死去。以下列举的临终症状是临终患者常出现的症状，当然一个临终患者并非同时出现所有的症状，也不是所有的症状都会出现。

（1）循环衰竭：由于心肌收缩无力，心搏出量减少，心音低弱，脉搏微弱而不规则，血压下降，周围血管痉挛，皮肤苍白湿冷，以肢端、耳鼻为明显，手脚渐冰凉，即手足厥冷。口唇指甲呈灰白或青紫色，皮肤可出现淤血斑点，身体靠床侧肤色渐深或出现紫斑。由于血液循环变慢所致肾衰竭，如果患者有留置尿管，可发现尿液颜色改变或尿量减少。

（2）呼吸衰竭：因分泌物在支气管中潴留、呼吸中枢麻痹以及呼吸肌收缩作用减弱等原因，出现呼吸困难，如张口呼吸，鼻翼呼吸、潮式呼吸（陈-施氏呼吸）或临终呼吸（双吸气、叹气、点头样呼吸等），或表现为呼吸急促达每分钟 30~50 次，胸腹肌肉剧烈运动，直至呼吸停止。

（3）胃肠道蠕动减弱：表现为气体积聚于肠胃，患者常会感到腹胀与恶心，肛门及膀胱括约肌松弛，以致大小便失禁。

（4）体温失常：由于丘脑下部受抑制，使体温调节中枢功能紊乱，或由于继发感染，患者出现高热或低体温。

（5）肌张力减弱及丧失：表现为周身软瘫，患者仰卧时全身和床褥伏贴，并有下颌下垂、嘴微张、眼球内陷、上睑下垂和吞咽困难等症状。

(6) 濒死喉声：患者濒死时从喉咙间发出的“嘎嘎”声或“格咯格咯”声，系由功能衰竭而无力清除口咽及气管分泌物所致。此时须向家属解释，根据情况可帮助其翻身侧卧，或把床头摇高，或用枕头把头垫高，或使用抗胆碱药物皮下注射以减少分泌物。

(7) 神经精神变化：①感觉变化。视觉首先减退，开始只能视近物，以后只存光感；各种深浅反射渐渐消失，最终瞳孔对光反射、吞咽反射和听力完全消失。②末期愤怒。末期愤怒的原因是患者有长期未解决的情绪问题及人际冲突，或长期隐藏有不快乐的记忆(带有罪恶感)。患者会有呻吟、长吁短叹、坐立不安、唉声叹气，甚至于哭泣、悲伤等现象。此时给予较强的镇静剂让患者休息可能有所帮助。③谵妄。在死前有些患者会出现谵妄，77%的患者有严重神志变化，且持续 1 周以上，需考虑脑转移、代谢性脑病变、电解质不平衡、营养异常或败血症等因素。症状在下午及晚上会更严重。④意识障碍。有不同程度的表现，大致可分为嗜睡、意识模糊、昏睡和昏迷，这是因为体内代谢功能衰竭导致意识“开关”系统（特异性上行投射系统和非特异性上行投射系统）不同部位与不同程度的损害而产生意识改变。

（二）临终患者的心理变化

在临终阶段，患者除了生理上的痛苦之外，更重要的是对死亡的恐惧。美国的一位临终关怀专家认为人在临死前精神上的痛苦大于肉体上的痛苦；也有学者通过研究绝症患者从获知病情到临终的心理反应过程，将其分为五个阶段：震惊与否认期、愤怒期、协议期、抑郁期和接受期。因此，一定要在控制和减轻患者机体痛苦的同时，关注患者的心理变化，做好临终患者的心理关怀。由于社会、家庭及个人差异，临终期患者的心理变化各阶段很难严格区分，有些患者也会缺失其中的部分阶段。

1. 震惊与否认期　当患者得知自己患了绝症或自觉病情已恶化时，这时患者往往会感到震惊，认为是医生诊断错误，不愿承认自己病情的严重，否认自己已病入膏肓，企图逃避现实。患者焦虑急躁、心神不定、要求复查，少数者有自杀行为。

2. 愤怒期　表现为已知病情及预后，但不能理解，气愤命运捉弄自己，惧怕失去健康与生命，表现为痛苦、烦躁和怨恨。常以谩骂或破坏性行为向家属或照顾者发泄内心的不满，甚至出现过激行为。

3. 协议期　患者承认和接受疾病的事实，想尽办法请求医护人员治疗疾病，期待好的治疗效果，并对过去自己的错误行为表示悔恨，请求宽恕。

4. 抑郁期　患者表现为意识到疾病治疗无望，身体日益衰弱、痛苦日渐增长，出现消极、抑郁、沮丧、消沉、低落、悲哀和绝望等负面情绪，急于向家人交代后事，愿亲人守候。

5. 接受期　患者表现为感觉已完成人生的一切，对死亡不再恐惧和悲伤，情绪变得平静和安详，沉静地等待死亡的来临。

（三）临终患者的需求与权利

1. 临终患者的需求　临终需求是确立临终关怀伦理原则的现实依据。患者面对死亡来临都会充满恐惧，并为之焦虑、烦躁和悲观，应运而生许多需求。临终患者的需求大致可分为生理需求、心理需求和精神需求。

（1）生理的需求：在临终过程中患者可出现疼痛、呕吐、呼吸困难、厌食、便秘、腹泻、压迫性压疮等症状。患者往往要求缓解症状以减轻痛苦，这是患者的生理需求，也是临终患者最基本的、最应该满足的需要。因病痛的折磨，许多患者都在无奈中忍受，甚至想用自杀行为来结束自己的生命。因此，对这些患者的治疗原则不能按常规进行，而应针对患者的生理需要，建立一套能满足他（她）们生理需求的计划与措施。可供选择的措施如下。

1）安排适宜的环境：把临终患者安排在安静、便于抢救的病室，但不可过早地进入单间以免增加患者的忧虑。

2）满足需求与变换体位：应尽可能满足临终患者的特殊需要，同时对心理、行为异常者要有安全措施。对长期卧床的患者，要经常给予翻身和改变姿势，以使患者感到舒适并预防压疮的发生。

3）补充营养：要设法鼓励患者多进食，或遵照医嘱给患者补充营养和液体，防止患者出现虚脱、感染等并发症。

4）保持排便畅通：对便秘者给予泻剂或灌肠，对尿潴留者给予留置导尿管，以保持患者的排泄畅通，防止毒素在体内蓄积。

5）注意患者的清洁卫生：临终患者更需要保持个人卫生，应做好患者的皮肤、头发、口腔、鼻腔、眼睛及指甲的护理，保持患者清洁、舒适，预防感染的发生，提高患者的自尊、自信和最后的生活质量。

6）尽量减轻疼痛和痛苦：对晚期恶性肿瘤疼痛的患者或某些自制力差、对死亡恐惧较大的患者，应给予镇痛或镇静剂，以尽量减轻疼痛和由此带来的心理痛苦。

（2）心理的需求：临终患者的心理过程分为五个阶段，即震惊与否认期、愤怒期、协议期、抑郁期和接受期。由这五个阶段所产生的不良心理情感包括易发怒、易恐惧、易焦虑、易悲伤和易失眠等。这些心理情感不一定互相衔接，有时交错，有时可逆，时间长短也不一样。在这样的情形中，患者往往希望交谈、解释、倾诉。作为医护人员，在认识这些阶段和心理、行为反应的基础上，对患者的情绪变化和某些行为失常应予以理解，给予帮助，满足其合理需求。如果当这些负面情感问题对患者的生活质量造成冲击时应积极联系心理医师和精神科医生。专业治疗和富有同情心的照护使患者始终得到生理和心理上的安抚，在生命的最后时刻能享受到优良的医疗和护理，让他们在极大的宽慰中逝去。

（3）精神需求：当死亡不可避免时，患者最大的需求是安宁、避免骚扰、有至亲至爱的人陪伴身边给予精神安慰和寄托，还有对美（花、音乐等）的需求或者其他特殊的需求，如写遗嘱和见最想见的人等。罗灿辉等对 200 例住院临终患者的心理特征和护理需求调查显示，近 70%的患者希望医务人员和亲人陪伴在身边。照护者还应尽量满足患者的吃、穿和社交等方面的要求，从照护上表达对临终者的理解和爱护。医护人员应帮助临终者了却心愿，开导释疑，缓解心理焦虑与死亡恐惧。亲属要尽量给予患者精神上的安慰和照料，使他们无痛苦地度过人生的最后时刻。

2. 临终患者的权利　即使临近生命的终点，作为个体的人依旧有各种需求，有和普通人一样的基本权利。同时，因其处于疾病终末期，其权利又有一定的特殊性，具体如下：

（1）临终患者在生命终止之前，有权利享受正常人的一切权利。

（2）有权利受到尊重和得到尊严。

（3）有权利要求不承受痛苦。

（4）有权利参与诊疗及决策过程，并有权对任何医疗和护理措施知情同意，有权利拒绝治疗。

（5）有权利与家人交流，有权利要求不孤独。

（6）有权利要求对自己的疑问得到真实的回答。

（7）有权利保持一种希望感。

（8）信仰和欲望应该得到理解和遵从。

（9）有权利得到细致和全面的照护。

（10）有权利要求保护个人隐私，有权利要求以保密的方式处理所有与医疗和住院有关的信息和记录。

临终患者的生存时间是有限的，有必要让他们在有限的时间内得到良好的照护，让临终患者有尊严地逝去。了解他们的意愿与需求，尊重他们的权利，这就是临终关怀的宗旨。

三、临终关怀的特征与意义

（一）临终关怀的特征

生命质量是一个人所要追求的理念，临终关怀的目标就是为患者和他们的亲人提供最佳限度的生命质量。临终关怀不同于传统医学，传统医学强调对患者的治疗，对生命的抢救。它也不同于安乐死，临终关怀既不促进也不延迟患者的死亡。主要是控制症状，支持患者，支持家属。它以对患者全方位的关怀为中心，以提升患者生活的质量为重心，以缓解症状和舒缓治疗为手段。因此临终关怀有其独特的特征：关注患者“人”的概念，而不是传统医学关注“病”，所有的医疗及护理行为重点是尊重作为人的权利，关心作为人的生活质量；人文化的关怀与多（跨）学科的整体照护，临终关怀涉及医学、护理、心理、社会、伦理等问题，涵盖患者、家属、医护人员、志愿者等，最终是体现人文关怀的科学；重视心理干预和死亡教育，不回避死亡，以积极、乐观的态度面对死亡，不要把痛苦留给亲人，还让患者更好地规划人生的最后一段时光；提供心理辅导和居丧服务，重视患者家属的心理状态，有助于整体提高患者家庭的生活质量，促进社会稳定。

（二）临终关怀的意义

中国社会已经步入老龄化阶段，社会整体节奏加快，工作人员工作和生活压力增大，老年人面临着生理衰老、社会关系脱节的状态，而对老年人的照护以及病患临终关怀的问题日益显现。人生需要善始善终，有优生也要有优逝。开展临终关怀服务是文明的象征，是社会进步的表现，也是社会学和伦理学必不可少的组成部分。因此，发展临终关怀事业具有重要意义。

1. 它是对传统思想的纠正和补充，具有伦理学意义 传统思想把死亡和生命看作是对立的，死亡过程也就成为恐惧的过程。临终关怀则截然不同，承认死亡也是生命的一部分，死亡是生命的延续，从而要求提高死亡价值，通过广泛开展死亡教育，把“优生优逝”的理念逐步播散到人们的观念中。可见临终关怀是人文关怀，是人道主义在医学领域内的升华，体现了生命的神圣、质量和价值的统一，展示了人类文明的进步。

2. 临终关怀体现了医护职业道德的崇高 医生职业道德的核心内容就是尊重患者的价值。临终关怀则通过对患者实施全方位的治疗和护理，用科学的姑息、支持疗法及心理关怀方法最大限度地帮助患者减轻躯体和精神上的痛苦，提高生命质量，平静地走完生命的最后阶段。医护人员作为具体实施者，充分体现了以提高生命价值和生命质量为服务宗旨的高尚职业道德。

3. 有助于减轻家庭压力、缓和社会矛盾 现实社会中，临终患者往往给家庭和社会造成巨大的精神压力和沉重的经济负担，影响家庭成员的正常生活与工作。在我国，由于独生子女家庭结构的影响，让多家属照护临终患者的精力不够、压力较大。临终关怀的建立和推广不但可以减少和解除患者躯体及精神上的痛苦，提高生命质量，而且可以为患者家属提供替代照料服务，使其能更好地专注于自己的事业。通过临终关怀实现患者“老有所依”“老能善终”的愿望。可见临终关怀是患者的需要，也是家属的需要，更是社会稳定的需要。

4. 减少医疗资源开支，缓解社会压力 抢救患者需要消耗大量的医疗资源，支付高额的医药费用。由于我国现有的医疗保险设置总额上限，从临床实践而言，一般家庭的支持能力也仅有数月，同时家人在看护过程中面对亲人的痛苦，往往出现对治疗无望的情感煎熬等心理问题，最后导致经济、体力、精力透支。临终关怀的理念是把以治愈为目的的治疗转变成为以对症为主的舒缓治疗，一定程度上可以减少医疗开支、优化社会资源和合理缓解社会压力。

可见，临终关怀的实践和发展与社会中每一个人的生命质量都息息相关，人有生必有死，有死必有临终阶段。科学研究表明人的临终阶段具有特殊的发展规律，从这个意义上讲，临终关怀学的兴起与发展，反映了人类对自身和社会环境认识的提高，是社会进步和历史发展的必然产物，是人类随着社会物质文明与精神文明的提高而自然提出的需求。

（龙霖梓）

第二节 评估与鉴定

一、确定进入临终期

1968 年 Glaser 和 Strauss 描述了三种不同形式的临终轨迹，一是突然死亡（sudden death）；二是可预计的死亡（expected death），包括短时间的和延长的；三是反复出入的死亡（entry-reentry death），患者一般情况逐渐下降，但在居家和医院之间多次反复。随着研究的深入，将可预计的死亡分为两类：一类是短时间内可预计的死亡（如临终疾病），另一类是延迟的可预计的死亡（如衰老）。临终轨迹的概念有助于了解晚期疾病的临终过程，为照护需求、临床决策和预后评价提供了依据。由于临终轨迹的个体化差异，此分类只能符合患者的通常情况。

癌症是第二类短期内可预计死亡的临终轨迹的最典型代表。不管癌症的种类和位置如何，其临终过程都遵循一个相似的轨迹，大部分肿瘤转移患者在死亡前 5~6 个月都有良好的功能状态，死亡前 2~3 个月的时候会出现一个功能迅速下降的点。Lunnery 等分析证实，癌症患者具有典型的临终轨迹，通常在死亡前 1 年具有好的功能状态，而在死亡前 3 个月出现功能状态的大幅度下滑。因此癌症患者的生存期预测较其他慢性疾病容易些，当患者的功能状态开始下滑时，就具有相对较高的可预测性，通常在几周到几个月内。

从我国大陆临终关怀的研究报道来看，国内不少学者提出，当患者处于疾病终末期、死亡在短期内（估计生存时间 2~3 个月）不可避免地发生时即属于临终阶段。大部分学者都支持生存期在 2~3 个月甚至更短的时间为临终阶段的观点。孟宪武、崔以泰在 2002 年出版的《临终关怀》一书中提到，临终关怀机构收治患者的条件是：诊断明确、治愈无望、预计 3~6 个月内将要死亡的患有晚期恶性肿瘤、严重心肺疾病失代偿期、多脏器衰竭病情危重、因衰老或患多种慢性疾病全身情况极度衰竭、病情反复发作治疗无望等的患者，都可经一定的程序住进临终关怀机构。

我国对于临终患者准入标准的界定是以预后为基础的，主要针对癌症患者，按疾病正常发展过程，预计患者生存期小于 6 个月，同时对临床，治疗无法获益。如患者有特殊的需求，如疼痛或其他问题无法在家中或普通医疗机构处理，可获得专业临终关怀机构的建议或支持。

以下是一些常用的生存期评价工具：预测生存期的一些量化表，可分为普遍适用型与疾病特定型。普遍适用型有姑息功能评价量表（Palliative Performance Scale，PPS）、姑息预后评分（palliative prognostic score，PaP）、老年人 1 年内死亡率预测指数（prognostic index

1-yr mortality older adults，PIMOA）、死亡率风险指数评分（Mortality Risk Index Score，MRIS）等，疾病特定型有癌症患者院内死亡率风险模型（intra-hospital cancer mortality risk model，ICMRM）、癌症患者预后量表（cancer prognostic score，CPS）、姑息预后指数（palliative performance index，PPI）、肺癌患者预后模型（lung cancer prediction model，LCPM）、格拉斯哥预后评分（Glasgow Prognostic Score，GPS）及中国预后量表（Chinese Prognostic Scale，ChPS）等，各类生存期评价工具的预测能力并不相同，短到3天以内，长达1年。

二、对临终患者的医学与功能评估

（一）一般医学评估

即常规的疾病诊断过程。包括采集病史、体格检查和各种辅助检查（包括实验室检查与影像学检查等）。

1. 采集病史

（1）医疗史：患者的医学问题始终是应该详细问询的。通常医生应询问患者的初始表现、已做的化验检查、组织学诊断、疾病所处的阶段以及到目前为止患者所接受的治疗状况。

（2）系统回顾：临终关怀中病史的采集是最重要的方面之一。这些症状表现通常取决于体内原发恶性肿瘤和发生转移的位置以及其他恶性疾病的阶段。根据癌症的位置或者其他疾病的发展阶段，询问的一般症状包括下面几个方面。

1）一般状况：①疼痛，主诉和适宜的控制剂量是重要的；②体重和食欲下降，常见卧床患者；③头晕，发热。

2）呼吸系统：呼吸困难、咳嗽、咯血、咽喉分泌物多和声音嘶哑等。

3）消化系统：①上消化道，消化不良、呕血、胀满、恶心、呕吐和吞咽困难等；②下消化道，便秘、直肠出血、腹泻和大便失禁等。

4）泌尿系统：血尿、尿频、排尿困难和尿痛等。

5）皮肤：压疮、干皮病、瘙痒、脂溢性皮炎、溃疡和感染等。

6）中枢神经系统：癫痫、头痛、复视、恶心和呕吐等。

7）周围神经系统：感觉异常。

需要特别注意的是呼吸困难、呕吐和疼痛，在濒死的患者中是最致命的症状。对于疼痛和呼吸困难的程度可采用数字等级量表或目测类比量表（visual analog scale）进行系统评价，量表有助于对症状的再评价和确定有效减轻症状的治疗剂量。由于临终关怀的最重要的目标是生活质量，因此评价症状对患者生活质量造成的影响是非常有必要的，评价内容包括对患者社会活动的影响、对日常生活的影响，甚至对患者睡眠质量的影响。

（3）家庭和社会背景：①家庭背景和组成。临终关怀照护的对象是患者和患者的家庭成员。家庭成员可以在家中对患者进行照护，因为一些患者愿意在家中死亡。②患者的生活及其他任何问题。在进行此项询问时态度要温和、充满同情和慈悲心。③患者对诊断和预后的理解。受文化背景和种族的影响，我国患者家属与医师共同对患者隐瞒病情是非常常见的。在这样的背景下，询问患者是否了解其对所患疾病以及疾病的预后应十分谨慎，通过这些询问，对进行临终关怀患者的社会环境情况进行评价，从中找出影响因素。

2. 体格检查　系统和全面的检查是非常重要的。通常医生会仔细查看患者是否有脸色苍白、黄疸、恶病质、发热、水肿等症状，而忽略了对口腔（干燥病、念珠菌病、龋齿）和皮肤（干皮病、癣、湿疹、溃疡、表皮脱落）等部位的检查。

应特别注意的是，物理检查应基于既往史和现病史，要点如下。

（1）对于呼吸困难的患者需要做呼吸系统和心血管系统的全面检查，特别注意有无胸膜渗出、支气管痉挛、肺部水肿和心包渗出。

（2）对于有局部无力或痉挛的患者应进行全面的神经系统检查。患者出现下肢活动受限或急性尿潴留应该检查有无脊髓压迫或马尾综合征。肛门压力对评估同样是重要的。

（3）没有创伤而突然出现肢体或腰部疼痛导致肿胀和变形，医生应警惕病理性骨折的可能。

（4）患者持续呕吐和便秘并伴有腹胀需要做腹部检查。每次直肠检查都是完整的腹部检查的一部分，并且可能发现粪便堵塞。

（5）精神状态的检查可以发现抑郁、精神错乱，另外对发现其他的行为问题也有帮助。

（6）仔细找出濒死征象是非常重要的，因为这可以帮助家庭准备并做床边监护。嗜睡、低血压、神经末梢部位湿冷、叹气样呼吸、皮肤发花以及喉头分泌物（濒死咯咯声）都提示死亡即将来临的表现。

3. 辅助检查　对于临终患者的检查主要取决于患者自己的愿望、本身的疾病（原发灶和继发疾病）、期望寿命、以前的治疗效果、目前症状和对费用效果的考虑，最终的目的是使患者感到舒服和感觉良好，不给患者增加负担和额外的痛苦。

以下是在某些特殊情况下对于患者做检查要考虑的一些常用的重要原则。

（1）患有肺鳞状细胞癌、骨转移癌或多发性骨髓瘤伴有昏迷、呆滞或脱水应查血清钙和电解质的水平。

（2）简单的X线片检查，如胸部X线片检查，能够查出一些呼吸困难的原因，如胸腔积液、肺部渗出实变或肺水肿等，而腹部X线平片可发现肠管扩张及扭曲是引起腹胀的原因。

（3）有呼吸困难和颜面苍白者需检查血红蛋白等确定是否存在贫血，输血后观察是否能缓解症状。

（4）白细胞计数检查对发现导致症状加重的潜在性的感染是非常有帮助的，如伤口的化脓性感染或者支气管肺炎而导致呼吸困难加重和喉部分泌物增加。

（5）骨扫描有助于发现病理性骨折和剧烈疼痛的病变部位与涉及邻近组织的范围。

（6）病情稳定的癌症患者突然出现呕吐、脑卒中或病灶性癫痫等应做头部CT或MRI检查。

（7）晚期癌症患者易合并深静脉血栓和肺栓塞，应进行肢体静脉等血管超声检查。

（8）换气/灌注检查或胸部的螺旋CT检查有助于排除肺栓塞，而超声心动检查有助于识别引起呼吸困难的心包积液。

（9）伴有脊柱转移肿瘤或腹膜后肿物的患者出现急性尿潴留时需做脊柱的MRI来排除椎管压迫或马尾综合征。

（二）躯体功能评估

询问患者日常生活能力，了解患者日常生活情况，获取相应的关于患者躯体功能状态的信息，进而对患者的功能状态进行评估，可为患者的临终关怀提供参考依据。本项评估还可以为选择实施临终关怀的地点、适宜的照料方式以及疾病的预后提供参考。运动能力的评估可做平衡与步态测试、起立行走试验和日常生活能力的评估等。

（三）精神心理评估

可用单词再认测试、画钟试验（clock drawing test，CDT）、简易智力状态评估工具（Mini-cog assessment instrument，The Mini-Cog）、简易智能评估量表（mini-mental status examination，MMSE）、蒙特利尔认知评估（Montreal cognitive assessment，MoCA）、老年性痴呆评定量表和认知分量表等进行临终老人认知功能的评估；可用抑郁自评量表（self-rating depression scale，SDS）、老年抑郁评估量表（geriatric depression scale，GDS）、焦虑自评量表（self-rating anxiety scale，SAS）和状态-特质量表等进行精神情感的评估。

（四）营养状况评估

临终患者的营养状况往往较差，准确的营养评估有助于选择合理的营养支持方案。了解患者患病情况及诊治过程，结合个体膳食习惯，通过细致的体格查体、实验室检测等可初步发现是否存在营养不良及危险因素。采用综合性营养评价指标进一步明确营养状况，针对老年患者常用微型营养评价法（MNA），其他常用的评估量表还有：营养筛查量表（NSI），住院患者营养风险筛查（NRS2002），营养危险指数（NRI）等。

（五）社会环境评估

社会环境的差异可影响个体患者的精神、心理及身体健康程度，社会环境涉及家庭、人际、文化背景、教育水平、经济状况等诸多方面。对于临终患者，关注社会环境，并积极干预、改善社会环境状况，增强亲情和友情，有利于改善患者心态，积极面对人生。常用量表有：家庭环境量表（FES）、人际关系自我评定量表、社会关系评估量表（LSNS）等。

（六）老年综合征或老年照护问题的评估

老年综合征（如跌倒、痴呆、尿便失禁、晕厥、谵妄、帕金森病、抑郁、焦虑、睡眠障碍、疼痛、骨质疏松和多重用药等）和老年照护问题（如皮肤压疮、便秘、深静脉血栓、肺栓塞、吸入性肺炎、卧床、厌食、呕吐、吞咽困难和呼吸困难等）在临终患者中常常发生，医护人员应尽可能早地进行其患病风险的评估，做到有效预防和尽早干预。

（七）死亡的评估

1. 心死亡及死亡分期　心脏停止跳动是人类公认的死亡标准，也是我国现行法律承认的死亡标准。死亡分期见表2-1。

表2-1　心脏死亡分期

序号	分期	功能状态	临床表现
1	濒死期	机体各系统功能严重障碍，脑干以上部位的神经中枢处于深度抑制状态	呼吸不均匀、心跳减弱、血压降低、意识不清、各种反射减弱与迟钝、肢体抽搐、苦闷面容
2	临床死亡期	延髓处于深度抑制状态，但组织仍进行着微弱的代谢活动	心跳、呼吸停止，通常为5~6分钟，心电图呈直线；各种反射消失，瞳孔散大
3	生物学死亡期	自大脑皮层开始，整个神经系统以及各器官的新陈代谢相继停止，并出现不可逆的变化，整个机体已不能复活	相继出现尸冷（最先发生）、尸斑（死后2~4小时出现）、尸僵（死后1~3小时开始出现，12~16小时发展至高峰）、尸体腐败等现象

2. 脑死亡　脑死亡是脑组织或脑细胞全部死亡，包括大脑、小脑和脑干的全部功能完全而永久不可逆的丧失和停止。1968年美国哈佛大学医学院特设委员会提出脑死亡的诊断标准为：①不可逆的深昏迷，对各种内外刺激均无反应；②自发呼吸停止；③脑干反射消失；④脑电波消失。要求以上四条标准在24小时内反复测试，结果无变化，并排除体温过低及中枢神经抑制药的影响，即可做出脑死亡的诊断。

三、对患者需求的评估

（一）生理需求评估

临终患者最基本的生理需求是舒适、无痛苦、无疼痛，能像正常人一样生活，而影响他们正常生理功能的主要因素是生命末期出现的病理因素，如疼痛、恶心呕吐、呼吸困难、厌食、便秘、腹泻和压疮等最为常见的症状。从这些症状入手进行认真评估，可解决患者许多生理上的不适，在一定程度上能满足临终患者的生理需求。

1. 控制疼痛　处于生命末期的患者对死亡本身并不恐惧，但对躯体疼痛等的折磨却感到畏惧、恐慌和烦恼。如果患者的疼痛得不到控制，再好的心理安慰也是枉然。所以满足临终患者的基本生理需要之一，就是要控制疼痛。为了较好地控制疼痛，对临终患者疼痛的评估就显得尤其重要，临床上可用视觉模拟疼痛量表（VAS）、词语等级量表（VRS）、Wong-Bsnker面部表情分级评分（FRS）等进行评估。

2. 控制各种不适症状　临终患者往往会出现许多不适症状，如恶心呕吐、呼吸困难、厌食、便秘、腹泻和压疮等，使他们感到十分的痛苦。为了有效地控制这些症状，需要对患者进行相应的体格检查和自身感受方面的评估。

（1）恶心呕吐的评估：恶心症状自我报告是评估和检测的关键。通过面谈，可以把握患者恶心的感受，尽可能让患者用自己的话描述相关的症状、起因、持续时间和严重程度。对于呕吐可进行更客观的记录和评估，其他重要的客观参数还包括进食和缺水状况。

（2）呼吸困难的评估：目前已经开发出许多用于评估呼吸困难和其他癌症症状（如ESAS、MSAS）的全球性测量工具，但最标准的评估方法还是来自对患者的检测报告。

（3）厌食的评估：包括临床检查、体重下降历史、卡路里摄入量、食欲及伴随症状（如疲劳、虚弱、心理痛苦等）。最关键的是要确定厌食的可治疗和可逆转的病因，如疼痛、抑郁、胃肠疾病（如便秘、恶心、呕吐或者胃排空延迟）和言语失利（如口腔干燥或黏膜炎）等。

（4）便秘和腹泻的评估：包括对患者肠功能（排便频率、粪便稠度、排出容易度和上次排便的时间）、使用的药物、食品补充剂、饮食习惯、食物耐受性、合并症（是否合并痉挛、肠胃气和腹胀）、体检结果、实验室发现和患者自我报告症状等的综合评估。

（6）压疮评估：可用 Norton 皮肤评分量表、Bradan 量表评分法、危险因素量表和压疮危险因素评估表等进行评估。

（二）心理需求评估

临终患者的心理需求和健康人心理需求是一样的，基本包括五个层次，即基本的生理需求、安全感的需求、归属和爱的需求、自尊和自我价值的需求以及自我实现的需求。而影响这些心理需求实现的因素有许多，尤其是精神心理因素和精神障碍性疾病，如抑郁、焦虑、睡眠障碍和压力等。在临终关怀工作中，一方面要重视对患者进行精神心理状况的评估，即对患者进行抑郁、焦虑、睡眠障碍和压力等的评估（评估内容如下所述）；另一方面要尽可能关注患者情绪和行为的改变，观察患者出现的生理和心理反应，尊重患者的意愿，维护患者的尊严和提供合理合法的宗教服务等（详见本书第四章“照护者应掌握的知识和技巧”中的相应内容）。

1. 抑郁的评估　评估抑郁障碍的量表较多，从性质上可分为自评量表与他评量表两类。常用的评估量表有 Zung 抑郁自评量表、抑郁状态问卷、Hamilton 抑郁量表和贝克抑郁量表等。

2. 焦虑的评估　可用焦虑自评量表、汉密尔顿焦虑量表、贝克焦虑量表、状态与特质焦虑问卷等进行评估。

3. 睡眠障碍的评估　可用阿森斯失眠量表、匹兹堡睡眠质量指数量表和睡眠日记等进行评估。

4. 压力的评估　可分压力源与压力应对的评估，均可采用交谈法和评估量表测验法进行评估，如对压力源可用生活事件量表进行评估，对压力应对方式可用 Jaloviee 应对方式量表、应对方式问卷、简易应对方式问卷和医学应对问卷等进行评估。

四、临终关怀的原则

临终关怀不以延长患者的生命为目的，而以减轻患者症状、维护患者生命尊严和体现患者人生价值为宗旨。它体现了对人类生命权利的尊重，更注重生命的质量，更改了延长生命周期就是医疗的最高标准的陈旧观念。临终关怀服务有别于传统的医学服务，具体原则有以下五个方面。

1. 治疗以缓解症状和提高生活质量为重心　临终患者的基础疾病已经没有治愈的可能，而延长生命也不应该是延长痛苦，所以治疗以缓解症状和减轻痛苦为主。

2. 实施全方位的护理　全面的医疗护理、生活护理和精神心理安慰可以显著改善患者的生活质量，使其在躯体和心理方面都得到关怀和安慰。

3. 发展规范化的整体照护　临终关怀涉及患者的生理、心理特征及其相关的医学、康复、护理、社会和伦理等问题，医学最终是体现人文关怀的科学，重视躯体症状缓解、精神心理慰藉和社会支持等各个方面。

4. 重视死亡教育　人类出现以来，生老病死是自然规律，而对于死亡的恐惧也是与生俱来的。重视死亡教育，认识生和死不是对立的，而是必然的过程。选择积极面对人生，同时也就选择了积极面对死亡。通过死亡教育，可以降低患者及其家属对死亡的恐惧，不回避死亡，以积极、乐观的态度面对死亡。

5. 提供家属心理辅导和居丧服务　临终关怀期间，患者家属往往承受极大的心理痛苦，同时改善患者的心理状态也需要家属的配合，因此重视患者家属的心理状态，提供心理辅导和必要的居丧服务，有助于从整体上提高患者及其家属的生活质量，并可稳定社会。

五、制定临终关怀计划

随着时代的发展，人口老龄化趋势使得人们对于临终前的生命质量也提出了要求，临终关怀事业已经成为人们关注的焦点。世界卫生组织（WHO）指出，临终关怀是对无治愈希望病患的积极与整体性的照顾。临终关怀计划指即在即结束且存在诸多痛苦时，以积极的舒缓治疗和整体照护为手段，缓解疾患痛苦，缓和其对死亡的恐惧，提高生命质量，维护其尊严，使其在安宁、舒适的环境中度过人生的最后旅程。同时给予临终患者家属心理干预和居丧辅导，使他们能较好地面对现实、承受失去亲人的痛苦。这种为患者提供多学科、多方面的综合性服务并非单纯的医疗、护理服务，而是包括医疗、护理、心理咨询、死亡教育、社会支持和居丧照护等多项内容，因此需要跨学科团队的共同协作。临终关怀计划最重要的一点就是满足临终患者及其家属个性化的需求。

临终关怀计划可分为初期计划和后期计划，后者是在前者实施并扩展的基础上形成的。

初期关怀计划是医护人员对患者做出初步评估，并与团队成员商议后形成的，它的内容包括初期患者及其家属所有的特殊要求，如具体探视安排、治疗措施、应用药物、饮食安排、关怀要求、是否需要进行死前抢救等多个方面。后期关怀计划主要是以初期计划为履行依据，针对关怀过程中团队所观察到的特殊情况和特殊问题，给予特殊的关注和问题的解决。制定临终关怀计划所需要的记载工具，如评估表格、问题清单和记录档案等，最基本的要求是简洁、直观和一目了然；记载的内容应能反映关怀计划实施的过程以及患者临终阶段的情况变化；最后应以每个患者为单位将所有记录汇编成册，为以后形成临终关怀计划的科学化提供依据。

六、实施计划

临终关怀计划的实施者包括医护人员、临终患者家属和患者本人。对临终患者进行评估和鉴定后，计划实施的重点在于控制痛苦症状、强化个体照护、改善营养状况、提高重要脏器功能和注重心理辅导。医护人员应教给临终患者家属与患者交流的方式和技巧，对患者及其家属进行必要的心理辅导，并给予居丧服务等具体工作的指导和帮助。

与此同时，整个计划实施过程要动态监控。首先是要反复进行评估，如对实施效果的评估、对出现新问题的评估和对团队成员组成的定期评估等；其次是要进行认真的分析讨论及多学科整合管理，找出患者新出现问题的原因和新发症状与基础疾病之间的关系，及时发现问题和及时解决问题。

（余　敏）

第三节　临终关怀的多学科整合管理

一、多学科整合管理模式

临终患者处于疾病的特殊时期（即终末期），各类疾病患者均可出现临终阶段，因此其病因多种多样，同时多病共存及多症状重叠也较为突出，涉及医学（如生理、病理）、心理、护理及社会、宗教等多方面的问题。临终关怀的核心宗旨是提高临终患者的生存质量并有尊严地逝去，临终关怀也必须是多学科成员共同努力为疾病终末期的患者提供诸如医学、护理、心理、社会、宗教等多方面帮助和支持的一个专门学科，必须是个体化和综合的多学科（或者跨学科）整合管理。

（一）适用对象

临终关怀多学科整合管理的服务对象就是临终患者，各类疾病处于临终阶段（预计生存期<6 个月）的病患，临床多见于以下几类患者。

1. 各类恶性肿瘤疾病进展至中、晚期的患者。

2. 各类疾病进展至出现多脏器衰竭或多系统功能障碍的患者。

3. 具有严重器质性损伤且无法救治的患者。

4. 其他无治疗希望的疾病晚期患者。

(二) 管理内容及目标

临终患者病因多样，涉及相关学科较多，以多学科形式进行有效的管理。管理的内容及目标可以概括为：以患者为中心，以临终关怀为主导，针对临终过程的痛苦和由此产生的诸多问题，通过早期识别、积极评估、控制疼痛和治疗其他痛苦症状，包括躯体的、社会心理和宗教的（心灵的）困扰，来预防和缓解身心痛苦，从而改善面临威胁生命疾病的患者和他们家属的生命质量，使他们安详、舒适并有尊严而无憾地度过人生的最后旅程，同时给予患者家属精神上的支持，从而坦然地接受并面对现实。

(三) 多学科管理团队的组成结构

首先确定患者进入临终阶段，并依据患者的具体情况确定适宜的临终关怀地点及多学科团队的组成成员。

综合而言，临终关怀多学科团队需包括：全科医师、姑息医学专业医师、专业护理人员、康复师、营养师、专业药师、心理咨询及治疗师、志愿者及社会工作者、宗教工作者、患者本人和家庭成员等。

1. 全科医师　全科医师指针对非急、危、重症，经评估可住家或在社区、养老机构进行相关对症处理缓解症状的部分临终患者，全科医师可以为其提供定期上门服务，也能动态评估患者病情，及时转诊至相关专科医生。全科医师需要掌握临终关怀相应的适宜技术，能够有效处理痛苦症状并制定计划、进行相应的指导。

2. 姑息医学专业医师　姑息医学专业医师主要指在医疗机构为临终患者实施早期识别、综合评估、疾病诊治和健康管理，并经过专门培训的内科医生。要求能够治疗临终患者并存的多种疾病和证候群，能够处理临终患者的诸多痛苦症状，能为患者制定系统的治疗方案和相应的照护计划。目前，我国姑息医学专业医师也包括一些从事老年及肿瘤专科疾病的医学工作者。

3. 专业护理人员　专业护理人员主要是在专业医疗机构进行医疗相关的护理及照料工作，具体内容包括：日常的护理工作；协助其他医务工作者设计和完成治疗计划；帮助患者做出治疗方案的选择，及时了解并积极处理患者和亲属之间存在的问题；病情巡视及专业治疗，如发药、做病情记录和病情监护、换药和清理伤口等。

4. 康复师

（1）康复医师：全面了解患者疾病情况，综合评估患者的各种功能状况，确定临终患者是否需要姑息性康复和评估姑息性康复的利弊，为患者制定康复目标（包括长期和短期的）和康复治疗方案，并指导康复治疗师进行具体的治疗。

（2）康复治疗师：根据康复医师制定的方案对患者进行具体的姑息性康复治疗和康复

训练。在治疗过程中或治疗一个阶段以后，治疗师和康复医师互相交流，讨论治疗效果，根据阶段小结制定下一阶段的治疗目标和方案。

5. 营养师　及时评估患者的营养状况，了解患者生活习惯，配合临床医师为患者确定适度的营养目标，制定有效的营养支持方案；定期评测，动态了解患者营养状况的变化，调整营养支持方案。

6. 专业药师　根据患者具体病情，针对药物治疗进行评估及动态监测，及时调整，保证有效缓解症状的同时尽可能减少药物数量及药物相关不良事件。

7. 心理咨询及治疗师　进行心理咨询和治疗、疏导。全面了解临终患者的病情、家庭状况及社会背景等信息，解决临终患者的各种心理问题及心理障碍，如焦虑、抑郁、烦躁、失眠、自杀等。

8. 志愿者及社会工作者　保持与临终患者及家属的日常交流，进行生活照护；协调各方资源，保障患者及亲属的利益，协助患方解决经济、职业、社会及家庭交往等相关问题；为患者及家属提供社会心理咨询服务，缓解患者心理压力，帮助患者、亲属和护理人员正确面对疾病；帮助患者和亲属获取社会福利保障、医疗保险和商业保险等；协调医患关系，患者与家属交流等；负责为患者及家属提供解决具体问题的方案，如联系丧葬事宜等。

9. 宗教工作者　对于个体需求，部分特殊信仰的临终患者需要相应的宗教工作者参与，如佛教、伊斯兰教、天主教、基督教和道教等。一方面可以进行相应的宗教交流，另一方面也可代表家属邀请一些高僧、伊斯兰教教徒、天主教徒、牧师或道士等为在病中或病逝的有宗教信仰的临终患者供合法的、符合宗教风俗习惯的服务活动。

10. 患者本人　临终患者本人必须是临终关怀团队的成员，而且是团队成员中的关键所在，本身必须对疾病和死亡有正确的认识，认识到生和死不是对立的，而是必然的过程。在疾病和痛苦面前不放弃、不抛弃，与团队成员沟通交流，选择适合的治疗方案。

11. 家庭成员　家庭成员是临终患者最有力的支撑者，应对患者表现出足够的耐心、虔诚的孝心和无微不至的关心；既要接受多学科团队的相关指导与帮助，也应积极主动地配合团队成员进行各种医学处理。

（四）管理方案的主要内容

1. 制定并实施舒缓治疗计划，缓解及改善影响生活治疗的诸多临床症状（如疼痛、贫血、营养不良等），及时处理并防止疾病相关并发症的发生。

2. 实施整体照护计划，着重改善临终患者的诊疗及生活环境，加强生活照护及基础医疗护理，保持环境卫生及患者个人卫生，避免不良的声、光等刺激。

3. 及时开展心理干预，进行死亡教育，使患者及家属能够逐渐接受并形成正确的生死观，正视死亡，主动地交流人生感悟，从而坦然地接受死亡。

4. 居丧支持，遗体处理是对临终患者整体照护的继续，不仅是对逝者的尊重，也是对逝者家属心灵上的安慰，更加体现了人道主义精神；帮助办理殡葬相关适宜及对逝者家属进行居丧期回访，适当开展心理辅导等。

5. 利用医学专业途径及社会大众媒体普及临终关怀、姑息医学及死亡教育，提高广大群众对死亡的认识。

6. 居民社区、养老机构及一、二级医疗机构应积极宣传临终关怀服务，组织低龄人群或老人参与临终关怀安宁护理工作，为他们建立时间银行，促进形成“我帮人人、人人帮我”的社会公德。

7. 宣传、培养并形成全社会关注临终患者，为临终患者献爱心，积极争当志愿者的良好风尚。

（五）管理实施办法

临终关怀具体实施办法是对现有医学水平尚不能治愈的患者，在其生命即将结束且存在诸多痛苦时，以积极的舒缓治疗和整体照护为手段，缓解疾患痛苦，缓和其对死亡的恐惧，提高生命质量，维护其尊严，使其在安宁、舒适的环境中度过人生的最后旅程。同时给予临终患者家属心理干预和居丧辅导，使他们能较好地面对现实、承受失去亲人的痛苦，及早回归社会和正常生活。

1. 对于临终患者本身

（1）控制影响生活质量的临床痛苦症状，提高生活质量：临终老人以中晚期肿瘤患者及多病共存的患者居多，此类患者并发临床痛苦症状程度较重且病因复杂，如疼痛、厌食、失眠、疲劳、体重下降、口干、恶心、呕吐、呼吸困难、抑郁、焦虑、意识模糊等可多达30余种临床症状，而此类患者可能出现症状的中位数为7~8个（范围0~30个），许多症状常相互影响，使患者自觉痛苦愈加明显。因此，严密观察患者的病情变化，时刻注意临终患者的临床症状，如疼痛的部位、性质、程度等，采用医药、心理、康复及多种治疗手段，及时处理，并重视预防并发症及治疗产生的相关不良问题。

（2）加强基础护理、保持患者个体卫生：随着疾病的进展，临终患者的机体逐渐虚弱，脏器功能减退，经常出现大小便失禁、吞咽困难、恶心呕吐、活动减弱、肌肉萎缩等症状，因此导致身体不洁，如会阴、肛门附近皮肤受损，口腔溃烂等，部分患者还伴有恶臭等问题，严重影响患者的舒适感和生活质量。因此，要注意这些部位的清洁、干燥，必要时放置导尿管等，注意患者口腔等部位的护理。同时，勤换床单，保持清洁、干燥、平整。此外，要做好协助工作，帮助患者翻身避免压疮的发生。保证医疗及生活环境的舒适，既可使患者得到一定的心理安慰，也可减少相关医疗不良事件（交叉感染等）的发生。

（3）增强营养：临终患者病症进行性恶化，伴有恶病质，机体营养状况逐渐变差，并出现胃肠功能下降、恶心、呕吐等症状，导致患者营养不良，影响生活质量。因此，要重视患者的营养状况，了解患者的饮食习惯，制定营养支持方案，注意食物的色、香、味，少量多餐，增进食欲。不能自主进食的患者应采用鼻饲或胃肠外营养，确保营养供给，改善营养不良及减轻营养相关的临床症状，如血容量不足导致血压下降，低蛋白血症导致水肿及免疫力低下并发感染等。

（4）改善血液循环：临终患者机体循环系统易出现障碍，表现为皮肤苍白、湿冷、发绀、脉搏快而弱等，在照护时要注意观察，监测体温、脉搏、血压等，可适当提高室温，予热水袋以保暖，必要时予以医疗干预，重度贫血时予以对症处理，及时纠正。

（5）改善呼吸功能：部分心、肺疾病及极度衰竭的临终患者存在呼吸功能异常，如呼吸频率变快或变慢，呼吸深度变深或变浅，有的出现潮式呼吸，严重的甚至出现呼吸停止。照护人员需密切关注患者的呼吸变化，帮助改善呼吸功能。如神志清醒的可采用半卧位；昏迷者采用仰卧位；头偏向一侧或者侧卧位，防止呼吸道分泌物阻塞；使用吸引器吸出分泌物，保持呼吸道通畅；对存在呼吸衰竭的患者及存在明显呼吸困难的患者，如有条件可采用无创呼吸机辅助呼吸。

（6）改善生活环境：创造适宜的生活环境，帮助临终患者减少痛苦带来的恐惧和烦恼，保证适度的人际交流，使他们在舒适的环境中度过剩余时光。

（7）注重心理干预、开展死亡教育：老人临终前，因疾病的折磨，家庭、社会诸多事务的影响，以及由于自身经济状况、教育水平、信仰、生活经历等的不同，临终前考虑相应问题的心理变化较明显，且差异较大。患者的心理由否认期、愤怒期、协议期、抑郁期过渡到接受期。具体到个人，各阶段可能没有明显的界线，甚至会重叠、反复出现。同时也因周围人群的心理干预而出现不同的心理变化。照护人员要注意观察患者的精神心理变化，尊重和理解患者，获得患者的信任，帮助其正确认识生与死的问题，使其能够正视死亡，坦然地接受死亡。

2. 对临终患者家属

（1）指导家属与患者交流：面临亲人即将离去，多数家属由于家庭情感等因素，无法真正与患者交流。这不利于减轻患者的痛苦，对家属也是一种折磨。照护人员可在治疗早期就开始系统指导患者家属适时调整心态，积极交流。患者从亲人的自信、热情、言谈等方面感受到安慰，这对于双方都是有益的。

（2）心理辅导和死亡教育：在临终阶段，患者家属随病情变化容易产生很大的心理问题，同时又要陪伴亲人走完人生最后阶段，既痛苦又辛苦。通过心理辅导和死亡教育，调整心态，正视现实，珍视亲情，通过了解死亡的相关知识，提倡优生、优死的健康理念，有助于培养健康的生活方式，消除不良的作息、饮食、运动等习惯。通过死亡教育，降低患者对死亡的恐惧，不回避死亡，以积极、乐观的态度面对死亡，不把痛苦留给亲人，也可让老人更好地规划人生的最后一段时光。

（3）居丧服务：患者逝世后，遗体的处理是对临终患者整体护理的继续，是临终关怀的重要内容。这不仅是对死者的尊重，而且也是对死者家属心灵上的安慰，更加体现了人道主义精神。当临床宣布人去世后，就面临着送别过程。首先，在疾病进展、病情危重的时候，观察家属的情绪变化，做好思想及其他（衣物、墓地等）准备；人去世后，进行必要的遗容整理，照护团队可协助联系安排追悼及殡葬事宜。在临终阶段和送别后的一段时间，也应重视家属的心理、精神状态，进行死亡教育和心理疏导，有助于早日从亲人离去的悲痛中解脱出来。

（4）安慰和帮助家属：照护人员要有耐心和同情心，认真向家属说明患者的病情及治疗方案，使家属理解患者的死亡是不可避免的，同时要积极地劝慰家属节哀顺变，使其从悲痛中解脱出来。为家属解决具体问题，提供合理的参考方法，如合作医疗、人身保险等，尽量减轻家属的经济负担，减轻其身心的痛苦与忧伤。

3. 对社会体系的建议

（1）利用大众媒体进行群众性、普及性的死亡教育：通过广播、电视、书刊、报纸等多种形式，多渠道向群众宣传生与死的医学、心理、社会、伦理、文化等方面的知识，动员全社会参与优死教育。将死亡教育纳入中小学义务教育，尽早对幼儿园、小学、中学、大学的学生进行死亡教育，儿童的死亡教育可贯穿于社会教育中。积极创造条件，实施专业性的死亡教育。

（2）政府应增加资金投入，建立相应的临终关怀机构：形式可以是独立的临终关怀机构，依托医院的半独立的临终关怀机构，或是医院设立的临终关怀病房，还可以建立临终关怀的日托医院。社区、养老机构及一、二级医疗机构负责照护性临终患者，三级医疗机构负责治疗性临终患者，并实现双向转诊体系。

（3）多渠道筹措资金，设立临终关怀基金会：由于社会对临终关怀的需求日益扩大，而国家又不能在短时间内筹集到大量的资金，故应多渠道筹措资金，包括国家、集体和个人，鼓励多种形式的投资，包括私营的、合资的和独资的。可以通过购买保险，也可与计划生育政策结合起来，还可鼓励捐赠，设立临终关怀基金会，资金专门用于临终关怀事业的发展。

（4）调整现行养老及医疗政策，扩大临终关怀受益面：应将临终关怀项目尽快纳入国家养老及医疗体系，减轻临终者的家庭负担，从国家政策上鼓励这种既人道又节省费用、既提高临终者的生命质量又对家属予以慰藉的关怀方式。

（5）完善志愿者制度，扩大志愿者队伍：志愿者是临终关怀中的一支重要的社会力量，能有效减轻专业人员的工作压力，帮助临终者与家属交流。因此，加强组织和管理，并在政策方面予以支持，鼓励大学生和其他人群参与安宁护理工作。针对社会老龄化及养老社会化，积极开展宣传，在全社会形成关注老人及临终者，积极争当志愿者的良好风气。

（6）确立标准化作业，争取相关的政策和法律支持：确立社区、养老机构及一、二级医疗机构实施照护性临终关怀，三级医疗机构实施治疗性临终关怀的标准化作业，发展适合我国国情及意识形态的整体姑息关怀模式。研究并制定分级管理的相关入院标准和服务内容，如制定详细的诊断标准及转诊、照护及治疗标准，相关专业人员的资质认定等。

二、临终患者的舒缓治疗

作为生命的最后阶段，临终过程可以很短暂，也可以长达数月。在各种疾病和创伤的基础上，临终过程的患者可以表现出各种各样的临床症状，常见的如疼痛、厌食、疲劳、体重下降、口干、恶心、呕吐、呼吸困难、失眠、抑郁、焦虑、意识模糊等，可同时出现多种症状，伴随临终关怀出现了一门新的临床医学分支——姑息医学。姑息医学（Palliative medicine）最早于1987年在英国被批准作为一门医学专业，指对患活动性、进行性、预后有限的晚期疾病的患者进行研究、治疗和关怀照护，焦点是生命质量。2002年WHO将其正式定义为：通过早期识别、积极评估，控制疼痛和治疗其他痛苦症状，包括躯体的、社会心理和宗教的干扰，预防和缓解身心痛苦，从而改善面临生命威胁的患者及其亲人的生命质量。姑息医学是对那些患了绝症，对治疗已无反应的患者及家属进行全面的综合性的治疗和照护。临终关怀的发展演变出姑息医学，姑息医学的对象也延续于临终关怀。进而言之，姑息治疗医学是一门研究和管理一类特殊患者的学科，是针对于临终患者的医学治疗学。临终关怀是人文化的关怀，姑息治疗也是人文化的治疗，是让患者治疗减轻了痛苦（缓解临床症状）+治疗后的体会到“舒服”，这就是具有人文关怀的姑息治疗——舒缓治疗，而舒缓治疗是实现临终关怀的重要手段之一。

临终患者的舒缓治疗应遵循以下原则。

1. 主要目标是提高患者的生活质量。

2. 主要内容是疼痛及其他症状的控制。

3. 强调对患者症状的全面评估，临床工作的主要流程是针对症状进行“评估—处理—再评估—再处理”。

4. 采取多学科的干预手段，使用不同形式的治疗方法，既包括药物治疗，也包括物理治疗和心理干预等。

临终患者的舒缓治疗涉及多种学科、多个维度的治疗，详见本书第三章的具体内容。

三、临终患者的照护

（一）一般照护原则

临终患者的照护应以治愈为目标的医疗服务转变为以全面照护和对症治疗为核心的综合服务。在全面了解临终患者的生理、心理变化的基础上，给予患者全面、细致的照料，并关注患者家属的需求。照护人员时刻以患者的需求为前提，加强与患者及家属的沟通，尊重患者及家属的愿望，尽可能地减轻患者躯体和心理的不适症状。临终照护的一般原则如下。

1. 重视人本身，而非仅是疾病，肯定生命的价值，维护人的尊严。

2. 重视生活质量，既不促进也不延迟死亡。

3. 通过正面、积极和技巧性的沟通开展工作。

4. 以团队形式提供积极、全面的照护。

5. 给予患者生理、心理、精神和社会等多方面的支持，同时关注患者家属的需求。

（二）心理照护

临终心理照护贯穿临终患者照护的全过程，是临终关怀的重要组成部分。在患者生命即将结束且承受诸多痛苦时，采取有效的舒缓治疗和包括心理干预的全面照护手段，缓解痛苦，消除患者面对死亡的恐惧心理，提高生活质量，以达到使患者平静、安宁地度过人生最后旅程的目的。临终心理照护同时也针对临终患者家属的心理干预和居丧辅导，帮助家属接受患者的病情变化和死亡，减轻他们的悲痛。

1. 消除临终患者的心理恐惧　临终患者面对死亡的态度受到诸多因素影响，包括宗教信仰、教育程度、社会地位、年龄、性格、躯体状况、家庭成员、经济情况等。临终患者在面对疾病和死亡时很容易产生恐惧心理，其来源主要是对身体状况逐渐恶化、生活失去目标和意义、即将与亲人诀别的惧怕。其常见表现有：①绝望，为对生活失去信心和希望，内心极度哀伤；②自暴自弃，不配合医护人员的治疗，甚至主动放弃治疗；③异常行为，常自言自语，怨天尤人，厌食甚至绝食；④强烈的求生欲望，非常希望治愈自己的疾病，不惜一切代价地寻找方法治疗自己的疾病。心理恐惧也可导致一系列的身体症状，如疼痛加重、口干、眩晕、失眠、易激动、出汗、腹泻和尿频等。

临终患者的恐惧心理常常使患者身心状况恶化，加速疾病的进程，对家属造成巨大的心理压力和伤痛。所以消除临终患者的恐惧心理，让患者正确看待死亡很有必要。具体的心理照护措施包括：①对造成患者恐惧心理的因素进行评估；②积极控制患者症状，增加患者的舒适感；③增加与患者的交流沟通，增加亲人的陪侍时间；④对患者进行死亡教育，帮助患者建立积极面对死亡的态度；⑤鼓励患者参加集体性活动，如听音乐、进行呼吸练习等，舒缓患者的紧张和恐惧情绪。

2. 缓解临终患者家属的压力　临终患者的家属在患者患病直至临终的过程中，一方面消耗了大量的体力和精力，另一方面自始至终承受着巨大的心理压力，导致家属产生抑郁、焦虑等情绪，患者家属的情绪状态又会对患者自身的心理造成影响。因此，临终照护不仅针对临终患者，也包括对临终患者家属的照护。一方面，通过对临终患者的全面照护和舒缓治疗，减轻患者的痛苦，从而使患者家属得到心理安慰；另一方面，鼓励患者家属参与临终患者的照护过程，增加家属和患者的沟通，减轻家属在患者死亡后的遗憾心理。此外针对家属本身，还可采取以下支持措施，以改善其负性心理状态。

（1）增加与家属的交流沟通，使家属了解疾病的发展和死亡过程，以及其间患者可能出现的症状和医护人员能够采取的干预措施，让患者家属做好心理准备，不至于因突发状况产生巨大的心理打击。

（2）与患者家属建立情感联系，鼓励其将内心的痛苦诉说出来，认真倾听，并用语言和非语言方式给予理解、支持和安慰。给家属创造宣泄内心伤痛的途径和场所，如设立静修室、善别室等。

（3）对家属进行死亡教育，改变其对死亡的消极认知，使其认识到死亡是人生命的客观规律，逐步接受亲人即将死亡或已死亡的事实，顺利度过居丧期。

（4）指导家属掌握一些常用的心理疏导方法，如呼吸方法、放松术、气功、太极拳等，并鼓励其在患者出现身体不适时及时就医，及时检查。

（5）尽量满足家属的合理要求，给予家属尽可能的帮助。做好死者的尸体料理，给予家属与死者进行最后告别的机会，协助办理丧葬仪式等，并为家属提供相关社会支持机构的有关信息。

（三）生活照护

临终患者进入疾病终末期，治疗无效，身体状况日益衰竭，其生活能力也有不同程度的下降，生活不能完全自理，这就需要医护人员的悉心照护，提高患者的生活质量。

1. 个人卫生　帮助临终患者做好个人卫生，使患者有良好的仪容仪表，这样患者自己就会感觉到舒适会拥有一个积极向上的心态。

（1）帮助患者保持仪表干净整洁：每天要帮助患者做必要的梳理和洗澡；如果有条件，还应该鼓励患者去化妆；患者的衣着要干净、整洁和舒适，尽力做到尊重患者的个人习惯和爱好；应当避免患者衣着邋遢不整，保持患者的床具清洁没有异味。

（2）保持病室内的清洁卫生：经常打扫室内卫生，定期更换床单被罩，随时开窗使室内空气清新；室内可摆放一些盆景；还应该注意患者的口腔、皮肤和大小便的护理。

（3）做好临终者的个人卫生：不要因为临终患者处于生命的终末阶段，而忽视患者的个人卫生。做好个人卫生，不仅可以提高患者的生活质量，也关乎到尊重患者的生命价值和尊严等伦理问题。护理人员要管理和帮助患者做好这方面的工作，使患者感觉到人性的关怀，拥有稳定而良好的情绪。

2. 饮食照护

（1）影响饮食的因素

1）进食环境：进食的环境应保持整洁、空气流通、无异味、温湿度适宜、食具清洁、色泽明亮，便器、治疗车、敷料盘等不在视线之内。

2）患者舒适：患者衣服、被单应清洁干燥，病床的高低宽窄应让患者感到舒适，进食前应禁做治疗，必要时饭前如厕或在床上使用便器。

3）情绪状态：患者的情绪状态对饮食影响也很大，如兴奋、焦虑、恐惧、烦躁等，都会影响消化功能。因此，应帮助患者消除忧虑，减轻其心理压力，以愉快的心情进食。

4）食物的质量：食物的色、香、味能刺激消化液的分泌，增进食欲，因此在不违反医疗原则的基础上，要照顾患者的口味，调换食物的种类，做到多样化。还应照顾患者的饮食习惯。

5）创造良好的心情：不在就餐前与患者谈论有碍心情的话题，心情舒畅可促进消化液分泌，增加食欲。

6）进食要适量：避免暴饮暴食，应少量多餐。

7）多食新鲜蔬菜水果：新鲜的蔬菜水果能促进食欲，增加纤维素和水分的摄入，帮助软化大便，防止便秘，也有利于毒素的排泄。让患者不要总吃爱吃的食物，以免日久生厌，而且固定接受某种食物的时间越长，对身体不适形成条件反射的机会也越多。

8）鼓励卧床患者自己进食：应尽量鼓励其自己进食，这样有助于胃肠道功能的恢复，避免产生因病重禁食所带来的不良情绪。

照护人员在协助患者进餐前一定要看看自己的仪容仪表是否符合要求，衣帽是否整洁，有没有露出来的头发，指甲长不长，手是否洗干净（要告知患者你已经洗手了），要让患者看到的是一张热情的脸，听到的是亲切的问候；喂饭，饭盆要轻拿轻放；进餐前要熟悉病情，知道患者该吃什么饮食，是低盐、低脂、低蛋白，还是糖尿病饮食。所以照护人员应根据医嘱给患者制定一份饮食指南，既要考虑到饮食种类，还应注意进食方法，确保患者的饮食安全、满意和舒适。

（2）医院饮食的分类：医院饮食分为基本饮食、治疗饮食和试验饮食。食物应强调均衡营养，即食物中的蛋白质、脂肪、碳水化合物、维生素、矿物质和微量元素、食物纤维及水等七大类营养素应均衡配置，比例应达到科学合理。

（3）进食前需要注意的事项

1）督促并协助患者漱口或做口腔护理。

2）协助患者采取舒适的进食姿势，观察敷料是否过紧或过松，鼻腔是否堵塞。

3）家属带来的食物，护士需加以判断是否适用。

4）卧床患者往往失去自食能力，护理人员必须协助喂饭。饭前用温水给患者洗脸，洗净双手，让患者取坐位、半卧位、侧卧位或平卧位头偏向一侧（造影、介入术后），胸前围上干毛巾，喂饭时尊重患者的习惯，温度应适宜（手臂内侧试一下，偏烫就可以了），喂食速度要适当，要和患者相互配合。

5）视力障碍的患者进餐时护理人员应充分协助，喂饭前先告知喂食的内容，食物味道要可口。如患者要求自己进食，向患者说明餐桌上所放食物及其位置，有利于顺序拿取。热汤、茶水等应提醒患者注意，以免烫伤。

6）吞咽困难的患者进餐时很容易发生食物误入气管，因此在进食过程中护理人员应严密观察吞咽状态，以防发生意外。进餐时，体位非常重要，一般采取坐位或半卧位比较安全，偏瘫患者可采取健侧卧位。

（4）患者发生误吸时的处理措施

1）当发现患者发生误吸时，立即使患者采取俯卧位，或头偏向一侧，头低脚高，叩拍背部，尽可能使吸入物排出，并同时通知医生。

2）及时清理口腔内痰液、呕吐物等。

3）检测生命体征和血氧饱和度，如出现严重发绀、意识障碍及呼吸频率深浅度异常，在采用简易呼吸器维持呼吸的同时，急请麻醉科插管或气管镜吸引。

4）做好记录，必要时遵医嘱开放静脉通路，备好抢救仪器和物品。

5）通知家属，向家属交待病情。

6）做好护理记录。

3. 排泄照护　排泄是机体将新陈代谢的产物排出体外的生理过程，是人体的基本生理需要之一，也是维持生命的必要条件。人体排泄的途径有皮肤、呼吸道、消化道及泌尿道，其中消化道和泌尿道是主要的排泄途径。患者因疾病丧失自理能力或因缺乏有关的保健知识，使其不能正常进行排便、排尿活动时，应运用与排泄有关的护理知识和技能，帮助并指导患者维持和恢复正常的排泄状态，满足其排泄的需要，使之获得最佳的健康和舒适状态。

（1）排尿的护理

1）尿液的观察：正常成人 24 小时尿量 1000～2000ml，平均约 1500ml；一般日间排尿 3～5 次，夜间排尿 0～1 次，每次尿量 200～400ml。24 小时尿量经常超过 2500ml 时为多尿，24 小时尿量少于 400ml 或每小时尿量少于 17ml 时为少尿。根据尿液的颜色、透明度可判断其性质，如血尿、血红蛋白尿、胆红素尿、脓尿、乳糜尿等。尿的比重正常为 1.015～1.025，pH 5～7，平均为 6，呈弱酸性。如尿比重经常为 1.010 左右的低水平，提示肾功能严重障碍。尿液的气味可初步分辨出患病情况，如泌尿道感染时，尿液有氨臭味；糖尿病酮症酸中毒时，尿液有烂苹果味。

2）排尿异常的护理。①尿失禁患者的护理：尿失禁分为真性尿失禁（指膀胱完全不能储存尿液，处于空虚状态，持续发生滴尿现象，可见于昏迷患者）、假性尿失禁（指膀胱充盈达一定压力时，尿液不自主地溢出或滴出，多见于前列腺增生和尿道狭窄患者）和压力性尿失禁（指腹部压力增加时，出现不自主的排尿，多见于中、老年女性）。其护理方法包括心理护理、皮肤护理、外部引流术和导尿管留置术等。②尿潴留患者的护理：尿潴留患者常表现为急躁、紧张和焦虑，应针对患者的心态给予安慰和解释，消除不良情绪，鼓励其树立战胜疾病的信心，积极配合治疗和护理。③排尿方式护理：尽量使患者以习惯的体位和姿势排尿，在病情许可的情况下抬高上身或坐起排尿。对需绝对卧床休息或某些手术患者应有计划地提前训练在床上排尿，以免因改变排尿姿势而发生尿潴留。还应为患者提供隐蔽的排尿环境，如用屏风遮挡、关闭门窗和请探视人员回避等。④利用某些条件反射诱导排尿，如让患者听流水声（可用录音）或用温水冲洗会阴部。⑤热敷、按摩下腹部（膀胱高度膨胀时，按摩应注意力度，以免造成膀胱破裂），使肌肉放松，促进排尿。⑥采用针灸治疗（常取中极、三阴交和曲骨穴等），刺激排尿；必要时遵医嘱用药。⑦如上述措施处理无效，则需采用导尿术。⑧教育患者预防尿潴留，养成定时、及时排尿的习惯，前列腺肥大患者勿过度劳累和饮酒，并注意预防感冒等。

导尿术是在严格无菌操作下，将导尿管经尿道插入膀胱引出尿液的技术。其操作目的是为尿潴留患者引流出尿液，以减轻痛苦；协助临床诊断，如留取尿培养标本，测量膀胱容量、压力，检查残余尿，进行尿道或膀胱造影等，为膀胱肿瘤的患者进行膀胱内化疗。

3）在进行导尿操作前应该做好以下准备：①护士准备：衣帽整洁、洗手、戴口罩等。②患者和家属准备：患者和家属应清楚导尿的目的及安全性，能自理者嘱其自行冲洗会阴，不能自理者护士应给予协助。③用物准备：外阴消毒包、无菌导尿包和其他备用物品。④环境准备：室内环境清洁、调节室温、酌情关闭门窗和遮挡患者等。

4）导尿的步骤：核对解释→安置卧位→首次消毒→开包铺巾→再次消毒→插导尿管→拔导尿管→整理记录。

5）注意事项：①严格执行无菌技术操作原则，防止尿路感染。②保护患者隐私，维护患者自尊，作好解释与沟通，遮挡操作环境并采取适当的措施防止患者着凉。③选择光滑和粗细适宜的导尿管。插管时动作要轻柔、准确，避免损伤尿道黏膜。④为男性患者插导尿管时，因膀胱颈部肌肉收缩产生阻力，应稍停片刻，嘱其做深呼吸后，再慢慢插入。⑤为女性患者导尿时，若导尿管误入阴道，必须更换导尿管后重新插入。老年女性尿道口回缩，插管时应仔细观察、辨认，避免误入阴道。⑥对膀胱高度膨胀且又极度虚弱的患者，首次放尿量不得超过 1000ml。因大量放尿可导致腹腔内压力突然降低，大量血液滞留在腹腔血管内，引起患者血压突然下降产生虚脱；还可使膀胱内压突然降低，引起膀胱黏膜急剧充血而发生血尿。

（2）排便护理

1）正常粪便的观察：①量与次数：排便是人体的基本生理需要，每日排便量与食物的种类、数量及消化器官的功能有关。一般成人每日排便 1~2 次（婴幼儿 3~5 次），平均量 100~300g。②形状与颜色：正常粪便柔软成形，呈黄褐色，婴儿的粪便呈黄色或金黄色。粪便的颜色也因摄入的食物和药物的不同而发生变化。③气味和混合物：粪便的气味是由于蛋白质经细菌分解发酵而产生，气味因食物的种类而异。粪便中含有少量黏液，有时伴有未消化的食物残渣。

2）异常粪便的观察。①次数：成人每日排便超过 3 次或每周少于 3 次且形状改变，应为排便异常。②形状：粪便呈糊状或水样，见于消化不良或急性肠炎；粪便干结坚硬，有时呈栗子样，见于便秘；粪便呈扁平状或带状，见于直肠、肛门狭窄或肠道部分梗阻。③颜色：柏油样便，见于上消化道出血；暗红色便，见于下消化道出血；陶土色便，见于胆道完全梗阻；果酱样便，见于阿米巴痢疾或肠套叠；粪便表面有鲜血或便后有鲜血滴出，见于直肠息肉、肛裂或痔疮；霍乱、副霍乱粪便呈白色“米泔水”样。④气味：消化不良粪便呈酸腐味；直肠溃疡、直肠癌呈腐败味；上消化道出血呈腥臭味。⑤混合物：粪便中混有大量黏液常见于肠炎；粪便中伴有脓血常见于直肠癌、痢疾；肠道寄生虫感染粪便中可见蛔虫、蛲虫等。

3）便秘患者的护理：便秘是指正常排便形态改变，排便次数减少，粪质干硬，排便困难。其护理方法如下。①心理护理：了解患者的心态和排便习惯，解释便秘的原因及护理措施，消除患者的顾虑。②排便环境：用屏风遮挡，以达到视觉隐蔽，并适当调整治疗时间，使患者安心排便。③选取适宜的排便姿势：如病情许可，患者取坐位或抬高上肢或扶助下床，利于排便。④腹部环形按摩：按结肠解剖位置做环行按摩（升结肠→横结肠→降结肠），可刺激肠蠕动，帮助排便。⑤口服缓泻剂：遵医嘱给口服缓泻剂，如蓖麻油、植物油、液状石蜡、硫酸镁等。⑥使用简易通便剂：教会患者或家属正确使用简易通便剂，如开塞露或甘油栓等。⑦灌肠术：如经上述措施处理无效时，则需采用灌肠术。⑧健康教育：向患者讲解有关排便的知识，让患者养成定时排便习惯；建立合理的食谱，多吃蔬菜、粗粮等富含膳食纤维的食物；多饮水；适当摄取油脂类食物；安排适当活动，如散步、体操和打太极拳等。

4）腹泻患者的护理：腹泻是指正常排便形态改变，肠蠕动增快，排便次数增多，粪便稀薄而不成形。护理方法如下。①心理护理：给患者耐心的解释和安慰，做好清洁护理，提高患者的自信心。②卧床休息：以减少体力消耗，注意腹部保暖。③饮食护理：鼓励患者多饮水，酌情给予低脂、少渣、流质或半流质饮食。腹泻严重时暂禁食。④保护肛周皮肤：每次便后用软纸擦净肛门，再用温水清洗，肛门周围涂油膏，以保护局部皮肤。⑤遵医嘱用药：如止泻剂、抗感染药物，口服补液盐或静脉输液以维持体液和电解质平衡。⑥观察记录：观察粪便的次数和性质，及时记录，需要时留取标本送检。疑为传染病时，按肠道隔离原则护理。⑦健康教育：向患者解释引起腹泻的原因和防治措施；督促患者多饮水，饮食宜清淡并注意饮食卫生；指导患者观察排便情况，有异常时及时与医护人员联系。

5）排便失禁患者的护理：排便失禁是指肛门括约肌不受意识控制而不自主排便。①心理护理：尊重和理解患者，鼓励患者树立信心。②保持室内空气清新：定期开窗通风换气，除去不良气味，使患者舒适。③皮肤护理：用温水清洁擦洗。④及时更换污染的被单和衣裤，保持床铺清洁、干燥、平整；保护肛周皮肤清洁，必要时涂油保护；注意患者骶尾部皮肤情况，定时翻身按摩，防止压疮的发生。⑤观察患者的排便反应：了解患者的排便时间、规律，观察排便的表现，如患者因进食刺激肠蠕动而引起排便，则应在饭后及时给予排便器；如患者排便无规律，则应酌情给患者使用排便器，以试行排便，帮助患者重建排便的控制能力。⑥健康教育：向患者及家属解释排便失禁的原因及护理方法；引导患者及家属学习饮食卫生知识；教会患者肛门括约肌及盆底肌肉收缩锻炼的方法。⑦灌肠术：灌肠术是将一定量的溶液由肛门经直肠灌入结肠，以帮助患者清洁肠道、排便、排气，或由肠道供给药物或营养，达到确定诊断和进行治疗的技术。包括不保留灌肠术和保留灌肠术。

四、姑息性康复治疗

（一）姑息性物理治疗

随着疾病的进展，并发症及伴随症状的加重，当患者进入临终阶段，常常表现出不同程度的功能障碍，导致生活质量大大降低。姑息性物理治疗的概念在20世纪60年代形成，其目的是通过物理治疗的方法，消除或减轻患者的躯体症状，改善患者的功能状态，从而提高生活质量。由于治疗对象的不同，物理治疗师在治疗方法的选择上应有别于常规的物理治疗。临终患者的功能状态可能在短时间内出现明显的改变，因而有必要及时对患者进行症状和功能的评估，制定康复治疗计划时应倾向于短期、灵活、个体化的治疗方案。

1. 乏力　乏力是癌症和疾病晚期患者最常见的症状，并随着疾病的进展、卧床时间延长、治疗的副作用等而逐渐加重。研究表明运动能够明显改善患者的躯体症状和心理功能。物理治疗师开具运动处方的基本原则是：①在全面评估的基础上，制定个体化的治疗方案；②关注患者整体功能状况，而非某一单一功能；③运动强度适中，既要达到治疗目标，又要避免运动强度过大给患者带来的身体损伤和心理负担；④治疗目标和方案应事先与患者共同协商制定；⑤治疗过程中及时对疗效和方案进行评估。

2. 疼痛　疼痛是疾病终末期患者，尤其是癌症患者最常见的症状之一，对患者的生活质量影响极大。对疼痛的干预常需要多学科手段结合，在药物治疗基础上，进行物理治疗，可以取得更好的疗效。常用的物理治疗方法包括治疗性运动、按摩、针灸和经皮电刺激等。

3. 呼吸困难　呼吸困难是晚期肿瘤和终末期心肺疾病患者的常见症状，常常对患者和家属造成很大痛苦，但在临床中却很难纠正。可以采用的物理治疗方法包括呼吸技巧、放松术、体位疗法和焦虑缓解工具等。

（二）艺术疗法

艺术疗法是一种非语言性的心理、生理治疗，通过各类适合的艺术形式让患者产生自由联想和融合来稳定和调节情感，消除负性心理情绪，缓解及改善精神及部分疾病症状。艺术疗法起源于20世纪初对精神病艺术家的研究，而在1969年美国成立的艺术疗法协会正式将艺术和疾病治疗相结合。艺术疗法的应用范围广泛，早期以精神类疾病为主，如精神分裂症、强迫症、抑郁症、神经症等。随着其不断发展，也被应用于恶性肿瘤患者的辅助治疗。通过艺术疗法可以缓解患者的疼痛、焦虑等症状。常见的艺术疗法包括音乐疗法、绘画疗法、箱庭疗法、Collage疗法、陶艺疗法、诗歌疗法、舞蹈疗法、心理剧和作业疗法等多种形式。

1. 音乐疗法　利用音乐治疗疾病早已提及，我国最早的医书《黄帝内经》把宫商角徵羽五音引入医学领域，并将五音与人的五脏和五种情志结合在一起，开创了五音疗法。而作为现代学科的音乐治疗起源于20世纪中期的美国，1940年美国卡萨斯大学正式设立音乐治疗学科。1978年加拿大首先报道将音乐治疗应用于姑息医学。中国音乐治疗起步于20世纪80年代，1985年湖南长沙马王堆疗养院建立了中国第一个心理音乐治疗室。1988年中国音乐学院设立音乐治疗大专班。现在音乐治疗已发展成为一门成熟完整的边缘学科，确立的临床治疗方法多达上百种，并形成了众多的理论流派。音乐治疗涵盖以下内容：①音乐为载体的应用心理治疗学；②有治疗对象、治疗过程、疗效评估等全面和专业的体系；③有明确的治疗目的，研究音乐对人体功能的作用，用音乐医治疾病、缓解症状和促进身心健康。

根据目前研究结果，音乐对人体的作用主要表现在以下几方面：①刺激大脑某些递质如乙酰胆碱和去甲肾上腺素的释放，从而改善大脑皮层功能；②直接作用于下丘脑和边缘系统等情绪中枢，对人的情绪进行双向调节；③音乐提高垂体脑啡肽的浓度，从而抑制疼痛。音乐通过刺激大脑颞叶听觉中枢，对疼痛中枢有交互抑制作用；④音乐能调节人的情绪，进而帮助治疗某些心身疾病；⑤音乐能超越意识直接作用于潜意识，因而在心理治疗中有特殊功效；⑥音乐有助于协调身心及建立和谐的人际关系，可应用于行为治疗。

对于临终患者的一些常见症状，可以使用音乐疗法作为辅助治疗手段。这些症状主要包括疼痛、恶心、呕吐、失眠、焦虑、恐惧、呼吸困难、烦躁不安、言语困难和精神错乱等。

2. 绘画疗法　绘画疗法是视觉艺术疗法之一，英国艺术治疗家协会将其定义为借助艺术治疗师的帮助，以绘画、塑造等艺术为媒介，从事视觉心象的表达，借此表达存于内心未能表达的思想和感情。正是由于人类的思维、心理活动、情绪体验等大多呈视觉性，通过绘画艺术形式可以呈现个体的内心世界，并进一步通过绘画体验等艺术创作，达到治疗的目的。

绘画治疗主要适用于不能说话或非正常说话的个体、对言语治疗有抵抗的个体、交流困难的个体，以及惧怕疾病与治疗师的个体。通过绘画疗法能够达到以下临床疗效：①改善和恢复情绪，缓解抑郁、焦虑及心理应激等；②树立自尊和健康的自我形象；③促进人际交往，改善社交功能；④改善躯体症状，绘画疗法能够有效地缓解癌症患者的疼痛和焦虑，减轻疲乏综合征等躯体症状，从而提高患者的生活质量。

（杨　波）

第四节　临终患者常见问题的护理

一、体温升高或出汗

产热增多或散热减少，均可导致体温升高，称为发热。发热以感染性发热为多见。非感染性发热常见于血液病、恶性肿瘤和理化因素等。体温在38℃以下为低热，38~39℃为中热，39~40℃为高热，40℃以上为超高热。体温上升期由于皮肤血管收缩、皮温下降，表现为皮肤苍白，无汗，畏寒，体温升高后，皮肤潮红而灼热，呼吸及心率加快，退热时因大量出汗，皮肤温度降低。高热可出现谵妄、惊厥、错觉及水、电解质紊乱等合并症。

（一）体温与其他生命体征的监测

应注意对高热患者体温的监测，每 4 小时测量体温一次，待体温恢复正常 3 天后可减至每日 2 次。同时密切观察其他生命体征，如有异常情况，应立即通知医生。

（二）物理降温

1. 物理降温与药物降温不宜同时进行　物理降温（头部冷敷外）与药物降温不能同时应用，原因是药物降温过程中，皮肤毛细血管扩张、出汗，通过汗液蒸发带走许多热量；物理降温是冷刺激，皮肤毛细血管收缩。如果药物降温和物理降温同时进行，会影响药物降温的效果。

2. 物理降温的具体方法如下

（1）擦浴法：可以在服用退热药后随即给予温水擦浴。其优点是：及时使体温下降，预防高热惊厥，并使患者有舒适感；温水擦浴后使体表毛细血管扩张，提前发挥解热药的作用，以达到出汗散热的目的。由于解热药与物理降温相结合，在一定时间内较理想地控制了体温回升。国外也有人提及退热药结合“冷围巾”降温效果好，患者感觉舒适，对发热的患者是一种有益的护理干预。

（2）冷袋和水囊降温法：化学冰袋可以通过传导作用吸收机体热量，而且胺类化合物因理化性质具有吸热作用，两者合并使体温调定点下移，导致体温下降，同时由于化学冰袋重量轻、不易破裂等优点易被患者接受，且可减轻护士的工作量。

（3）灌肠法：无低血压、意识清楚的中枢高热的患者可用冰生理盐水 100ml 灌肠。

（4）静脉降温法：其方法是将患者需常规输入的液体置于冰箱，待液体温度降为 0～10℃时取出，用棉套保温，按静脉输液法把液体输入患者体内，其降温疗效显著，降温有效率高达 100%。多用于下丘脑功能紊乱所致的中枢性高热、体温升高快和降温效果差者。

（5）医用冰毯降温法。

3. 物理降温的注意事项

（1）对高热寒战或伴出汗者，一般不宜用酒精擦浴。因寒战时皮肤毛细血管处于收缩状态，散热少，如再用冷酒精刺激会使血管更加收缩，皮肤血流量减少，从而妨碍体内热量的散发。

（2）对高热无寒战又无出汗者，采用酒精擦浴降温，能收到一定的效果。但应注意受凉及并发肺炎。擦浴部位不能全部一次裸露，擦某部位露出某部位。擦浴过程中，由于皮肤很快冷却，可引起周围血管收缩及血流淤滞。必须按摩患者四肢及躯干，以促进血循环，加快散热。

（3）一般不宜在胸腹部进行酒精擦浴，以防止内脏器官充血，引起不适和并发其他疾病。如胸腹部扩散过多可引起胃肠痉挛性的疼痛。

（4）采取降温措施30分钟后测量体温（最好测肛温，如测腋温需测量前停止物理降温半小时），同时要密切观察患者血压、脉搏、呼吸及神志变化。

（5）对使用冰块降温的患者要经常更换部位，防止冻伤。腋下冰袋降温后，腋温的测量不易在50分钟内进行。

（6）应用医用冰毯降温的患者，体温探头应放在直肠或腋中线与腋后线中间为宜。

（三）口腔护理

长期发热患者，唾液分泌减少，口腔内食物残渣易于发酵并促进细菌繁殖，同时由于机体抵抗力低下及维生素缺乏，易引起口腔溃疡，应加强口腔护理，减少并发症的发生。

（四）皮肤护理

高热患者由于新陈代谢加快，消耗大而进食少，体质虚弱，应卧床休息减少活动。在退热过程中往往大量出汗，及时擦干汗液并更衣以防感冒。应勤换内衣内裤，加强皮肤护理，防止发生压疮。

高热患者体温骤降时，常伴有大量出汗，以致造成体液大量丢失。年老体弱及心血管病患者极易出现血压下降、脉搏细速、四肢冰冷等虚脱或休克表现，应密切观察，注意保暖，一旦出现上述情况，应立即配合医生及时处理。不恰当使用退热剂，可出现类似情况，应慎用。

（五）心理护理

发热期的患者常有心理恐惧、紧张、不安、烦躁等情绪，高热还会出现谵妄，此期的心理护理要点如下：①安抚患者；②满足患者的需要；③解除患者的痛苦：如患者感到口干口渴，应尽量提供含糖盐水，并鼓励多饮，补足大量水与电解质，防止虚脱，并可解除患者的烦渴；④常去看望患者；⑤向患者做解释工作；⑥设法增加患者的舒适度；⑦特殊照护，对于躁动、幻觉的患者，应从旁守护照料或允许亲人陪护，防止发生意外；⑧由于发热引起的精神症状，除降温外，应遵医嘱给予适量的镇静剂；⑨高热出现谵妄，应及时用床档防止坠床，出现昏迷时，按昏迷患者常规护理。

（六）饮食护理

1. 发热患者应遵循的饮食原则　患者高热时，一方面由于迷走神经兴奋降低，胃肠蠕动减弱，消化液分泌减少，消化酶活性降低，胃肠活动及消化吸收功能降低；另一方面，发热使人体内各种营养素的分解代谢增强，营养物质和氧大量消耗，体温每升高1℃，基础代谢增高13%。这样极易引起发热患者消瘦、衰弱和营养不良。因此，发热患者必须注重饮食营养，饮食原则如下。

（1）药物治疗与补充营养并重：发热患者除用药物治疗外，合理补充营养，对改善全身的营养状况，促进病体康复具有重要作用。

（2）高热、高蛋白饮食：应给予高热、高蛋白的流质或半流质饮食，并鼓励患者自己进食。对不能自己进食者，必要时用鼻饲补充营养，以弥补代谢之消耗。

（3）及时补充水分：高热可使其机体丧失大量水分，应鼓励患者多饮水，必要时由静脉补充液体、营养物质和电解质等。

2. 发热患者的饮食护理

（1）发热期间选用营养含量高且易消化的流质，如豆浆、藕粉、果泥和菜汤等。

（2）体温下降病情好转时可改为半流质，如面条、粥，配以高蛋白、高热量菜肴、豆制品、鱼类、蛋黄以及各种新鲜蔬菜。

（3）恢复期时可改为普通饮食，食欲好可给予鸡、鸭、牛肉、鱼、猪肉、蛋、牛奶和豆类等。

3. 发热患者的饮食安排

（1）给予高热能、高蛋白质、富含维生素和无机盐以及口味清淡，易于消化的饮食。根据病情可予流质、半流质饮食或软饭。流质饮食可选用牛奶、豆浆、蛋花汤、稠米汤、绿豆汤、藕粉、鲜果汁、去油鸡汤等；半流质饮食可选用大米粥、肉末菜末粥、面片汤甩鸡蛋、肉末菜末面条、馄饨、豆腐脑、银耳羹等；软饭可选用馒头、面包、软米饭、包子、瘦肉类、鱼、虾、蛋、瓜茄类、嫩菜叶和水果等食品。

（2）供给充足液体，有利于体内毒素的稀释和排出，还可补充由于体温增高丧失的水分，可饮开水、鲜果汁、菜汁、米汤和绿豆汤等。

（3）忌用浓茶、咖啡、酒精饮料及有刺激性的调味品（如芥末、辣椒、胡椒等），并限制油腻的食物。

（4）宜采用少吃多餐制，流质饮食每日进食6~7次，半流质每日进食5~6次，软饭每日3~4次，这样既可补充营养物质，还可减轻胃肠负担，有利于疾病的恢复。

二、呼吸困难

（一）心理护理

对患有呼吸系统疾病的老年人，要关心爱护他们，护理人员要细心、有爱心。患者本身已经年迈，加上疾病缠身，身心都受到一定的伤害，可能会出现焦躁不安、情绪波动、脾性无常，护理人员对于患者的这些情绪要充分理解，哪怕是他们对工作人员有冒犯，也要以一颗宽容的心去对待，用真诚的微笑和细心的开导来与其交流和沟通。护理人员应主动搀扶患者；对于患者关心的问题，护理人员都要耐心回答；对于健忘或爱唠叨的患者，护理人员应对其表示谅解，尽量消除患者的不良情绪。患者呼吸困难，身心痛苦，容易产生消极易怒的心态，护理人员要叮嘱患者的家属多与其交流沟通，多照顾患者的生活和心理，可使患者从周围人那里获得温暖，从而积极地配合治疗。

（二）饮食护理

呼吸系统疾病患者的胃肠功能都有所减退，对食物进行消化吸收困难。呼吸系统疾病是一种慢性疾病，在治疗和护理过程中，护理人员要对患者的饮食有足够的重视。护理人员应根据患者临床症状的不同，为其有针对性地制定饮食方案，对于咳嗽的患者，要保证充足的蛋白和热量，同时饮食中要含有较高含量的维生素，尽量减少油腻和辛辣等刺激性食物的进食。在日常饮水中，要保证在病情允许的情况下，摄入足量的水分以保持呼吸道的湿润，有利于呼吸道黏膜的修复。

（三）呼吸道的护理

对患者的呼吸道进行正确的护理。首先，要确保呼吸道通畅。除了上面所说的每日摄入足量的水分之外，还要帮助患者进行腹式呼吸训练，促进通气量的提高，一旦患者呼吸困难，就要为其持续吸氧。其次，保持口腔清洁。口腔的清洁与否直接关系到患者呼吸道的清洁程度。帮助患者清洁口腔能够防止呼吸道黏膜糜烂，防止发生真菌感染。如果患者有溃疡，应及时发现予以处理。第三，确保患者的痰液及时排出。许多呼吸系统疾病患者痰量较多，但是由于体力欠佳难以咳出，容易导致窒息，所以护理人员要为患者准备好痰液吸引器帮助患者及时排痰。患者要保证充足的水分摄入，可以有助于排痰。

（四）观察药物疗效

护理人员要观察药物疗效，并观察是否出现了不良反应。患者如果出现了呼吸衰竭症状，要慎重使用镇静剂；如果出现昏迷或烦躁不安，则不要使用吗啡等药物。

（五）健康指导

由于老年呼吸系统疾病的慢性特点，所以护理人员要对患者进行健康指导。护理人员要辅助患者进行体能训练，通过缩唇呼吸法等提高患者的肺泡换气功能，缓解患者的缺氧症状。

（六）对症处理

患者住院期间，应对患者的体温、呼吸、血压、脉搏等体征进行细心的观察，观察患者的咳痰量和咯血量，判断患者呼吸困难的原因和类型，检查胸闷气短的程度。如果患者需要输液，则要对输液的速度进行严格的控制，防止输液速度过快、流量过多等导致水肿和心力衰竭。老年人肝肾功能衰减，容易产生药物蓄积导致中毒，所以护理人员要对患者用药后的情况进行密切观察。

三、恶心呕吐

（一）心理护理

全面了解患者治疗前的情况，引起恶心、呕吐的诱因以及以前缓解恶心、呕吐最有效的措施，对于处理临终患者恶心呕吐的症状具有重要的意义。在治疗前纠正患者不正确的认识，可减少患者的恐惧和焦虑。给患者讲解有关治疗可能出现的不良反应及机体感受等信息，以达到消除疑虑的目的。家属与患者接触最多，他们的焦虑情绪很容易传染给患者，可利用家庭、亲属、同事和朋友等比较亲密的关系，给予患者精神方面的支持，有助于减轻或缓解患者情绪或精神上的压力，减少恶心、呕吐发生的频率，帮助患者树立生活的信心。

（二）对症护理

为患者提供安静、舒适的环境，保持空气清新流通，减少刺激，保证患者的休息和睡眠。呕吐时应协助患者坐起或侧卧位，头偏向一侧，吐毕应尽快尽可能吸净口腔呕吐物，并给予漱口处理。应预防意识障碍者的误吸，以免发生窒息。

（三）饮食护理

在饮食与营养方面，应该注意为患者提供足够的热量和水分，尽量提供清淡易消化的食物，避免辛辣、油腻刺激饮食。忌产气食物，少食多餐，进食前后漱口，促进食欲。

（四）口腔护理

口腔护理是最基础，也是最重要的护理内容。长期、反复的恶心可使口腔黏膜和牙齿持续暴露于酸性胃内容物中，进而引起口腔并发症。因此，应及时做好口腔护理，以预防潜在的感染，提高患者的生活质量。呕吐引起的牙齿并发症包括牙釉质丧失，严重者可致神经暴露，引起牙齿过敏和疼痛。为做好口腔护理，应尽早发现患者的口腔不适，制定护理计划时应考虑患者的耐受程度、呕吐与口腔护理间的间隔时间等因素，尽量做到简单、实用。

四、水肿

（一）水肿的成因

临终患者出现水肿现象比较常见，水肿形成的原因很多：①血液循环障碍，如长期卧床、肿瘤压迫致静脉回流受阻、心脏功能不全等；②营养不良，如低蛋白血症、维生素 C 缺乏等；③疾病及治疗并发症，如肾功能不全、淋巴结术后淋巴液回流受阻、放疗损伤、类固醇类药物不良反应等。

（二）水肿的分类

临终患者的水肿大致分为两类。① 全身性水肿：病因多为脏器功能不全（心衰、肝肾功能不全等）及营养不良所致；②局限性水肿：局部循环障碍（长期卧床、静脉及淋巴管压迫）及局部损伤（放疗、手术等）导致。

（三）护理要点

1. 制定计划　评估患者的皮肤情况，制定护理计划及具体措施。

2. 心理护理　进行心理评估，做好心理护理，使患者及家属认识到水肿的危险性以及护理措施的重要性和必要性。

3. 皮肤护理　保护水肿的皮肤及皮下组织，保持室内合理的温度与湿度，预防皮肤干燥；穿着柔软无刺激的衣物，避免接触锐器；局部擦拭时应动作轻柔，避免使用刺激性液体；避免强光长时间照射；减少大小便的刺激，及时处理破损皮肤以防止感染。

4. 变换体位，改善局部血液循环　长期卧床患者应建立翻身卡，定时变换体位，协助翻身，局部按摩促进血液循环，并使水肿部位位置抬高，合理使用气垫床等。

5. 避免医源性损伤　避免水肿部位的穿刺、注射和输液等操作，避免在水肿肢体测血压等。

6. 改善营养　保证患者足够的蛋白质、维生素、热量等的摄入，应控制液体及盐分的总量。

五、吞咽困难

吞咽困难可由口腔、喉或食管的损伤，局部的机械性梗阻或神经运动障碍造成。应根据不同的原因采取不同的治疗措施。

（一）病因治疗

针对病因的治疗如下。

1. 局部损伤治疗　如咽喉部破溃或感染，予以局部药物治疗。

2. 颈部或纵隔肿瘤治疗　可考虑采用放射治疗，激素治疗可起到暂时缓解的作用。

3. 食管肿瘤治疗　可考虑姑息性放射治疗、食管插管、激光治疗和食管支架扩张术等。

（二）护理要点

1. 吞咽困难的评估　入院后由医护人员进行评估，如用洼田饮水实验、安德森吞咽困难量表和吞咽困难 QOL 测量工具等进行评估。

2. 吞咽功能训练　部分临终患者（尤其是神经运动障碍者）可通过吞咽功能训练得到改善，如对患者进行系统的面部训练、舌的运动训练、咽喉部的训练、张口受限的康复训练以及持续的健康教育。

3. 饮食护理　根据患者吞咽障碍程度选择不同的食物形态，如糜烂或糊状的半流质饮食，还要兼顾到食物的色、香、味、热量以及温度等，在病情许可的情况下尽量满足患者的口味。进食时保持环境安静、舒适。患者体位可取躯干垂直、颈部微微向前屈曲位。为避免食物误入气管，卧床患者可取仰卧 30°、头部稍前倾位，护理人员应位于患者健侧帮助进食。

4. 心理护理　准确评估吞咽困难患者的心理状态，根据其心理特点，给予有针对性的心理干预，使患者了解吞咽机制，改善患者对吞咽困难的认知，减轻患者的焦虑、抑郁心态，减少患者的吞咽困难及其相关的并发症。

六、压疮

压疮又叫褥疮，是皮肤或皮下组织由于压力、剪切力或摩擦力而导致的皮肤、肌肉和皮下组织的局限性损伤。常发生在身体的骨隆突处，由于受压引起，其损伤深浅不一。通常存在坏死组织，边缘硬而干燥，轮廓常呈圆形或火山口状，疼痛不明显。分布于溃疡床的肉芽组织常呈灰白色，继发感染时有恶臭或脓性分泌物流出，穿入深部组织，使肌腱、骨膜发炎、变厚和硬化，有时会破坏其骨质及关节。

（一）NPUAP2007 压疮分期法

根据组织的损害程度和范围，可将压疮分为可疑的深部组织损伤、Ⅰ期、Ⅱ期、Ⅲ期、Ⅳ期和不明确分期，各期的表现如下。

1. 可疑的深部组织损伤期　皮下软组织受到压力或剪切力的损害，局部皮肤完整但可出现颜色改变如紫色或褐红色，或导致充血的水泡。与周围组织比较，这些受损区域的软组织可能有疼痛、硬块、有黏糊状的渗出、潮湿、发热或冰冷。在肤色较深的个体中，深部组织损伤可能难以检测。厚壁水泡覆盖的黑色伤口床，进展可能更快，足跟部是常见的部位。这样的伤口恶化很快，即使给予积极的处理，病变可迅速发展，致多层皮下组织暴露。

2. 压疮Ⅰ期　在骨隆突处的皮肤完整伴有压之不褪色的局限性红斑。深色皮肤可能无明显的苍白改变，但其颜色可能与周围组织不同。受损部位与周围相邻组织比较，有疼痛、硬块、表面变软、发热或冰冷。此阶段对于肤色较深的个体可能难以鉴别，可表明处于危险状态。

3. 压疮Ⅱ期　真皮部分缺失，表现为一个浅的开放性溃疡，伴有粉红色的创面、无腐肉，也可能表现为一个完整的或破裂的血清性水疱。此阶段不能描述为皮肤撕裂伤、胶带损伤、会阴皮炎、浸渍或者表皮剥脱，淤伤表明有可疑的深部组织损伤。

4. 压疮Ⅲ期　全层皮肤组织缺失，可见皮下脂肪暴露，但骨、肌腱和肌肉未外露。有腐肉存在，但组织缺失的深度不明确，可能包含有潜行和隧道。此阶段压疮的深度因解剖位置的不同而不同，鼻梁、耳、枕骨处和踝部因无皮下组织，因此Ⅲ期压疮可能是表浅溃疡。相对而言，脂肪较多的部位此阶段压疮可能形成非常深的溃疡，骨或肌腱不可触及或无外露。

5. 压疮Ⅳ期　全层组织缺失，伴有骨、肌腱或肌肉外露。伤口床的某些部位有腐肉或焦痂，常常有潜行或隧道。Ⅳ期的压疮因解剖位置不同而异，鼻梁、耳、枕骨处和踝部因无皮下组织，此阶段压疮可能是表浅溃疡。可能扩展到肌肉和（或）支持结构（如筋膜、肌腱或关节囊），还有可能造成骨髓炎，甚至可以直接看见或触及骨和肌腱。

6. 分期不明确压疮　全层组织缺失，溃疡底部有腐肉覆盖（黄色、黄褐色、灰色、绿色或褐色），或者伤口床有焦痂附着（炭色、褐色或黑色）。只有去除足够多的腐肉或焦痂，暴露出伤口床的底部，才能准确评估压疮的真正深度和确定分期。足跟处稳定的焦痂（干的、黏附紧密的、完整但没有发红或者波动感）可作为人体自然的（生物学的）覆盖而不被去除。

（二）压疮的危险因素

Braden & Bergstrom（1987）认为，压疮形成的关键是压力的强度和持续时间，皮肤及其支持结构对压力的耐受力。压力经皮肤由浅入深扩散呈圆锥形分布，最大压力在骨突出的周围。压力与时间关系的研究显示：低压长时间的压迫造成的组织危害>高压短时的压迫。皮肤毛细血管最大承受压力为16~33mmHg（2.01~4.4kPa），最长承受时间为2小时。肌肉及脂肪组织比皮肤对压力更敏感，最早出现变性坏死，萎缩的、瘢痕化的、感染的组织增加对压力的敏感性。

引起压疮的另一重要原因，是施加于相邻物体的表面，引起相反方向的进行性平滑移动的力量。当身体同一部位长期受到不同方向的作用力时，就会产生压疮。这种作用力与体位关系密切，作用于深部组织中，引起组织的相对移位，能切断较大区域的小血管供应，导致组织氧张力下降，因此它比垂直方向的压力更具危害。有实验证明，剪切力只要持续存在长于30分钟，即可造成深部组织的不可逆损害。如果将受压部位的血管比喻为水管的话，压力是将水管挤扁，而剪切力是将水管折弯，所以剪切力更易阻断血流。

摩擦力作用于皮肤，易损害皮肤的角质层，增加皮肤的敏感性，可使局部皮肤温度增高，温度升高1℃，能加快组织代谢并增加氧的需要量10%。摩擦力大小可被皮肤的潮湿程度所改变，少量出汗的摩擦力大于干燥皮肤的摩擦力，大量出汗则可降低摩擦力。床铺皱褶不平、有渣屑、皮肤潮湿，搬动时拖、拽、扯、拉，均会给患者产生较大摩擦力。

Reuler等报道湿润皮肤使组织产生压疮的可能性比干燥皮肤高5倍。潮湿导致皮肤的酸碱度改变，进而使皮肤角质层的屏障功能降低，引发表皮损伤和细菌增殖。皮肤潮湿的常见因素有：大小便失禁、大汗或多汗、伤口大量渗液等。另外需要注意，正常皮肤偏酸性（pH 4.0~5.5），而尿和便均为碱性。

（三）压疮的护理

压疮护理的重点是保护皮肤和实施正确的皮肤护理，具体方法如下：①入院时全面检查皮肤情况；②每天早晨和晚上睡觉前检查皮肤；③用手的背面来感觉柔软或发热的区域，发红区域不要按摩；④当皮肤受到大小便污染时及时清洗；⑤沐浴时使用温水和中性肥皂；⑥预防皮肤过分干燥，使用乳制剂、油膏或油剂；⑦选择合适的皮肤保护产品；⑧经常改变体位以减少骨隆突处的压力；⑨变换体位时小心不要摩擦到敏感区域；⑩避免直接压迫在骨隆突处；⑪不能直接按摩压红的区域、压疮处及骨隆突处（膝盖、肘部），使用泡沫、胶体或气垫床来减少压力。根据患者的身体状况将床头尽可能抬得低一点和时间短一点，使用枕头来避免膝部和足踝的相互压迫，保持床单平整，穿的衣服不要有粗大的缝合处，热水袋不要用于没有感觉的身体部分等；⑫健康饮食以保持皮肤的健康；⑬摄入水分充足；

⑭营养的健康教育；⑮一些研究表明锌和维生素 C 能促进大伤口的愈合，可适当补充；⑯让患者和家属了解皮肤护理与压疮的关系，以及压疮的发生、发展和疗护的一般知识，使其参与其中。

患者一旦出现压疮，应早发现、早治疗，并坚持治疗与预防并重的原则，根据压疮的不同分期和疮面大小进行处理及照护，具体措施为：

1. 出现局部皮肤红润或淤血时，改变体位，避免受压，保持适当温度及湿度，并予局部按摩，可外用红花油或褥疮贴。

2. 出现局部炎性渗出时，保持皮肤干燥，定时消毒外敷消炎药及无菌辅料。

3. 出现皮肤溃烂坏死时，积极清创，并用消炎药辅料处理，定时使用红外线灯照射，促进结痂；观察结痂情况，避免表面结痂而其下仍有感染渗出，必要时分次彻底清创，疮面于氧气吹气后涂生肌膏等处理。

七、大小便失禁

（一）小便失禁的护理

1. 小便失禁的评估　要做好对临终患者小便失禁的护理，首先必须对患者小便失禁的基本情况做一个综合性的评估，具体的评估内容如下：

（1）患者的健康史：①现病史：询问患者是否有尿频、尿急，大笑时滴尿、溢尿等情况，其程度如何，诱因是什么；②既往史：了解尿失禁开始发生的时间和持续的时间；③疾病史：是否有意识障碍、泌尿系统感染、前列腺问题、尿道狭窄、脑动脉问题、盆底肌肉松弛、膀胱或尿道括约肌张力减退、膀胱肿瘤和脊髓损伤等；④药物史：是否有导致尿失禁的药物；⑤女性要问分娩史、生育史、阴道手术史；⑥身体状况：是否有身体虚弱，起、坐、行等活动障碍。

（2）心理、社会状况：了解患者的心理状况及亲朋好友对其的关心程度，了解患者的经济状况、家庭关系和人际关系，了解患者的日常生活自理能力和生活习惯。患者可能会出现自卑、孤独、苦闷、害羞和自我厌恶等心理改变，也可能因需要被照顾和需要支付大量卫生用品、衣物和药物的费用，从而影响了自身的工作、生活和娱乐。

（3）辅助检查：尿常规，尿培养，了解有无泌尿系统感染；必要时可做膀胱镜、B 超、和尿液动力学的检查等。

（4）身体状况：尿道周围皮肤状况，有无潮湿、瘙痒等；会阴部皮肤是否有红肿、发炎和溃破，是否有发生压疮的可能。

2. 小便失禁的护理　对患者的基本状况评估之后，根据患者的具体情况采取相应的护理措施，基本的护理措施如下：

（1）一般护理：①观察：会阴部有无红肿、溃破和压疮；②休息与活动：病情允许的情况下，鼓励尿失禁患者适当活动，尽可能让其达到生活自理或部分自理，避免劳累；③

饮食：应食用清淡，高蛋白质、高营养、高维生素；不要过分限制水分，白天足量饮水，每天2000ml左右，晚餐后限制饮水；不一次性大量饮水；不饮茶水和刺激性饮料。

（2）心理护理：应该理解、尊重和关心临终患者，注意保护其隐私。注意患者情绪变化，了解其心理状况，给予体贴的照顾和安慰。提醒家属不要嫌弃临终尿失禁者，应该理解、关心患者，主动协助他们到户外参加力所能及的社交活动。

（3）皮肤护理：尿失禁最大的危害是皮肤溃烂，发生压疮，继发感染。护理的措施有：①及时更换衣裤、床单、尿垫；②及时清洁皮肤，患者排便后应及时用温水清洗会阴及臀部皮肤，擦干局部，必要时涂上凡士林或鞣酸软膏；③选择适合的辅助用具；④观察会阴皮肤受压部位的变化，并勤翻身、勤按摩；⑤对于长期尿失禁的患者实施无菌留置导尿术，注意留置导尿者要保持尿道口的清洁，每日2次用0.5%碘伏棉球消毒并擦会阴及尿道口的分泌物污垢。使用避孕套式尿袋法的患者使用前应洗净会阴，涂爽身粉保持干燥，每日2次。

（4）其他护理：如果有需要的话，可以对患者进行盆底肌肉的训练以及健康教育。

（二）大便失禁的护理

1. 一般护理　改善患者的排便习惯，使其做到每天在固定时间排便，连续排便及肠道排空满意的目标。培养患者饭后去卫生间的习惯，修建通气、光线充足、有座便器和卫生设备配备良好的卫生间。尽可能让患者使用独立卫生间，以保持其尊严和自立性。

2. 心理护理　临终患者在直肠功能丧失后，经常有难以启齿、意志消沉、孤僻、害怕被发现等心理，如不及时防治，则会使他们精神萎靡，社会适应能力进一步退化。照护人员应充分认识大便失禁的有关问题，为他们提供优质服务，注重个性心理护理，鼓励他们战胜疾病，战胜恐惧。应多了解临终失禁患者的心理需求，掌握与患者沟通的技巧，进行有针对性的心理疏导，指导患者合理膳食、正确用药，为患者创造一个温馨、舒适的生活环境，让患者重新获得最佳的生理和心理状态。

3. 饮食护理　增加患者营养，增强体质，培养规律的饮食和饮水习惯。由于食物纤维不会被机体吸收，但可增加粪便的体积，刺激肠蠕动，有助于恢复肠道功能，加强排便的规律性，有效地改善肛门失禁的状况。所以，应增加膳食中食物纤维的含量，根据纤维素含量及大便通畅程度进行适当调整。

4. 其他护理　增加患者的活动，鼓励其参与一些适当的运动。对认知能力好、有自控能力的患者可做腹肌和骨盆底肌的训练。

八、便秘与腹泻

（一）便秘的护理

临终患者便秘多是由于活动减少、食欲不振、长期缺乏纤维素或饮水不足造成的。此外，长期卧床的临终患者肠蠕动减少、床旁排便精神紧张和心理障碍，也会影响到其正常的排便功能导致便秘。其基本的护理措施有以下几个方面：

1. 调整饮食结构　保证足够的水分（每天1500~2000ml），进食富含纤维素的食物。

2. 进行适当运动　鼓励患者在可能的范围内增加运动，长期卧床的患者要进行主动和被动的肢体活动，使其建立良好的排便习惯。

3. 提供私人空间　为患者设置独立的卫生间，如在床旁排便者应为其设置屏风；尽可能给患者以心理安慰，避免患者的急躁情绪。

4. 腹部自我按摩　教给患者在清晨晚间排尿后卧位，食、中、无名指相叠沿结肠走向自右下腹向上至右上腹，横行至左上腹，再向下至左下腹，沿耻骨上回到右下腹做腹部按摩，促进肠蠕动，自觉舒适为宜，每次10圈。

5. 药物通便　对于3天未大便者可予以口服缓泻药物，并记录排便情况；如口服药物治疗无效，可予开塞露及肥皂水灌肠。

6. 人工取便　为减轻患者痛苦，必要时可人工取便。患者侧卧屈膝，治疗者戴乳胶手套并涂抹石蜡油，示指缓慢伸入患者肛门，轻柔缓慢地将粪石取出，尽量避免损伤肠道黏膜。

（二）腹泻的护理

临终患者发生腹泻多为继发性的腹泻，其自身免疫系统功能低下导致肠道受感染的机会增加；还有胃酸分泌不足，胃内pH值增高不能有效地杀灭细菌而导致肠道感染，引发腹泻。其护理措施有以下几个方面：

1. 保持身心安静，注意给患者保暖，为患者提供安静、整洁、舒适的环境。

2. 日常医疗行为中避免对患者腹部按压，并减少对肠道的机械性刺激。

3. 发生腹泻时，每次腹泻完后，用适宜温度的清水清洗患者的肛门及其肛周的皮肤，并擦拭干净，保持周围皮肤干燥。

4. 腹泻期间应该避免食用生冷和辛辣等有刺激性的食物，不要饮用含有酒精的饮料，尽量少吃虾蟹等。

九、焦虑

焦虑是晚期患者常见的症状之一，晚期患者所表现出来的焦虑症状常伴有明显的自主神经功能紊乱。医学上将伴有自主神经功能紊乱的焦虑称为“焦虑性神经症”。

（一）焦虑的分类

临床上一般根据焦虑内容的不同将其分为两类：①现实性焦虑：指由于面临特殊处境和特殊事件而产生的焦虑。②期待性焦虑：指预感到严重后果而产生的焦虑。晚期患者所预感的后果有时是很明确的，有时可能是摸不清的。

晚期患者的焦虑往往是现实性焦虑和期待性焦虑相互混杂，晚期患者既要面临自身疾病的不断恶化、生命质量急剧下降的特殊环境和特殊事件，又通常会预感到自己的生命即将走向终一，以及可能会由此导致各种重大丧失的严重后果。根据焦虑症状的发生和表现，临床上将焦虑分为急性发作和慢性持续两种状态。

（二）焦虑患者的照护

1. 解除临终患者躯体的不适症状　临床研究表明，临终患者焦虑症状的发生与躯体疼痛或不适存在显著的相关性。因此，解除临终患者的各种不适症状对于缓解焦虑通常会有积极的效果。

2. 在精神和情感方面，向临终患者和家属提供积极的支持　临终关怀团队成员包括医生、护士、社会工作者、心理咨询师及其他人员，应根据临终患者及家属的需求利用一定的时间和精力同他们深入讨论其所面临的特殊处境，以及所预感到的各种可能出现的严重后果，包括濒死和死亡的威胁。国内外大量临床实践表明，适时向临终患者及家属提供精神和情感方面的支持，对促进临终患者健康地度过临终阶段心理发展的焦虑期具有非常积极的意义。

十、睡眠障碍

睡眠障碍是临终患者常见的临床表现，常伴随一些其他临床症状，如与类固醇激素形成有关的癌样综合征，与肿瘤浸润有关的症状，以及疼痛、发热、咳嗽、呼吸困难、瘙痒、疲劳等症状。其他影响睡眠的因素还有年龄、噪声、温度、舒适度和精神因素等。

（一）一般护理

睡眠障碍的护理主要从症状控制和改善患者心理健康水平两方面入手。另外，改善睡眠环境如采取减轻噪声、降低室内灯光亮度或关掉灯源等措施，可在某种程度上提高临终患者的睡眠质量。

（二）心理护理

睡眠障碍的心理护理主要采用教育、支持和安慰等方法帮助患者，当临终患者树立正确的生死观，学会正确面对死亡所产生的压力时，睡眠质量也会得到相应的改善。在睡眠前做放松体操会有助于镇静和睡眠，认知行为疗法也可以减轻患者的焦虑以促进睡眠。

（三）药物治疗原则

尽量选择吸收快、作用时间短、体内清除快、无毒副作用的药物，如苯二氮草类药物，相对成瘾性小，即便长期使用其戒断症状也比较轻，过量时容易唤醒。在苯二氮草类催眠药物中，入睡困难者通常选用艾司唑仑，硝西泮的催眠作用效果比较好。水合氯醛也是一种安全、有效的治疗睡眠障碍的药物，其特点是起效快、无蓄积作用，清醒后无明显的宿醉感。

十一、昏迷

昏迷是由于大脑皮质及皮质下网状结构受损发生的病理改变，表现为意识障碍，随意运动消失，对外界刺激不起反应，或具有病态的反射活动，但生命体征如体温、脉搏、心搏、呼吸都存在，多见于各种临终及晚期肿瘤患者。此时病情均属疾病终末期，出现严重脏器衰竭及死亡的概率极高，需要严密观察病情，即生命体征、瞳孔大小、对光反射以及抽搐等神经系统特征，分析昏迷的原因、程度及病情变化，及时做好抢救准备，并详细记录。昏迷的护理要点有以下几方面：

1. 改善病室环境　条件允许者，置患者于单人间，减少陪护和探视，病室应保持温度在22~25℃之间，相对湿度为60%~70%，病室每日2次开窗通风，每次30分钟，紫外线消毒每日2次，每次30分钟，地面用含氯消毒液擦拭，降低空气中的细菌指数，从而减少因患者抵抗力低而导致的各种感染。

2. 调整患者体位　一般昏迷患者应采取仰卧位，头偏向一侧，以免舌后坠阻塞气道或痰液的误吸造成窒息。也可根据病情采取侧卧位。昏迷伴窒息、严重出血、重度休克或脑疝形成的患者不宜搬动，以免造成呼吸、心脏搏动骤停；对颅内压增高的患者，应予头高脚低位，以减轻脑水肿。定时为昏迷患者做肢体的被动活动，以免发生肌肉萎缩及关节僵硬而丧失正常功能，如患肢平放，手臂外展，肘关节稍微屈；下肢用足托板拖住足底使踝关节呈90°，避免足下垂，膝下垫一软枕，使腿微屈，并以弯曲的毛巾支托在髋关节外侧避免下肢外旋。

3. 保持呼吸道通畅　保持呼吸道通畅，可减少和预防呼吸道合并症，保证脑组织供氧，防止脑缺氧。由于昏迷时呼吸中枢处于抑制状态，呼吸反射及吞咽功能减弱，分泌物积聚，极易发生窒息及坠积性肺炎。因此，需要定期为患者翻身、叩背，病情允许时应每1~2小时翻身拍背一次，及时给予吸痰，持续低流量吸氧；呼吸困难或无自主呼吸者给予呼吸机辅助呼吸，保证氧气的供给；必要时给予气管切开，注意观察呼吸情况，监测体温变化，观察患者的呼吸频率、节律、深度和血氧饱和度，有无呼吸道受阻的症状和体征，有无痰鸣音。如有则提示呼吸道有分泌物阻塞，应及时吸痰，保持呼吸道通畅，保证有效的通气和氧合状态。观察痰液的量、颜色和性状。

4. 尽早进行营养支持，增强机体抵抗力　昏迷患者可致机体消化和吸收功能减退，加之创伤修复、高热等原因，使机体消耗量增加，故维持营养及水电解质平衡非常重要。患者肠鸣音恢复后，及时给予高蛋白、高热量、高维生素和易于消化的流质饮食，通常给予混合奶鼻饲，每次200~300ml，每日总量为2000ml。每次鼻饲前先抽吸胃液，确定胃管在胃内，然后检查有无胃内容物潴留。若胃潴留量>150ml则应暂停鼻饲。病情允许，可于喂食后取头高位（床头抬高30°）0.5~1.0小时，以防胃内容物反流，误入气管，导致吸入性肺炎。

5. 皮肤、眼睛、口腔护理　昏迷患者的吞咽反射迟钝，口鼻分泌物积聚极易发生感染，每日应做2次口腔护理，注意观察口腔黏膜有无破溃及霉菌感染的发生，口唇干裂者涂以液状石蜡；张口呼吸时可用消毒湿纱布覆盖口鼻；眼部及时清洗，以防角膜炎的发生，眼睑闭合不全的用消毒油纱覆盖，并涂以抗生素软膏，以保护角膜；按时整理床铺，中单要平整，每 2 小时给予翻身 1 次，每日皮肤护理 2 次，骨突出部位要按摩；大小便失禁时应注意做好肛门及会阴部卫生，局部涂以保护性润滑油，以防压疮的发生。

6. 保持导尿管通畅，防止泌尿系统感染的发生　因昏迷患者二便失禁，都应给予留置导尿并间歇性放尿，有利于膀胱功能的恢复，并记录尿的量、颜色及性状，定期做尿培养。每日做 2 次尿道口护理，并及时更换尿管，按时倾倒尿液，尿袋要低于耻骨联合位置，以免尿液倒流入膀胱引起感染。

7. 保持水及电解质平衡　昏迷患者应准确记录 24 小时液体出入量，以做为补充液体量的依据，定期复检血生化，保证患者机体内的水及电解质的平衡，防止脱水及肿胀。

8. 安全保护　昏迷的患者经常抽搐，家属必须时刻守候在患者床旁，床必须加床栏，防止患者坠床；口腔内应加牙垫，以免舌咬伤；将患者头偏向一次，以防误吸，解开患者的衣领以减少呼吸阻力。

（赵炳云　余　敏　杨　波）

第五节　终末期照护与安然离别

一、终末期照护

随着病情进展，临终患者机体消耗殆尽，越来越虚弱，生命只有最后几天时间，此时进入了终末期。终末期的评估是很困难的，可借鉴生存期评估，并注意观察患者的各项反应，如疾病的恶化（多个重要脏器功能衰竭、实体肿瘤增大明显、严重进行性贫血等）、机体反应进行性减低、维持基本机能或减轻临床症状的药物剂量急剧增加等。终末期的照护遵循临终关怀的核心意义，即提高患者的生存质量，也就是减轻患者的痛苦。

1. 陪伴与交流　鼓励患者家属陪伴，即使患者出现反应迟缓或嗜睡，也建议家属与之交流，用熟悉的音乐及家人的言语传递爱的信息，使患者和家属都能体会到亲情。医护人员也要及时与家属交流患者的病情，对病情的恶化定时评估。

2. 核实和确定患者逝去的场所　在患者生命的最后几天，需要再次确定患者选择逝去的场所，部分患者及家属有在家逝去的习俗，也有因个体信仰而对逝去场所的特殊装饰要求等。

3. 调整具体的治疗内容　对于疾病的治疗是否有意义，是否继续给予补液及营养支持治疗，是否停用口服药物和是否采用心肺复苏术等，这些具体的治疗内容在患者终末期需要重新评估，评估这些治疗是否是保持患者舒适所必需的，如果有些治疗并不是必需的，应与患者家属协商并建议终止相应的治疗。

4. 考虑适当的药物治疗　部分患者在终末期出现烦躁、肌肉阵挛、心理恐惧及呼吸急促等现象时，可适当使用镇静药物治疗；部分有咳嗽及粗重呼吸的患者可使用抗胆碱能药物以减少呼吸道分泌物过多。

二、安然离别

生老病死是人的自然规律，而对于死亡的恐惧也是与生俱来的。司马迁在《报任安书》中说："人固有一死，或重于泰山，或轻于鸿毛。"而死本身并不是重于泰山或轻于鸿毛，关键在于人是如何生活的，在自己的一生中是如何度过的，是为社会创造价值，为家庭勤勤恳恳，是在大是大非面前坚持原则，还是在日常琐碎之中苟且偷生的。因此，当人日见衰老，面对疾病及短暂的时光，如何去生活，去选择自己的死法。患者应淡泊名利，有积极乐观的精神，安排好自己的日常生活，与家人定期交流心声，聆听孩子们的笑声，在疾病和痛苦面前不放弃、不抛弃，与医务人员沟通交流，选择适合的治疗方案欢度自己剩余的时光。生和死不是对立的，而是必然的过程，选择积极面对人生，同时也就选择了积极面对逝去。

当医务人员判定患者即将逝去，或观察到如下现象：双眼直视、眼皮微睁，下颌松弛、嘴巴微张，呼吸、心跳停止，四肢肌肉松弛、晃动时没有反应，突然大、小便失禁，这些征兆表明亲人正在离别之时。此时，家属应陪伴临终患者，帮助患者安详地逝去，同时平静自己的心情，具体做法如下：

1. 应与患者有肢体的接触，如握手、轻触、按摩和擦拭等。

2. 对于嗜睡或昏迷的患者，相信他们仍有听觉，与其说话，讲些生活中的点滴琐事，自己说心里的感受，过去的共同经历，及谈了家人的生活和未来。

3. 在患者面前，不要沉默悲伤，要保持与其他家人交谈，使他感受到家人就在身边而不孤单。

4. 播放一些预先准备的音乐，如舒缓、安宁的旋律。

当临床宣布患者已经逝去，要保持室内安静，由医务工作者除去各种医疗设备，对机体穿刺部位进行按压止血，对口腔、鼻腔以及身体其他部位异物或者分泌物作适当的清理并进行塞堵处理；用温水（可用适量消毒液，如酒精）轻轻擦拭遗体，保证身体洁净；穿戴预先准备的衣物，应注意动作轻柔，顺着肢体关节伸缩方向调整后穿戴，避免用力过多，此时可由专门人员帮助完成。在此期间，家属应向医生提供患者的身份证明以及户籍证明，由医生开具《医学死亡证明书》。证明书是办理殡葬、注销户口等后续事宜的合法材料，家属可复印，以备后续办理相关事宜使用。遗容整理可在遗体送入太平间后由专业人员实施，医院可协助联系安排追悼会及殡葬事宜，也可由死者家属自行协商进行。目前对遗体的处理有土葬、火葬、海葬等方式，需遵守相关法律法规。另外，部分死者在世期间如有选择器官移植或遗体捐赠的生前预嘱，家属应在社会工作者或医护人员的协助下完成逝去亲人的遗愿。在临终阶段和送别后一段时间，医护人员和家属也应重视亲友的心理、精神状态，进行必要的死亡教育和心理疏导，有助于早日从亲人离去的悲痛中解脱出来。

（姜宏宁）

第六节 尸体料理与殡葬辅导

一、尸体料理

确认临终患者死亡之后，要及时料理尸体，目的是使尸体整洁、干净、无液体流出，保护尸体体位良好，并易鉴别，使家属对尸体料理满意。

在尸体料理操作前应该准备平车1个，尸体识别卡3张，尸体袍1个，尸体单1条，弯盘内放不脱脂棉适量，弯钳、绷带，按需要准备清洁敷料、胶布、汽油、剪刀、擦洗用具，必要时备隔离衣及手套。

尸体料理的操作要规范有序，其具体操作步骤如下：

1. 仔细确认尸体身份，认真填好尸体识别卡备用。

2. 将所需用品准备好，拿至床旁。如果在大病房，则应该用屏风或帘子遮挡，并对家属进行安慰。

3. 拔除连接在死者身上的输液管、鼻饲、给氧和导尿管等各种管道。

4. 放平床架，使尸体仰卧，将枕头垫在尸体枕部，以免面部淤血。按摩眼睑使其闭合，如有义齿代为装上，轻柔下颌使之闭紧。

5. 撤去棉被放在椅上，留被套遮盖尸体。脱去衣裤，依次擦洗上肢、胸部、腹部以及下肢。注意拭去胶布与药物痕迹，有伤口者需更换敷料，有引流管应拔出，缝合伤口，将头发梳理整齐。

6. 用弯钳将棉花填塞鼻、口、耳、肛门及女性的阴道，棉花不可外露，穿上尸体袍、绷带固定双腕及双踝。将第一张识别卡别于胸前，斜铺包尸单于平车上，将尸体移至平车上，先包住脚，然后包严尸体，最后遮盖头部。第二张识别卡系在尸单上。

7. 给尸体盖上大单，送至太平间。将第三张识别卡放在鉴别牌处，将大单带回，连同其他被服一起放入污物袋内。

8. 洗手后，处理医嘱病历，填写相关表格，在相应时间格内注明死亡时间。停止一切药物、治疗及饮食，会同家属办理手续。

9. 整理、清洁、消毒病房及床单等用物。

应该注意料理尸体的操作应在患者抢救无效后，经医生鉴别确认死亡后才可以进行。如果家属当时没在场，应该有两名医护人员清点死者遗物，将死者的贵重物品进行登记，列出清单一并交给护士长保管，待家属到后交给家属。

二、殡葬辅导

我国法律规定殡葬服务是由专门机构（民政部门）提供，与医疗机构无直接关联，因此在预计患者即将逝去时，视患者家属具体情况给予相关的殡葬辅导，包括殡葬流程、办理各项手续要求和当地各相关部门的联系方式等。

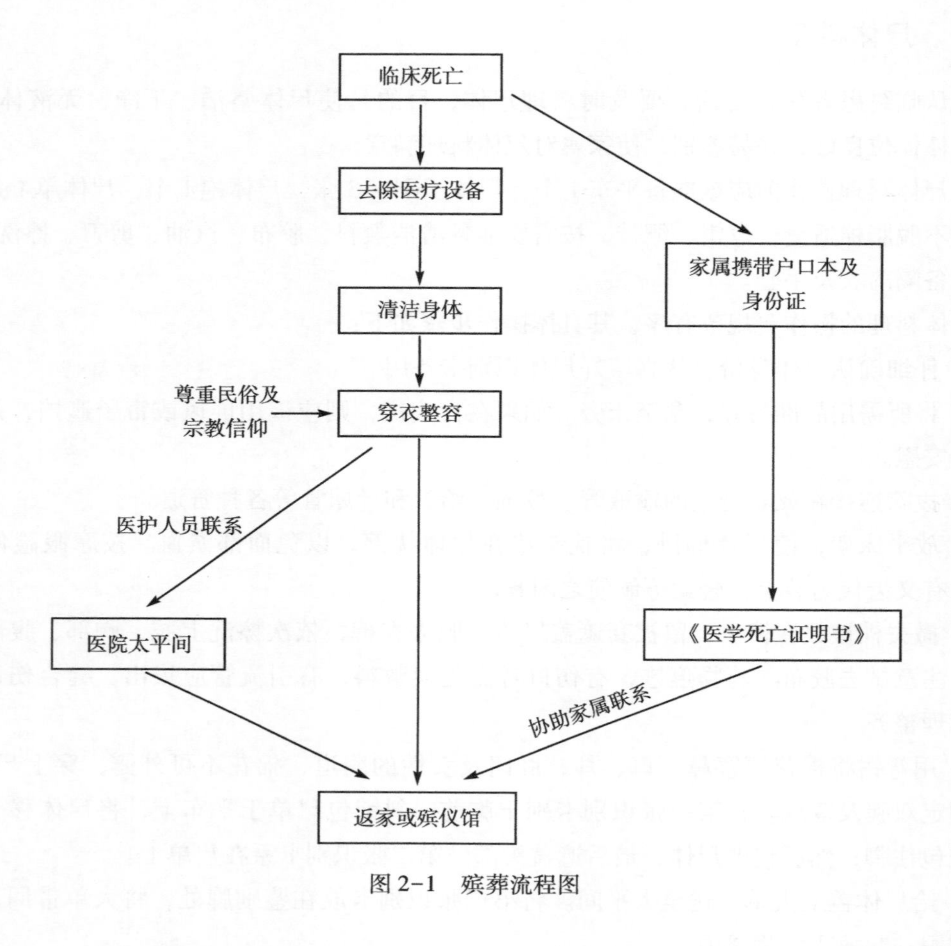

图 2-1　殡葬流程图

（姜宏宁）

第七节　沮丧支持

沮丧支持是临终关怀实践中在临终患者去世前后向临终患者家属提供的一种社会支援服务。死亡是给活人的创伤，亲人特别是自己心爱的人去世的悲伤是人所能经历的痛苦经验中最为强烈的一种。下面将重点讨论如何帮助丧失亲人者顺利度过悲伤阶段，恢复正常的日常生活。

一、悲伤的发展过程

悲伤是由于失去自己心爱的人或对自己非常重要的人所造成的自我丧失而产生的心理反应，这种反应是十分自然和正常的。研究悲伤总共有 3 种经典的理论观点。

心理学家派克斯（Parkes，1972）研究提出：个人悲伤的过程可以分为 4 个不同的阶段，这 4 个阶段是循序渐进的，每个阶段间的转换是逐渐推进的，中间没有明显的界限。

1. 麻木　丧失亲友的第一个反应是麻木和震惊，特别是突然和意料之外的亲友死亡。产生这种反应的人可能会发呆几分钟、几个小时，甚至几天，不能通过正常渠道发泄自己的悲伤。

2. 渴望　麻木反应之后是内心的悲痛，并常常表现为渴望见到已逝去的人，真切地希望死去的人能够回来。虽然知道寻找死去的人是白费工夫的事，但他们仍然反复思考死者去世前发生的事情，似乎这样做可以发现以前有什么地方出了错，现在可以纠正过来。有时丧失亲友的人会强烈感觉到死者的存在，经常看到死者的影子，或听到他的声音。

3. 颓丧　悲痛的程度随着时间的推移渐渐消减，但与此同时丧失亲友者会变得颓丧，感到人生空虚没有意义，并对周围的事物不感兴趣。

4. 复原　悲痛逐渐削减到了可以被接受的程度，并开始积极地探索可以面对的世界。这时居丧者往往可以意识到：只有放弃原有的自我，放弃不现实的希望，才能有新的开始，生活仍然充满着希望。

派克斯的研究表明，居丧者经历上述 4 个阶段大体需要 1 年的时间。据观察，居丧者经历 1 年左右的发展过程，通常悲伤也不会完全终结，甚至对一些人来说，悲伤永远也不会终结。但是，对于经历过上述悲伤发展阶段的人而言，虽然在亲友去世后很长一段时间仍会偶然触景生情，再度思念失去的亲友，并出现悲伤感，但这时的悲伤，已经融进了许多令人快乐的思念，即常常回忆与亲友在一起时的幸福时光，或回忆失去的人曾给予自己的令人难忘的关怀与帮助，这种思念与感觉会作为居丧者新生活的一个组成部分。

二、正常悲伤和病态悲伤

（一）正常悲伤

正常悲伤（normal grief），又称自然悲伤（natural grief）或非复杂的悲伤（uncomplicated grief），包括了上述多方面的反应。美国哈佛大学医学院精神科教授沃尔登（Worden，1982）从情感、生理、认知和行为 4 个方面，论述了正常悲伤的表现。

1. 情感方面　包括忧愁、愤怒、罪恶感（自我谴责）、焦虑、孤独、疲乏、无助感、怀念、解放、解脱及麻木等 12 种表现。

2. 生理感觉　包括胃部不适、胸部不适、喉部不适、对声音过分敏感、呼吸短促、自身解体感（sense of depersonalization）、肌肉衰弱、浑身乏力和口干等 9 项。

3. 认知方面　包括无法接受死亡事实、混乱、全神贯注思念死者、强烈感觉死者的存在及幻觉等5项。

4. 行为方面　包括失眠、食欲缺乏、心不在焉的行为、避免提及死者、寻找、叹息、坐立不安、过度活动、哭泣、停留在死者常去的地方、保留死者遗物和佩戴一些物品以怀念死者等。

悲伤的表现个体差异很大，上述论述的是正常悲伤的一般表现。若悲伤程度和持续时间若在一般常人范围，则被视为正常悲伤。

（二）病态悲伤

在悲伤过程中，由于某些因素使正常悲伤过程过度延长或无法完成，则可能导致病态悲伤。病态悲伤大体可分为以下4类：

1. 长期的悲伤　指悲伤持续的时间过长，仍不能基本缓解。长期悲伤的原因主要是“分离的冲突”（sepration conflict）。

2. 延迟的悲伤　延迟的悲伤又称“压抑悲伤”，指悲伤没能充分表达出来，而受到压抑，哀伤的情感显露较晚。

3. 过度的悲伤　居丧者能认知其对死者去世的反应，但其反应相当强烈，甚至达到非理性程度，可表现为对死亡的极大恐惧。

4. 掩饰的悲伤　悲伤者的体验是其困扰的行为与症状，但不能意识这些行为和症状与沮丧有关，因而采取自我防卫方式，未能在外显行为表达其悲痛之情，造成适应不良行为、生理疾患和精神症状。

病态悲伤会对人的身心健康造成极大危害，会导致许多生理和心理疾患的发生，严重者可导致死亡。瑞斯和路得金（Rees & Lutkins，1967）研究表明，丧失至亲者在第一年居丧期内的死亡率比年龄和性别相同的其他居民组高7倍。他们认为，情感压力不仅能降低人体对疾病的抵抗力，而且可以影响一个人的生存意愿。

三、沮丧照护的内容和方法

临终关怀中的居丧照护服务，通常是从临终患者进入濒死期开始的，即开始协助临终患者家属做好后事准备，在患者去世后，则协助办理丧葬事宜，并重点做好家属的居丧辅导工作。根据国外的经验，对家属的居丧辅导工作一般需持续1年的时间。居丧照护的内容和方法，大致可分为以下5个方面：

1. 陪伴与聆听　通常此时的悲伤者最需要的是一位能够理解而且有同情心的听众。因此，对于临终关怀居丧照护者而言如何适时地引导他们说出内心的悲伤与痛苦是非常需要的。在居丧照护过程中成为一名好的听众，比成为一名好的劝导者更为重要。

2. 协助办理丧事　包括协助悲伤者组织、完成葬礼，可达到以下目的：①帮助悲伤者接受死者已逝的事实；②给予悲伤者表达内心悲痛的机会；③将亲朋好友聚在一起，向悲伤者表达关怀与爱，提供支持与帮助；④肯定死者在社会中的地位与影响，悲伤者通常可以在办理丧事的过程中，将其内心的悲痛得到宣泄。

3. 协助把心中的哀伤用多种形式表现出来　①协助哭出来。哭泣是悲伤者最平常的情感表达方式，哭并不是懦弱的表现，也不是没有能力处理事情的表现。悲伤者需要哭泣，这是一种很好的缓解内心悲伤情绪的有效方式。临终关怀居丧照护者应协助悲伤者自由、痛快地哭出来，而不要压抑其内心的悲痛；②协助其表达愤怒情绪；③协助其表达罪恶感。在这方面，既要给予悲伤者表达罪恶感的机会，同时又要适当地澄清悲伤者非理性和不切实际的想法。

4. 协助处理实际问题及早恢复日常作息　亲人去世后居丧者家中会有许多实际问题需要处理，应深入了解他们的实际困难，积极提供切实的支持和帮助。

5. 帮助适应新生活　①协助独立生活；②协助建立新的人际关系；③鼓励积极参与社会活动。

（姜宏宁）

参 考 文 献

[1] 顾竟春，施永兴. 临终关怀的研究和发展现状［J］. 世界肿瘤杂志，2004，3（2）：207-210.

[2] 崔以泰. 临终关怀学［M］. 北京：中国医药科技出版社，1992.

[3] 李金祥，等. 姑息医学［M］. 北京：人民卫生出版社，2005.

[4] 余悦，周绿林. 关于我国临终关怀发展策略的思考［J］. 医学与哲学，2006，27（1）：65-66.

[5] 陆再英，钟南山. 内科学［M］. 第7版. 北京：人民卫生出版社，2008.

[6] Siegel R，Naishadham D，Jemal A. Cancer statistics，2013［J］. CA Cancer J Clin，2013，63（1）：11-30.

[7] 陈灏珠，林果为. 实用内科学［M］. 第13版. 北京：人民卫生出版社，2009.

[8] 钟华. 我国临终关怀现状及其发展探究［J］. 护理与康复，2008，11（7）：604-605.

[9] 王东海，夏德涛，张翠萍. 我国临终关怀事业的发展及相关问题探讨［J］. 中国西部科技，2009，08（16）：76-77.

[10] 任军，马力文译. 牛津临床姑息治疗手册［M］. 北京：人民卫生出版社，2006.

[11] Lunney JR，Lynn J，Foley DJ，et al. Patterns of functional decline at the end of life［J］. JAMA，2003，289（18）：2387-2392.

[12] 邱鸿钟. 临床心理学［M］. 广州：广东高等教育出版社，2012.

[13] 张伯源. 医学心理学［M］. 北京：北京大学出版社，2010.

[14] 唐丽丽，王建平. 心理社会肿瘤学［M］. 北京：中国协和医科大学出版社，2013.

[15] 陈峥. 老年病多学科整合管理［M］. 北京：中国协和医科大学出版社，2012.

[16] 宋岳涛. 老年综合评估［M］. 北京：中国协和医科大学出版社，2012.

[17] 王庆华，刘化侠，周希环，等. 住院老年病人营养评估方法的研究进展［J］. 护理研究，2005，19

(7A):1134.
[18] 张春霞译. 治疗指南:姑息治疗分册 [M]. 北京:化学工业出版社现代生物技术与医药科技出版中心,2006.
[19] National Association of Social Worker. NASW standards for palliative and end of life care [M]. Washington: NASW Press, 2004.
[20] 肖新丽,谢玉琳. 老年护理学 [M]. 北京:中国医药科技出版社,2009.
[21] 王志红,詹林. 老年护理学 [M]. 北京:上海科学技术出版社,2011.
[22] 常娅杰,刘桂英. 护士在临终关怀中的角色 [J]. 白求恩医科大学学报,1997,23 (3):320.
[23] 魏素臻,李贵新,王爱红,等. 肿瘤预防诊治与康复护理 [M]. 北京:人民军医出版社,2010.
[24] 李映兰. 老年健康照护 [M]. 长沙:中南大学大学出版社,2008.

第三章 舒缓治疗的技术与方法

本章在简要介绍舒缓治疗的原则和肿瘤患者一般性治疗的基础上，重点介绍与舒缓治疗相关的技术与方法，如晚期恶性肿瘤患者的舒缓治疗和非恶性肿瘤患者的舒缓治疗，以及临终患者的对症治疗、心理关怀、饮食与营养支持、免疫和中医治疗等。

第一节 舒缓治疗的原则

舒缓治疗是指对治愈性治疗无反应的患者提供的积极的和“以人为本”的治疗与护理，目的是维护患者和家属最佳的生命品质，主要方法包括实施整体症状的控制，缓解患者躯体的痛苦，排解患者及家属在心理、社会和心灵等方面的问题。

舒缓治疗服务应用原则具体如下：

1. 舒缓治疗原则　对治愈性治疗无反应的患者进行全面的、积极的治疗和护理，控制疼痛及有关症状，并对心理、社会和精神问题予以重视。其目的是为患者和家属赢得最好的生活质量。姑息治疗同样适用于早期肿瘤患者，将姑息治疗与抗肿瘤治疗相结合，坚定生命的信念，并把死亡看做是一个正常的过程，既不促进也不推迟死亡，把心理和精神治疗统一在一起。提供一个支持系统使患者在临终前过一种尽可能主动的生活，维护患者的尊严与价值。

2. 全方位照护原则　对治愈性治疗无反应患者的生理、病理、心理、社会和环境等方面提供全面的照护与关心，为患者及家属提供 24 小时全天候的服务。

3. 人道主义原则　对治愈性治疗无反应的患者提供更多的爱心、同情与理解，尊重他们做人的权利与尊严，这既包括尊重他们建立生前预嘱和选择安乐活的权利，也包括尊重他们选择尊严死或安乐死的权利。

（宋岳涛）

第二节 肿瘤患者的舒缓治疗

一、概述

（一）肿瘤的舒缓治疗

对诊断已进入中晚期无治愈可能的肿瘤患者，可以采用姑息性手术、放疗、化疗、多途径的介入治疗、中西医结合以及心理支持等来缓解肿瘤造成的各种症状及疼痛，最大程度地延长无症状生存期，提高其生活质量。当疾病进展且不能再接受常规的放疗、化疗及手术治疗时，在舒缓治疗专业医生指导下，可对患者的症状进行全面评估，如癌痛的程度和性质，是否伴有焦虑和抑郁情绪及其他症状等，制定舒缓治疗方案。尽管疾病进入晚期，但患者仍然能在无明显痛苦的条件下，享受生活和工作的乐趣，有条件时可安排善终及善别服务。晚期癌症患者的舒缓治疗，并不限于一般概念的医疗，还应包括解决患者及家属一系列心理的、情感的、精神的、社会的需要等问题，使他们在机体上，特别是精神上和心理上得到充分的治疗及精心的护理和安慰。晚期癌症患者的舒缓治疗，需要心理学家和社会工作者以及一大批志愿者的共同努力。总之，晚期癌症患者的姑息治疗旨在改善临终患者的生活质量，使其尽可能以一种轻松的心境走完人生的最后一程。

（二）肿瘤的综合治疗

1. 肿瘤的综合治疗的概念　尽管肿瘤发生的确切病因还不清楚，但并不意味着在肿瘤面前，人们无所作为。国际抗癌联盟认为1/3恶性肿瘤是可以预防的，1/3恶性肿瘤如能早期诊断是可以治愈的，1/3恶性肿瘤通过治疗可以减轻痛苦、延长寿命。目前，肿瘤综合治疗的水平已逐步提高，患者存活几年、十几年、甚至更长时间已不少见，并且可使患者的生活质量显著改善。许多肿瘤患者长期生存的事实告诫人们，肿瘤是可治之症。

肿瘤的治疗包括两项主要内容，二者缺一不可。一是抗肿瘤治疗，主要通过手术、放疗、化疗、内分泌治疗及分子靶向治疗等手段实现治愈肿瘤或获得长期生存的目的；二是辅助治疗，也称对症治疗、支持治疗，目的是缓解患者的各种症状和心理痛苦，尽量让患者感觉舒适，帮助患者顺利地接受抗肿瘤治疗，保持良好的生活质量。

近半个世纪以来，恶性肿瘤的治疗取得了极大进展，但是还没有一种简单的方法可以治愈所有肿瘤。目前，对肿瘤的治疗一般采取综合治疗手段。综合治疗，即根据患者的机体状况和肿瘤的病理类型、侵犯范围、发展趋势，有计划地、合理地应用现有的治疗手段，以期达到提高患者治愈率的目的。综合治疗是当今肿瘤治疗的基本原则，它体现了多学科的协作与补充，也是提高恶性肿瘤治疗效果的有效措施，代表了当今肿瘤治疗的合理模式和未来的发展方向。

2. 肿瘤综合治疗的原则

（1）目的要明确：肿瘤治疗的顺序要符合肿瘤细胞的生物学规律。肿瘤治疗失败的主要原因有3个方面：一是局部治疗不彻底；二是远处转移；三是机体免疫功能降低给肿瘤复发转移创造了有利条件。处理患者时应首先明确以下4点：①患者的机体状况；②肿瘤的局限情况与播散情况；③肿瘤的病理类型、分化程度、受体情况和基因的表达情况；④治疗给患者带来的益处和负担。

（2）安排要合理

1）肿瘤的综合治疗不是手术、化疗、放疗、生物学治疗和中医药治疗等多种治疗方法的简单组合，而是一个有计划、有步骤、有顺序的个体化治疗集合体，是一个系统的治疗过程，需要手术、放疗和化疗等多学科有效地协作才能顺利完成。虽然综合治疗方案制定后不是一个机械不变的固定治疗模式，在具体诊治过程中可能会随着诊断的逐步完善和疗效的差异等予以适当调整，如术前制定的综合治疗方案可能会根据手术情况和术后病理检查结果予以适当调整，但每次治疗方案的调整都应有循证医学的科学依据。

2）并不是所有的肿瘤都需要综合治疗，有些没有播散的早期肿瘤和转移率很低的局限期肿瘤，单一治疗方法就能取得很好的治疗效果，一般就不需要进行综合治疗。如皮肤基底细胞癌的转移率很低，单一手术或放射治疗就常能治愈，就不必选用化疗等进行综合治疗。胃黏膜内癌单纯手术切除的5年生存率接近100%，手术后也不必选用化疗和放疗等进行综合治疗。

3）肿瘤综合治疗有根治性治疗和姑息性治疗两类。一旦确诊为肿瘤后，需要进行系统而全面的辅助检查来明确分期。如果肿瘤分期较早，就应以根治为目的，采用各种有效治疗方法予以综合性治疗，争取达到治愈。现今大多数肿瘤患者在就诊时，均已属于晚期，其治疗属于姑息性治疗，目的是为了延长患者的生存时间、提高生活质量。因此，在制定综合治疗方案时不仅要重视患者的近期疗效，更要重视患者的远期疗效和生活质量。

4）在肿瘤综合治疗的同时要重视患者的全身情况和肿瘤的具体特征，才能避免片面性，减少决策失误。大量的临床研究和医疗实践已经证实了肿瘤的个体化特征，不同个体、部位、病理类型和病期的恶性肿瘤，其生物学行为表现不同；即使是同一部位、病理类型和病期的肿瘤，其生物学行为也存在着很大的差异。因此，对每例肿瘤患者，都必须根据具体情况，包括临床因素，肿瘤的分子病理学特点，甚至基因特征等。制定出科学、合理的个体化治疗方案，以期获得最佳的治疗效果。如果在选择和制定综合治疗模式时只注重取得杀灭肿瘤细胞、缩小肿瘤体积的近期疗效，而不重视患者的全身情况和远期疗效，不注意保护患者的免疫功能和机体的正气，进行辨证论治，则可能会出现肿瘤是“小了”或“没有了”，而患者的身体也“垮了”或“残废了”的不良后果。如果在肿瘤的治疗过程中，过分考虑和恐惧肿瘤治疗的不良反应，而不重视肿瘤的种类、发展趋势和生物学行为等特点，不能正确认识“正”与“邪”的关系，在肿瘤细胞生长旺盛、外邪强盛的情况下，不敢及时采取正确的治疗方法有效地杀灭肿瘤细胞以祛邪，也不会取得最佳的治疗效果，甚至可能会使本来有可能治愈的肿瘤丧失治愈的机会。

（三）肿瘤的根治性治疗

肿瘤的根治性治疗，是指以根治肿瘤为目的的方案。一般对较早的肿瘤，或者还没有发现远处转移的肿瘤，如一般情况好且无严重合并症，肿瘤有可能会根治。手术、放疗和化疗是肿瘤的三大治疗手段。

1. 根治性手术治疗　根治性手术目的是力求达到根除疾病的目的。手术属局部性治疗，能够治愈的病变仍局限于原发组织及所属区域淋巴结。根治性手术包括：①广泛切除原发肿瘤及其直接侵犯的组织。②根据病情，须清除原发肿瘤区域淋巴结。但应当指出的是，外科“根治性”手术，并非真正意义上的根除肿瘤，要取得好的疗效，还是要通过多学科的综合治疗，才能提高肿瘤的长期生存率。

2. 根治性的放射治疗　大约70%的癌症患者在治疗癌症的过程中需要用放射治疗，约有40%的癌症可以用放疗根治。放射治疗在肿瘤治疗中的作用和地位日益突出。根治性放疗指应用放疗方法全部而永久地消灭恶性肿瘤的原发和转移病灶，而放疗所给的放射剂量需要达到根治剂量。对放射线敏感及中度敏感的肿瘤可以用放射治疗根治。在这类肿瘤的综合治疗方案中，放疗也起到主要作用。

3. 根治性的化学治疗　其含义是指某一恶性肿瘤的典型人群在接受化学治疗后，能存活正常的寿命时间。但从实际来讲，这是不太现实的。

（四）肿瘤的辅助性治疗

癌症不仅威胁着患者的生命，还给患者带来各种不适症状和痛苦，医学界在缓解这些痛苦方面已经达成共识，一致认为这是患者的基本权利。因此，对于癌症患者而言，随时和医生沟通、主动告知自己的症状将有助于医生及时开展治疗，不提倡患者忍受疼痛和其他症状。

辅助治疗的主要目的是缓解患者的各种不适症状，尽量让患者舒适，以积极的心态面对疾病和生活。辅助治疗应尽早开始，越早接受辅助治疗，患者的获益就越大。对处于不同阶段和分期的肿瘤患者，辅助治疗的主要任务和内容不尽相同。按肿瘤的不同分期，辅助治疗主要包括两个阶段：一是最佳辅助治疗阶段；二是舒缓治疗阶段。

早期肿瘤患者可以通过手术和术后辅助治疗等综合治疗手段获得治愈性疗效，医生常把这一阶段的辅助治疗称为最佳辅助治疗。其目的是帮助患者顺利地接受抗肿瘤治疗，最终治愈癌症。

最佳辅助治疗的主要内容包括肿瘤相关症状的控制、抗肿瘤治疗不良反应的处理、整体治疗结束后的康复治疗。如早期肿瘤患者在手术后几天内不能正常进食，会出现术后疼痛、卧床期间可能合并咳嗽、便秘等症状；接受术后辅助化疗的患者常合并厌食、恶心呕吐、白细胞降低、贫血和乏力等。因此，积极给予必要的营养支持、有效的止痛治疗、防止感染、缓解便秘、纠正贫血和白细胞减低等就成为这一时期辅助治疗的主要内容。癌症诊断和治疗给患者带来的负面心理影响也应受到高度重视，贯穿整体治疗过程中的心理辅导也是辅助治疗的内容。由此可见，辅助治疗不仅包括症状的控制，还包括对患者的心理辅导和精神需求的满足。

（五）肿瘤的舒缓性治疗

中晚期肿瘤占癌症患者的大多数，除了必要的手术之外，他们常需接受放化疗以控制肿瘤进展来，延长寿命，实现长期生存的目的。这一阶段往往是漫长的，可以持续几个月甚至几年，此阶段的支持治疗称为舒缓治疗。舒缓治疗（也称姑息性治疗）是晚期肿瘤患者的主要治疗手段，也是终末期肿瘤患者的唯一治疗手段，其目的不仅在于改善症状，还可通过姑息性抗肿瘤治疗，如姑息性放疗或化疗等延长生存期。

按照世界卫生组织20世纪90年代公布的信息，舒缓治疗的主要内容包括：①坚定生活信念并把死亡看作是一个正常过程；②既不促使也不延迟患者的死亡；③设法解除疼痛及其他令人难以忍受的症状；④从心理和精神上关心患者；⑤帮助支持患者使其在临终前尽可能积极地生活；⑥在患者患病期间和病故以后帮助和支持其家属。舒缓治疗不仅可以提高患者的生活质量，还可能对其疾病的治疗产生积极的影响，因此要尽早开展，并与延长患者寿命的其他治疗相结合。

二、肿瘤的外科治疗

（一）肿瘤的诊断与分期

1. 肿瘤的诊断步骤和方法　与其他疾病基本相似，病史和查体为最基本、最重要的诊断手段，通过全面、系统的询问病史，详尽细致的查体，必要的实验室检查及其他特殊检查，进行综合分析，在不影响肿瘤的发展和对患者不引起危害的情况下，应尽量获得病理性的诊断。

2. 肿瘤分期　通常只针对于恶性肿瘤，它是一个评价体内恶性肿瘤的数量和位置的过程。肿瘤分期是根据个体内原发肿瘤以及播散程度来描述恶性肿瘤的严重程度和受累范围的。基本因素包括原发（初始）肿瘤的部位、肿瘤的大小和数量、淋巴结的受累情况（肿瘤是否已经侵及邻近的淋巴结组织）和是否存在转移病灶（肿瘤是否已经播散至体内的远隔部位）。类型有临床分期和病理分期。

1）TNM分类的历史回顾：TNM分类是目前国际上最为通用的肿瘤分期系统，由法国学者Pierre Denoix在1943年至1952年间提出，1952年国际抗癌联盟（UICC）为了统一肿瘤学登记、统计和分类，成立了“肿瘤命名和统计学会”。后来在1953年与国际放射学大会成立的“国际肿瘤分期和治疗效果评定委员会”联合召开会议，一致同意将TNM分类系统为肿瘤临床分类的方法，并制订所有部位肿瘤的分类方法。另一个在癌症分期方面做出重要贡献的组织是美国癌症联合会（AJCC），它组织了包括临床、统计和登记领域专家的专门工作组，全面深入地设计和不断修订完善了癌症的TNM分期方案，于1977年出版了第一版癌症分期手册。UICC 对 AJCC 的工作表示了肯定，两个组织成为合作伙伴，在 20 世纪 80 年代中期 UICC 和 AJCC 分别出版了 TNM 分类方法《国际抗癌联盟肿瘤 TNM 分期》和《AJCC 癌症分期手册》两本书，标志着有关癌症 TNM 分期在国际上达成一致。

2）TNM 分期的方法：TNM 分期的 T 代表了原发肿瘤本身的情况，N 代表引流淋巴结的受侵，M 代表远处转移。在 TNM 3 个字母右下方附加一些数字，表明某一具体肿瘤恶化的范围程度，如 T_0、T_1、T_2、T_3、T_4；N_0、N_1、N_2、N_3；M_0、M_1。

T 表明原发肿瘤：根据肿瘤大小和局部范围分为 4 级（T_1、T_2、T_3、T_4），此级标准在各个部位（器官）的肿瘤均有所不同，在许多部位还可加上另外两种分级：Tis（原位癌）及 T_0（未见原发肿瘤）。

N 用以说明区域淋巴结的情况：按淋巴结的受累范围可分为 4 级（N_0、N_1、N_2、N_3），其标准在各个部位不同。对区域淋巴结的情况难以作出估计时，则用符号 Nx。

M 代表远处转移：M_0代表无远处转移，M_1代表有远处转移。

半个世纪以来，在国际抗癌联盟（UICC）和美国癌症联合会（AJCC）的组织下，这一系统不断充实、完善，已经成为临床肿瘤学界的“共同语言”。但从现在肿瘤临床研究和治疗发展的角度来看，仍然有许多不足。不但如此，应当有能够反映肿瘤发展趋向（速度）和机体方面的指标才能比较全面地指导治疗和预测可能的预后。

3）TNM 分期的意义与作用：通过对每一个部位的癌症侵犯的范围精确地进行描述和组织学分类，可以达到以下目的：①指导临床医师制定治疗计划；②在一定程度上预测患者的预后；③有助于评价疗效；④有利于各治疗中心的信息交流；⑤有利于对人类癌症的连续研究。通过 T_0、T_1、T_2、T_3、T_4；N_0、N_1、N_2、N_3；M_0、M_1即可简明扼要地描述肿瘤侵犯的范围。

4）TNM 分期的基本规则：适用于全身各部位癌症的基本规则如下：

①在各部位的 TNM 分类中全部病例均应有组织学证实，无组织学证实者应另作报告。同时，应做必要的检查以满足确定 T、N、M 的需要；每一肿瘤有两种分类：

a. 临床分期（治疗前临床分类）：以 TNM（或 cTNM）表示之。这一分类法是基于未经治疗前，来自体检、影像学、内镜、活组织切片及其他各种有关检查和手术探查所获得的证据。

b. 病理分期（手术后组织病理学分类）：以 pTNM 表示之。这一分类法是基于未经治疗前所获得的诊断依据，再由手术和病理检查所获得的其他诊断依据来补充或修正。对原发肿瘤（pT）的病理诊断，需切除原发肿瘤或进行能最大范围地估计原发肿瘤的活组织检查。对区域性淋巴结的病理诊断（pN），需清除足够数量的淋巴结，方能证实区域淋巴结无转移（pN_0）或 pN 的最严重级。对远处转移的病理诊断（pM），需作组织学检查。pT：原发肿瘤；pTx：术后对原发肿瘤不能作出组织病理学估计；pT_0：术后组织病理学检查未发现原发肿瘤；pTis：原位癌；pT_4：术后组织学证实的原发肿瘤范围（按序递增）；pN 一区域淋巴结；pNx：术后对区域淋巴结不能作出组织病理学估计；pN_0：术后组织病理学检查未发现区域淋巴结转移；PN_1、pN_2、pN_3：术后经组织病理学证实的区域淋巴结受累范围(按顺序递增)。

[注：原发肿瘤直接蔓延侵入淋巴结，分类上归为淋巴结转移。当淋巴结大小作为 pN 分类的一个标准时（如乳腺癌），则测定其转移部分的大小，而不是测定整个淋巴结。]

pM：远处转移；

pMx：对远处转移不能做出组织病理学估计；

pM_0：组织病理学检查无远处转移；

pM_1：组织病理学证实有远处转移。进一步指明 PM_1 转移部位的代号见前述。

②TNM 分类和分期一经确定后，在病例记录中即不得更改。临床分期对选择治疗方案和评价疗效是必要的，而病理分期则提供最确切的资料，来估计预后和预测最终转归。每一种恶性肿瘤的 TNM 分期系统各不相同，因此 TNM 分期中字母和数字的含义在不同肿瘤所代表的意思不同。TNM 分期中 T、N、M 确定后就可以得出相应的总的分期，即Ⅰ期、Ⅱ期、Ⅲ期和Ⅳ期等。有时候也会与字母组合细分为Ⅱa 或Ⅲb 等等。Ⅰ期的肿瘤通常是相对早期的肿瘤有着相对较好的预后。分期越高意味着肿瘤进展程度越高。

另有一些肿瘤，TNM 分期不能准确反映与预后的关系，或在诊断时即是全身性疾病，因之为了解决治疗问题需要另外建立分期系统。其中比较重要的有小细胞肺癌、淋巴瘤、白血病、多发性骨髓瘤等。

（二）根治性手术

所谓根治性手术就是手术的目的是力求达到根除疾病的目的。该手术属于局部性治疗，能够治愈的病变仍局限于原发组织及所属区域的淋巴结；一般而言疾病一旦判断为已广泛播散，除极少情况例外（如某些恶性淋巴瘤），无望治愈。应用保驾化疗和放疗希望将手术切除原发肿瘤后残存的和远处播散了的微小转移癌灶加以控制，此方法已在许多癌症中心进行广泛地研究，在少数几种肿瘤已获得可喜的进展。根治性手术包括：①广泛切除原发肿瘤及其直接侵犯的组织；②根据病情，须清除原发肿瘤区域淋巴结。在不同的年代对根治性手术的定义也有所不同，在几十年前认为手术切除的越多，如全肺切除，便是所谓的“根治术”，但全肺切除的弊端是显而易见的。因而早期所谓的“根治术”患者仍有不少在手术后出现复发和远处转移，长期生存期并未获得延长。近年来，肺癌手术原则强调“最大限度地切除病灶，最大限度地保护肺功能”，认为只要“彻底”地切除了肺癌病灶，手术切端阴性，就属于“根治性”手术。有些晚期的肺癌患者在经过手术前化疗后病灶明显缩小，使难以切除的病灶达到了“根治性”切除的目的，取得了较好的疗效。但应当指出的是，外科“根治性”手术，并非真正意义上的根除肿瘤，要取得好的疗效，还是要通过多学科的综合治疗，才能提高肿瘤患者的长期生存率。

（三）姑息性手术

姑息性手术是相对于根治性手术而言的，指能够减轻患者的症状却不能治愈基础疾病的治疗方法，包括姑息性肿瘤切除术和减瘤手术（也称减积手术）。前者指切除肿瘤的原发灶与转移灶的大部分，肉眼可见尚有癌残留；后者则根本不切除肿瘤，只是解除肿瘤引起的症状。切除肿瘤的目的是防止肿瘤危害生命及其对机体功能的影响，清除某些不能耐受的症状；或用一些简单的手术，防止和解除一些可能发生的症状，目的是提高生存质量。如消化道肿瘤的姑息性切除或改道手术，是以防止或治疗肿瘤引起的出血、穿孔、梗阻及疼痛等为目的。消化道肿瘤患者不能进食时可做胃造瘘或空肠造瘘等以维持营养，为进一步治疗创造条件。减瘤手术是指有时肿瘤的体积较大，手术治疗已不能达到根治的目的，但将原发病灶做大部分切除以便于用其他治疗方法控制手术后所残存的瘤细胞，为减积手术。手术适应证：仅适合于原发病灶的大部用手术切除后，残留的肿瘤能用其他治疗方法较有效地控制者。因而除某些为了姑息性地解除症状的目的外，如果对残留的肿瘤组织无特殊有效的治疗方法者，一般并不适合于做减瘤手术。临床上适合做减瘤手术的肿瘤有卵巢肿瘤、软组织肉瘤及 Burkitt 淋巴瘤等。卵巢肿瘤及 Burkitt 淋巴瘤在巨大的肿瘤切除后，残存的肿瘤可采用放疗或化疗等方法能有效地达到治疗的目的。对软组织的恶性肿瘤如恶性纤维组织细胞瘤、黏液脂肪肉瘤、横纹肌肉瘤等采用手术将大的肿瘤切除，对怀疑有残留的部位可采用放疗等方法达到局部较好控制的目的。

对肿瘤进行姑息性治疗主要应该从三个方面综合评价，才能最后确定较为合理的治疗方案。即去除主要病灶给患者带来的益处，遗留的癌肿对患者的威胁，以及所采取的治疗措施对机体与残留癌肿的影响等。评价恰当，措施合理则对患者有利；而评价不当，措施不合理，则极有可能对患者造成不利影响。

三、肿瘤的化学治疗

（一）抗肿瘤药物

1. 传统分类法　目前国际上临床常用的抗肿瘤药物约 80 多种。传统的分类是根据抗肿瘤药物的来源及其药物的作用机制来进行的，可分为烷化剂、抗代谢类、抗肿瘤抗生素、植物类、杂类、激素平衡类药物等六大类。

2. 根据作用靶点分类法　根据抗肿瘤药物对细胞增殖周期中 DNA 合成前期（G_1 期）、DNA 合成期（S 期）、DNA 合成后期（G_2 期）、有丝分裂期（M 期）各时相的作用靶点不同，又分为细胞周期特异性药物和细胞周期非特异性药物两大类。

（1）细胞周期特异性药物：作用特点只限于细胞增殖周期的某一个时相，在一定的时间内发挥其杀伤作用。使用时宜缓慢或持续静脉注射、肌内注射、口服等会发挥更大作用。主要包括抗代谢类及植物类药物，如作用于 G_1 期的药物门冬酰胺酶等；作用于 S 期的药物氟尿嘧啶、甲氨蝶呤等；作用于 G_2 期的药物平阳霉素、亚硝脲类等；作用于 M 期的药物长春碱类、紫杉类、喜树碱类等。

（2）细胞周期非特异性药物：无选择的直接作用于细胞增殖周期的各个时相，作用较强，可迅速杀伤肿瘤细胞，其剂量与疗效呈正相关，以一次静脉注射为宜。此类药物包括烷化剂、铂类及抗肿瘤抗生素类等，如氮芥、环磷酰胺、美法仑、顺铂、卡铂、奥沙利铂、多柔比星、放线菌素-D、卡莫司汀等。

3. 根据作用机制分类法　随着对抗肿瘤药物研究的深入，进一步认识了药物在分子水平的作用机制，目前将临床药物进行如下分类：

（1）细胞毒类药

1）作用于DNA化学结构的药物：①烷化剂：如氮芥（HN2）、环磷酰胺（CTX）等。可使细胞中的亲核基团发生烷化反应，致DNA在复制中发生核碱基错误配对，引起密码解释错乱。同时双功能基的烷化剂常与DNA双链上各一鸟嘌呤结合，形成交叉联结，妨碍DNA复制，也可使染色体断裂。DNA结构功能的破坏可导致细胞的分裂、增殖停止或死亡。但也有少数受损细胞的DNA经修复而活下来，造成耐药的出现。②铂类化合物：如顺氯氨铂（DDP）、奥沙利铂（OXA）等，可与DNA结合，进而破坏其结构与功能。③蒽环类药物：如多柔比星（ADM）、吡柔比星（THP）等。可嵌入DNA碱基对之间，干扰转录过程，阻止mRNA的形成。④破坏DNA的抗生素：如丝裂霉素（MMC）、博来霉素（BLM）等。可使DNA单链断裂，阻止DNA的合成。

2）作用于核酸转录的抗生素药物，如放线菌素-D（ACD）、阿柔比星（ACLA）等。由微生物所产生的非特异性抗肿瘤药，可对细胞周期各时相产生杀灭作用。

3）影响核酸生物合成的抗代谢药物，为细胞周期特异性药，分别在不同环节阻止DNA合成，抑制细胞的分裂与增殖。根据其干扰的生化过程不同分为：①二氢叶酸还原酶抑制剂，如甲氨蝶呤（MTX）。②胸苷酸合成酶抑制剂，如氟尿嘧啶（5-FU）。③核苷酸还原酶抑制剂，如羟基脲（HU）。④DNA多聚酶抑制剂，如阿糖胞苷（Ara-C）。⑤嘌呤核苷酸互变抑制剂，如巯嘌呤（6-MP）。

4）影响蛋白质合成，干扰有丝分裂的植物类药：①长春新碱（VCR）、紫杉醇（TAX）等。影响微管蛋白装配，干扰有丝分裂中纺锤体的形成，使增殖细胞停止在分裂中期。②高三尖杉酯碱，干扰核蛋白体功能，阻止蛋白质合成。③门冬酰胺酶，可降解血液中的门冬酰胺酶，使细胞缺乏此氨基酸，影响氨基酸供应，阻止蛋白质合成。

5）拓扑异构酶抑制药物，包括拓扑异构酶Ⅰ抑制剂如伊立替康（CPT-11）和拓扑异构酶Ⅱ抑制剂如依托泊苷（VP-16）。可直接抑制拓扑异构酶，阻止DNA的复制和RNA的合成。

6）其他细胞毒类药物如维甲酸、硼替佐米等。

（2）影响内分泌平衡的药物：起源于激素依赖性组织的肿瘤，如乳腺癌、前列腺癌、子宫内膜癌、甲状腺癌等，仍然部分地保留了对激素的依赖性和受体。这些肿瘤可以通过激素的治疗，或对内分泌腺的切除而使肿瘤缩小。常用的激素类药物有：①性激素类药物，包括雄激素药物，如甲睾酮等；雌激素药物，如己烯雌酚等。②性激素调变剂，包括抗雌激素药物，如他莫昔芬（TAM）、托瑞米芬等；抗雄激素药物，如氟他特米、比卡鲁胺等。③芳香化酶抑制剂，如来曲唑、依西美坦等。④孕酮类药物，如甲孕酮、甲地孕酮。⑤促性腺激素释放素类药物，如戈舍瑞林、曲普瑞林等。⑥肾上腺皮质激素类药物，如泼尼松、地塞米松等。⑦其他激素类药物，如甲状腺素等。

（3）生物反应调节剂：是一类具有广泛生物学活性和抗肿瘤活性的生物抗肿瘤药物。此类药对机体的免疫功能有增强、调节作用，其作用机制是通过增强机体免疫力发挥抗肿瘤作用。主要有：①细胞免疫增强剂，如白细胞介素-2、胸腺肽等。②巨噬细胞增强剂，如干扰素、腺病毒 P53 等。

（4）分子靶向药物：分子靶向治疗药物中，一类为用基因工程技术所产生的单克隆抗体，通过对受体的高选择性、亲和性和抗体依赖性的细胞毒作用，来杀灭肿瘤细胞，或抑制肿瘤细胞的增殖；另一类为作用于转导通路的药物，即通过阻断或抑制细胞内信号转导通路的小分子化合物。主要有：①单克隆抗体药物，如曲妥珠单抗、利妥昔单抗、西妥昔单抗、贝伐单抗等。②作用于转导的抑制药物，如吉非替尼、索拉非尼、厄洛替尼、拉帕替尼等。

（5）中药制剂：参一胶囊、复方斑蝥胶囊、复方苦参注射液、亚砷酸、贞芪扶正颗粒等。

（6）辅助治疗药物：主要有：①升血药物：如重组人粒细胞集落刺激因子、促红细胞生成素、白介素-11 等。②镇痛药物：如吲哚美辛、曲马多、吗啡、羟考酮等。③抗呕吐药物：如多潘立酮、格拉司琼、托烷司琼等。④抑制骨破坏药物：如帕米膦酸二钠、唑来膦酸等。

（二）化疗药物的不良反应及处理

1. 不良反应的分类　抗肿瘤药物的不良反应一般分为：

（1）急性和亚急性不良反应：指在用药后当时和疗程内出现的过敏、恶心呕吐、腹泻；血液学指标变化、肝肾功能异常、手足麻木、皮疹和脱发等。

（2）长期不良反应：指在停药后甚至停药多年出现的不良反应，包括神经毒性、造血功能障碍、间质性肺炎、心脏毒性、内分泌失调、畸胎等。并且根据严重程度分为 1、2、3、4 度。1 度是指轻微反应，2 度是中度反应，3 度是严重反应，4 度是可以致命的严重反应。WHO 和美国 NCI 对各系统的不良反应分度均有明确规定。在治疗实施过程中 1、2 度是允许的，3 度是应当避免的，4 度不良反应需要立即停药并进行处理、急救。

2. 常见抗肿瘤药物的不良反应及其处理

（1）常见的消化系统不良反应

1）恶心呕吐：化疗药物引起的最常见的消化系统不良反应莫过于恶心、呕吐。恶心、呕吐是抗肿瘤治疗中的一个重要而常见的并发症，几乎所有的化疗药有致吐潜能。控制呕吐的药物按其机制可分为：①多巴胺受体拮抗剂，如甲氧氯普胺、氟哌啶醇、氯丙嗪；②5-HT3受体拮抗剂，如司琼类；③抗组胺药，如苯海拉明；④糖皮质激素，如地塞米松；⑤抗焦虑药，如地西泮、劳拉西泮。此外，甲孕酮或甲地孕酮对预防化疗引起的恶心和食欲不振也有较好的效果。临床上医生常在用化疗之前预防性的先用止吐药如甲氧氯普胺、格拉司琼、托烷司琼等。一般这样处理后，患者呕吐的症状能够改善；如果呕吐仍控制不理想，可以加用1次止吐剂；若呕吐很严重，一定要注意检测血电解质和酸碱平衡的情况，注意患者是否有脱水的情况等。

2）腹泻：化疗药物所致腹泻程度，WHO规定轻度为发生在2天以内的暂时性腹泻；中度为虽然腹泻已超过2天，但患者仍能耐受，不需要治疗；重度为患者由于腹泻已不能耐受，需要立即给予治疗。最常见的引起腹泻的化疗药物有5-氟尿嘧啶类（包括优福啶、嘧福啶、氟铁龙和希罗达）、氨甲蝶呤、阿霉素、阿糖胞苷和顺铂等，特别是当药物剂量增大时，更容易发生严重腹泻；氟尿嘧啶大剂量或连续用药时可导致严重腹泻甚至血性腹泻。患者在化疗期间发生腹泻应及时与主治医生联系，医生应该根据腹泻程度，大便性质，尤其注意是否为血性或肠黏膜排出，应综合考虑所应用化疗药物的种类、剂量和化疗所进行的阶段以及患者的具体情况等，做出是否需要停止化疗以及对症支持治疗等决定。

3）便秘：某些患者出现便秘是由于化疗；而有些患者出现便秘是因为与平常相比，活动量或营养量减少，或者服用了某种止痛药。如果2天以上没解大便，要告知医生，必要时用泻药或灌肠剂。也可以尝试以下办法：多饮用水来松弛肠道，温水和热水特别见效；多吃含纤维多的食物；适当锻炼，出门散步和做操对解决便秘都有帮助，增加活动量之前应同医生商量。

（2）脱发：脱发是多种药物的常见不良反应，最常引起脱发的药物有阿霉素、表柔比星、柔红霉素、环磷酰胺、异环磷酰胺、氮芥、氨甲蝶呤、足叶乙苷、威猛、氟尿嘧啶、长春花碱、长春花碱酰胺和丝裂霉素等，这些药物常可引起部分头发或全部头发脱落；其次有顺铂、长春新碱、更生霉素、博来霉素和巯嘌呤等药物，可引起少量或部分头发脱落。脱发会给患者的心理（特别是年轻女性）带来不良影响。

一般情况下，脱发常在用药后1~2周发生，在2个月内最显著，化疗后脱发为可逆性，通常在停止化疗后1~3个月毛发开始再生。有时重新长出的头发会比原有头发更黑或发生卷曲，但并非所有的化疗药物都会引起脱发，脱发程度也不完全一样。为了预防脱发，可在注射化疗药物同时给患者头戴冰帽，使头皮冷却，局部血管收缩，以减少药物到达毛囊而减轻脱发，但其效果不是很明显。化疗药物所致脱发对患者的身体并没有不良影响，主要是由于脱发产生的自身形象的改变，特别是对那些关心自己形象的患者来说可能会有一定的心理压力和思想负担。停止化疗后，头发能重新长出，在化疗期间也可通过配戴假发以矫正。所以，即将要接受化疗或正在化疗的患者，对化疗药物所致的脱发一定要有正确认识，避免由于认识不够所带来的恐惧心理，要以坦然、愉快的心理接受治疗，才有利于疾病的康复。

（3）静脉通道的损伤：抗肿瘤药物在杀死癌细胞的同时，对静脉通道也有一定的损伤作用，因此，化疗过程中要正确保护静脉血管。药物渗漏是引起血管损伤的主要原因，处理不当，轻者局部红肿疼痛，重者剧烈刺痛，引起局部溃疡，不能自愈可长达2~3个月，可引起周围组织坏死，造成功能障碍。化疗药物在注射的局部容易出现下面3种反应：①栓塞性静脉炎：有些药物由表浅静脉给药时，常可引起静脉炎，表现为静脉部位疼痛、发红，沿静脉皮肤色素沉着和静脉栓塞。②局部组织坏死：当刺激性强的药物外渗入皮下，可表现为轻度红斑、局部不适或疼痛、组织坏死和皮肤溃疡等。③色素沉着。

临床常见的引起血管损伤的情况主要有：表柔比星、柔红霉素、长春新碱和氮芥等可引起局部组织坏死；足叶乙苷、威猛和卡莫司汀等可引起局部灼伤或轻度炎症；环磷酰胺、甲氨蝶呤、阿糖胞苷、米托蒽醌、门冬酰胺和顺铂等刺激性较小，对血管损伤较轻。预防措施如下：①血管选择：根据药物选择血管，对容易引起局部灼伤坏死的药物，不宜选手足背小血管，应避开肌腱、神经关节部位，不宜采用下肢静脉注射。长期化疗患者应根据化疗方案，计算静脉使用次数，制定计划，交替使用，使化疗造成的损伤有一定的修复时间，原则上要求爱护患者的每一条血管，尤其注意保护大静脉血管。②选择针头：根据化疗药物的浓度、滴速，结合患者静脉情况选择合适的针头。过粗穿刺难度大，易损伤静脉血管，过细针管易阻塞，达不到治疗效果。③提高专业技术：负责化疗输注的护士应掌握各类化疗药物的特性，有高度的责任心。对一些新药物必须详细阅读说明书。穿刺技术熟练，提高静脉穿刺一次成功率，尽量避免反复穿刺。在化疗药注入前要对将使用的血管有正确的判断（血管部位、回血情况、静脉是否通畅），确保安全时方可注入化疗药物。

化疗时有效保护静脉的措施如下：①切忌直接用化疗药物穿刺，失败时可造成周围组织损伤。②应先注入生理盐水，确认有回血，无渗漏后再注入化疗药。③化疗过程中护士应加强巡视病房，随时观察回血情况，局部有无疼痛，及时排除故障。应向患者及家属讲解渗漏的危害性，如患者感觉到轻微疼痛或液体输入不畅等立即通知护士。当患者感觉注射部位疼痛并加剧时，或局部肿胀，即使回血良好也应禁止继续输注。④患者取合适体位，使之身心处于最佳状态。⑤注射后用等渗液冲洗，使输液管中的残余药液全部输入，并冲洗停留在静脉血管壁的药物，达到保护静脉血管的目的。⑥拔针手法：快速注入生理盐水后，顺血管走向拔针，再迅速压迫3分钟。抬高该肢体，防止针孔渗血渗药液，刺激局部。同时嘱患者活动肢体，可做肢体按摩，减少药物停留局部的时间。

在化疗过程中发生了药物渗漏的急救处理如下：①当患者感觉注射部位疼痛且注药后加重或局部有肿胀时，应停止注药，禁止因有回血仍然继续注药。②注药中发现药物渗漏时，不要将针立即拔出，应当将针头内药物抽吸出来，然后用生理盐水5~10ml推入，局部肿胀虽然比原先加重，但可冲淡局部组织及血管的药物浓度，减轻对局部刺激。③渗漏部位用冰袋冷敷24小时，而后涂以1%氢化可的松霜，用无菌纱布包扎，每日涂药2次，直至红斑消退。禁止热敷，防止引起水泡及破溃而促进坏死发生。④氮芥类药物不慎渗出时，可用生理盐水注入局部皮下，以稀释药物，降低毒性；丝裂霉素外渗时，可用维生素C 50mg/ml湿敷，可起到解毒作用；长春新碱或阿霉素外渗时，可用2%~4%碳酸氢钠湿敷，可起到局部化学沉淀的作用；局部肿胀明显者，则用33%硫酸镁湿敷，严重者可皮下注射地塞米松或氢化可的松，因为皮质类固醇激素可通过阻止中性粒细胞及大单核细胞进入血液而减轻炎症反应。

（4）肾脏毒性：化疗药物可能会有肾脏毒性，医生应根据不同的药物给予不同的处理，在化疗时患者应该注意以下几点：①多饮水，保证尿量充足，以加速药物的排出；②清淡饮食，避免大量进食肉类等酸性食物；③观察尿量变化，出现尿量减少甚至无尿时及时告知医护人员；④避免合并使用肾毒性药物，合并用药一定要告知医生；⑤化疗前后请一定复查肾功能，注意肌酐、尿素氮的变化。

（5）心脏毒性：导致心脏毒性的药物主要是蒽环类药物（阿霉素、柔红霉素），这类药物可引起充血性心力衰竭性心肌病。心电图可表现为心律失常、心包炎、心肌缺血和心肌梗死。阿霉素对心脏的毒性与剂量有关，当总剂量大于550mg/m^2时，心脏毒性明显增加。大剂量氟尿嘧啶可诱发心肌缺血，表现为心绞痛。大剂量甲氨蝶呤也可引起心电图改变。

（6）呼吸系统的损伤：引起肺损伤的抗癌药物种类繁多，目前已涉及每类化疗药物，如博莱霉素、丝裂霉素、马利兰、甲氨蝶呤等等。抗癌药物引起的肺损害按病变性质主要分为以下二类：

1）肺嗜酸细胞浸润综合征（PIE）：属于一种过敏反应，表现为弥漫性间质性肺炎，末梢血嗜酸细胞增多的急性肺部损害。临床常见于博来霉素、甲氨蝶呤和甲基苄肼。患者在用药数小时至数日内出现急性发作，一般表现为急性呼吸困难、不明原因的干咳和发热。化验检查可见周围血嗜酸细胞增多，X线片表现为两肺间质浸润，大多数表现为双侧弥漫性斑点状病变，呈外向性分布。一般预后尚可，停止化疗和给予糖皮质激素及抗过敏药后可迅速消退。

2）间质性肺炎、肺纤维化：表现为进行性活动后呼吸困难、干咳、疲劳和不适。预后较差，且停药后症状呈进行性不可逆者较多。临床上多见，几乎见于所有导致肺损害的抗癌药物。以下所列药物应引起医护人员足够的重视：①博来霉素：是引起慢性肺损害的主要药物，发生率2%~40%，主要表现为间质性肺炎、肺纤维化。诊断本病后应立即停用博来霉素。治疗包括肾上腺糖皮质激素和氯喹等成纤维细胞抑制剂、中药活血化瘀和软坚化结药。②甲氨蝶呤：引起肺损害的发生率可达3%~8%，多属于过敏性，其发生与剂量、年龄、治疗持续时间和基础疾病并无明显关系。治疗包括停用该药和应用糖皮质激素，预后较好，死亡率达1%。③马利兰：平均4%发生肺损害（间质性肺炎），即“马利兰肺”。马利兰与放疗或其他药物合并可增加肺毒性的发生率和加重肺毒性表现，常见于长期服用者，发病隐袭，表现为干咳、体重减轻和呼吸困难。预后差，诊断后平均存活期 5 个月。

（7）骨髓毒性：化疗药物是非选择性的细胞毒性药物，几乎所有的化疗药物均有骨髓毒性。化疗药物引起的骨髓毒性具有以下几个特点：①剂量限制性；②对粒细胞系影响最大，其次为血小板，而红细胞系由于半衰期长，因此所受影响有时不易察觉；③随着累积剂量的增加，骨髓抑制也逐渐加重，多数患者在化疗过程中骨髓毒性逐步加重，恢复时间逐渐延长，甚至无法恢复至正常。在保证化疗的正常进行、减少化疗的骨髓毒性方面，血细胞生长刺激因子的应用显得尤为重要。目前常用的有细胞生长因子包括粒细胞集落刺激因子（G-CSF）、促红细胞生成素（EPO）和血小板生成素（TPO）三类。

（三）化学治疗的方式

1. 治愈性治疗　自 1968 年肿瘤内科治疗学这一名词出现以后，肿瘤化学治疗的发展十分迅速，疗效也日益提高，是当前肿瘤临床研究中最活跃的一个领域，目前同手术治疗和放射治疗一样，已成为治疗肿瘤的三大主要手段之一。内科治疗是一种全身性的治疗，内容包括化学治疗、内分泌治疗、免疫治疗及中医中药治疗等。晚期肿瘤患者多已全身扩散，化疗往往是主要的姑息性治疗方法。由于新药的不断问世和高效低毒以及支持治疗的进步，多种肿瘤化疗的疗效都较前有明显提高，化疗已经从姑息性治疗向根治性治疗发展。

所谓根治性化疗是指必须清除体内所有的恶性细胞。临床上一个直径为 1cm 的肿瘤，其肿瘤细胞数往往 $\geqslant 10^9$，经过治疗肿瘤细胞被杀灭 4~5 个对数级后，体内仍残留 10^4 肿瘤细胞，此时临床上无任何病状，可称为完全缓解或临床治愈。如在此时停止治疗，残留的肿瘤细胞又开始增殖，导致复发。因此，有效的根治性化疗又包括以下二个阶段：①诱导缓解阶段，即使肿瘤细胞降至 10^5 以下达到完全缓解；②缓解后治疗阶段（巩固与强化），使肿瘤细胞继续受到杀伤直至完全消灭，以达到根治。临床上对于一些有治愈可能的肿瘤，如白血病、绒癌、霍奇金病等，应尽早开始根治性化疗以达到根治的目的。

（1）化疗的适应证：①病变范围不宜以局部手段（手术或放疗）治疗者，如已有远处转移的Ⅳ期患者行姑息性治疗；②具有手术或放疗指征，但因某些禁忌证不能实施手术或放疗者，如心、肺功能严重受损的肿瘤患者；③全身性肿瘤，如造血系统恶性肿瘤（白血病、多发性骨髓瘤、恶性淋巴瘤及恶性组织细胞增生症等），或有广泛亚临床微小转移灶的实体瘤如小细胞肺癌等，应以化疗为首选治疗，或某些化疗效果较好的实体瘤进行根治性治疗；④手术或放疗前后的辅助或新辅助化疗；⑤癌性体腔积液，肿瘤所致上腔静脉压迫综合征等。

（2）化疗的禁忌证：①患者一般情况很差，消瘦、衰竭，估计不能耐受化疗的，此时如勉强给予化疗，可能使患者体质更快地衰竭，从而达不到延长患者生命的目的；②患者的重要器官，如心脏、肝脏、肾脏等有较严重的功能障碍，如采用化疗可进一步造成损害；③患者的骨髓造血功能抑制，表现为白细胞减少，还可有红细胞或血小板的减少。总之，在使用化疗前必须对患者进行全面的检查，然后再决定可否用化疗，以及采用哪种化疗方案更适合。

2. 辅助性治疗　指在采取有效的局部治疗——手术和放疗后，主要针对可能存在的微小转移癌、手术或放疗中进入血液淋巴系统或体腔内的游离癌细胞及残余病变而进行的化疗，其目的是防止肿瘤复发、转移。恶性肿瘤是全身性疾病，在局部表现的同时，常常已有亚临床的微转移灶存在。Compertzian 认为，肿瘤主体被手术切除以后，身体内残存的癌负荷大为减少，处于 G0 期的癌细胞进入增殖周期，此时给予化疗可大大杀伤肿瘤细胞。已证明辅助化疗能明显提高多种肿瘤手术或放疗的疗效，对某些癌瘤患者能延长其生存时间及提高长期无病生存率。目前已肯定的术后辅助治疗能提高治愈率的肿瘤有：乳腺癌、大肠癌、骨肉瘤、睾丸肿瘤，某些软组织肉瘤（如横纹肌肉瘤）等，还有些肿瘤，目前术后辅助化疗疗效尚不肯定，但如手术时病变范围较广，肿瘤侵犯较深，淋巴结有转移，也应考虑做术后化疗，如非小细胞肺癌和胃癌等。

术后辅助化疗的基本原则：①尽早开始，一般在手术后 2 周内，无特殊情况最迟不超过 4 周；②联合化疗，选用疗效肯定的药物组成方案，一般化疗 6~8 个周期；③充分治疗，保证足够的剂量强度，不得随意减少剂量。

化疗应做多少周期需根据病情及病种而定。一般对于适合做辅助化疗的病种，如绝经期前乳腺癌、睾丸癌、软组织肉瘤及肺癌等，当手术已切除原发肿瘤，临床检查尚未发现远处播散时，为了杀灭体内微小转移灶，需行 6 个周期的化疗。有学者认为，正规、足量 6 个周期化疗足以杀灭体内对化疗药物敏感的癌细胞，剩余的耐药细胞即使再加用化疗，延长周期数也很难奏效。对于首选化疗的病种，如恶性淋巴瘤、小细胞肺癌等，适合的化疗周期数是当肿瘤达到完全消失后再加 2 个周期，如，经 4 个周期化疗后肿瘤完全消失，则再加 2 个周期，即总数为 6 个周期的化疗。但有时对恶性程度极高的肿瘤，或极易复发的肿瘤，可适当增加周期数，不主张无限制地延长化疗时间。

3. 新辅助治疗　指对临床表现为局限性肿瘤，可以或有可能缩小后进行局部治疗者，在手术或放疗前一般时间先采用化疗。其目的在于：①控制原发灶，即化疗使局部肿瘤缩小降级，从而有利于开展手术或放疗，并缩小手术切除或放射照射范围，减轻伤残，减少术中或放疗时肿瘤细胞的医源性播散；或为进一步的手术和放疗创造机会。②可清除或抑制手术或放疗前就可能存在的微小转移灶，从而提高手术或放疗效果，改善预后。③早期用药可以减少耐药性的产生，并可根据术后病理组织学检查肿瘤病灶的变性坏死和间质反应等改变，估计已用的抗癌药的疗效（相当于体内药敏实验），以指导术后化疗筛选合适的药物与方案。临床研究已证实新辅助化疗对非小细胞性肺癌、头颈部肿瘤、乳腺癌、直肠癌、膀胱癌、骨肉瘤及软组织肉瘤，可减小手术或放疗范围和防止手术、放疗后复发转移，并可能提高食管癌、鼻咽癌等局部治疗的效果。

4. 姑息性化疗　姑息性化疗的目的是提高生存质量和带瘤生存。临床上有些肿瘤患者，特别是晚期患者，目前的化疗并不能达到治愈，也不一定能延长生存期。此时应认真地权衡化疗可能带来的好处，及其不良反应可能带来的痛苦，以改善生活质量为首要目的，来决定治疗策略。不必过分强调治疗的彻底性，应选择反应小、痛苦小的治疗方法。目前，临床最常见的恶性肿瘤，如非小细胞肺癌、肝癌、胃癌、结肠与直肠癌、胰腺癌、食管癌、头颈部癌的化疗疗效均不满意，对此类肿瘤的晚期病例，已失去手术治疗的价值，化疗也仅为姑息性，主要目的是减轻患者的痛苦，提高其生活质量，延长患者的寿命。

四、肿瘤的放射治疗

（一）概述

放射治疗简称“放疗”，是目前治疗恶性肿瘤的重要手段之一。肿瘤放射治疗是利用放射线如放射性同位素产生的α、β、γ射线和各类X射线治疗机或加速器产生的X射线、电子线、质子束及其他粒子束等治疗恶性肿瘤的一种方法。目前，60%~70%的肿瘤患者在病程不同时期，因不同的目的需要放射治疗，包括综合治疗和姑息治疗。随着放射设备的增加和更新，如今它已成为一种独立的专门学科，称为肿瘤放射治疗学。放射治疗已经历了一个多世纪的发展历史，在伦琴发现X线、居里夫人发现镭之后，很快就分别用于临床治疗恶性肿瘤，直到目前放射治疗仍是恶性肿瘤重要的局部治疗方法之一。进入21世纪后放疗技术发生了质的飞跃，进入了精确治疗的新时代。

人们对手术和吃药打针治疗癌症的方式能做到直观了解，故比较熟悉，但对放射杀癌的作用就不是那么清楚了。放疗之所以能发挥抗癌作用，是因为放射线承载着一种特殊能量，称为辐射。众所周知，辐射在自然环境中可以诱发癌变，而对于放疗，辐射作为癌症的“杀手”。当一个细胞吸收任何形式的辐射线后，射线都可能直接与细胞内的结构发生作用，直接或间接地损伤细胞DNA。直接损伤指射线直接作用于肿瘤细胞的DNA，引起DNA分子出现断裂、交叉，此作用占20%左右。间接损伤指主要由射线对人体组织内水发生电离，产生自由基，这些自由基再和生物大分子发生作用，导致不可逆损伤。效应占80%。

（二）放射治疗的种类

放射治疗主要有两种形式：体外和体内。

1. 体外照射　又称远距离放射治疗。应用这种照射技术治疗时，放疗机用高能射线或粒子来瞄准肿瘤、照射肿瘤，用于体外照射的放射治疗设备有X线治疗机、钴-60治疗机和直线加速器等。钴-60治疗机和直线加速器一般应距人体80~100cm进行照射。

2. 体内照射　又称近距离放射治疗。这种治疗技术把高强度的微型放射源送入人体腔内或配合手术插入肿瘤组织内，进行近距离照射，从而有效地杀伤肿瘤组织，治疗技术涉及腔管、组织间和术中、敷贴等多种施治方式。这一技术发展很快，它可使大量无法手术治疗、外照射又难以控制或复发的患者获得再次治疗的机会，并有肯定的疗效。而正常组织不受到过量照射，以及避免严重并发症，成为放射治疗技术上的一个焦点。过去，后装技术（又称腔内照射技术）仅能用于妇科肿瘤治疗，最新一代后装治疗机已把这种技术扩大应用到鼻咽、食管、支气管、直肠、膀胱、乳腺、胰腺和脑肿瘤等。这种新技术与其他治疗方法相配合，逐步形成了有发展前途的综合治疗手段，在应用中也取得了显著的效果。

（三）放射治疗的方式

1. 根治性放射治疗　指应用放疗方法全部而永久地消灭恶性肿瘤的原发和转移病灶。放疗所给的肿瘤量需要达到根治剂量，对放射线敏感及中度敏感的肿瘤可以用放射治疗根治。在这类肿瘤的综合治疗方案中，放疗也起到主要作用。下面简单介绍几种肿瘤的根治性放疗的情况。

（1）恶性淋巴瘤：早期患者经大面积放射治疗后几乎可以达到根治。上海医科大学肿瘤医院研究发现，Ⅰ、Ⅱ期患者被大面积放射治疗后 5 年生存率为 76.6%。恶性淋巴瘤对放射线敏感，后期正常组织损伤并不严重，但是接受过博来霉素、阿霉素化疗的患者，心、肺有潜在性损伤，放射后有加重该损伤的可能，应引起注意。

（2）精原细胞瘤：睾丸切除后对引流淋巴区放射治疗，可以使早期患者得到根治。精原细胞瘤对放射线敏感，即使有纵隔、锁骨上区转移，在全身化疗配合下行放射治疗，对控制肿瘤也还是很有效果的。

（3）鼻咽癌：放射治疗是首选方法。统计显示鼻咽癌放射治疗后 5 年生存率为 52.3%，10 年生存率为 38.5%。对于病灶局限在鼻咽腔的，配合腔内放疗不仅可以提高靶区剂量还不增加正常组织损伤。

（4）喉癌：早期放射治疗不但能达到和手术相仿的疗效，局部控制率可达≥90%，并且可以保持喉的功能正常。

（5）乳腺癌：对早期患者保乳手术和根治性放射治疗，疗效和根治性手术效果相仿，但是心理和功能损伤小，放射范围包括乳房与区域淋巴结，10 年生存率和根治术相仿。

（6）视网膜母细胞瘤：对病灶局限在赤道后，用放射治疗经选择的病例，可控制肿瘤并能保留一定的视力，免去这部分患者做眼球摘除术。除用低能 X 线和电子线治疗外，也有用钴-60 经手术置于巩膜外治疗，其缺点是需要再次手术祛除放射源。

（7）前列腺癌：放射治疗是前列腺癌重要的治疗手段之一。早期前列腺癌的放射治疗可以达到根治的目的，疗效与前列腺癌根治性手术相近，而局部晚期的前列腺癌以放射治疗为主，有远处转移者放疗也可减轻症状，改善生存质量。

2. 辅助性放射治疗　辅助性放疗是放疗作为综合治疗的一部分，应用放疗与手术或化疗综合治疗，提高患者的治疗效果。在手术或化疗前后，放疗可以缩小肿瘤或消除潜在的局部转移病灶，提高治愈率，减少复发和转移。

（1）术前放疗：术前放疗使部分原不能手术的患者，经照射后使肿瘤得以手术切除。同时术前放疗可以消灭肿瘤周围的亚临床病灶，使肿瘤缩小，手术范围缩小，减少了根治性手术的应用，较好地保存了患者术后的功能；也可降低肿瘤细胞的活力，从而降低局部种植率和远处转移率；术前放射治疗还有不少问题待解决，如不同肿瘤适当的照射剂量和与手术的间隔时间等。

（2）术中放疗：术中放疗主要应用于肿瘤部位、体积已侵及重要组织结构等，使手术不能完全切除肿瘤，很难获得合适的切除缘，或手术时残留微小病灶者，可采用带有限光筒的高能射线放射、后装治疗及手术野植入同位素（铱-192、碘-125 等），对瘤床、残留病灶和肿瘤邻近的区域照射。对残留病灶大、切除边缘多处有肿瘤残留或术中剂量不满意者给予术后外放疗，可有效减少肿瘤的复发，缩短放疗时间，及早开始化疗。

（3）术后放疗：其指征是手术局部有残存的肿瘤，而且这种肿瘤对放射治疗有一定的敏感性。术后放疗的优点在于可对肿瘤进行正确的组织学评价，对分型及分级无干扰，不延迟手术时间，无伤口愈合问题，但由于术后瘤床血供减少和瘢痕形成，对放疗敏感性下降。术后放疗与手术间隔应尽量缩短，在伤口愈合后立即开始。对一些晚期或高分级肿瘤常常伴有周围的淋巴结隐匿转移灶，此时采用预防性照射，可降低局部的复发率。术后放疗在可能时应尽量给予根治性剂量或接近根治性剂量。

（4）放疗和化疗的综合治疗：二者合用治疗恶性肿瘤，称为放化疗，常常是放疗控制局部，化疗控制远处转移病灶，在小细胞肺癌和淋巴瘤的治疗中均取得较好疗效。方法有化—放—化疗法，先化后放法，先放后化法，同步放化疗法等各种方法。

3. 姑息性放射治疗　姑息性放疗指应用放疗方法治疗晚期肿瘤的复发和转移病灶，以达到改善症状的目的。有时将姑息性放疗称为减症放疗，主要用于止痛、止血、缓解压迫症状、促进溃疡性癌灶的控制、脑转移癌的治疗、解除肿瘤脊髓压迫症状和上腔静脉压迫综合征和改善生活质量。

（四）放射治疗的毒副反应及处理

放疗是一种局部治疗手段，其全身反应比化疗轻，而局部损伤小于手术。其反应主要是局部反应。

1. 口腔和咽部问题　口腔、咽喉疼痛是鼻咽癌患者放疗时最常见的不良反应，常在放疗 2 周左右开始出现。患者早期口腔黏膜充血、水肿，出现点、片状白膜，表现为咽干、咽痛、吞咽困难，为减轻症状可多饮水，保持口腔湿润，并采用漱口液漱口。若出现严重的黏膜反应，如口腔溃疡、糜烂、影响进食时可暂停放疗，并给予口咽部喷药，用药为康复新 20ml、庆大霉素 24 万 U、利多卡因 100mg，每日 3 次于饭前半小时喷雾，必要时静脉给予抗生素治疗，并注意口腔卫生。

2. 吞咽困难　胸部接受放疗的患者，当放疗至 20Gy 以后，有的患者会出现下咽痛或胸骨后不适的感觉，尤其是吃馒头、米饭时，这是因为在放射野内食管接受了放疗，出现黏膜充血、水肿，称为放射性食管炎。一般多为暂时现象，通过进食质软、清淡的食物，放疗术野的改变，上述症状会减轻或适应的。如果症状加重出现，患者不能进食，可通过输液，口服局麻药物，甚至暂停放疗等办法来缓解症状。

3. 皮肤问题　放射性皮肤损害是放疗中和放疗后经常遇到的问题，好发于颈部、腋下及腹股沟等皮肤薄嫩和多皱褶的部位。放射治疗过程中，为了保护好放射区的皮肤，内衣要穿的宽松、柔软，最好是纯棉吸水性强的内衣，以减少对局部皮肤的摩擦、潮湿等刺激。照射局部保持清洁干燥，照射野标记要清晰可见，模糊不清时应由医生重新标记，切不可自己涂画。不要在照射野内粘贴胶布、涂抹红汞、碘酒等刺激性药物，不用肥皂等碱性物质清洗局部，不要曝晒等，避免一切理化因素的刺激。在放疗期间医生应定期检查放射野内的皮肤反应，一旦出现皮肤红肿或干性脱皮，可停照2~3天以避免皮肤损伤进一步发展而产生湿性脱皮。照射区域的皮肤出现充血、水肿甚至出现渗液和糜烂时，应暂停放疗，要保持患部清洁，防止感染。用含抗生素和地塞米松软膏，如氯地霜外敷或用硼酸溶液湿敷以使皮损尽快愈合恢复治疗；用庆大霉素、康复新湿敷后行暴露疗法，可起到抗感染、消除炎症、水肿、加速病损组织修复的作用；也可涂抹紫草油、禁止使用酒精擦拭；湿润烧伤膏对放疗引起的皮肤损害也有很好的疗效。对于皮肤破溃同时合并的细菌感染，若较轻较局限，可外用抗炎药膏，如红霉素、氯霉素软膏；当感染较重时，可肌注或静点抗炎药物。总之，照射区皮肤的破溃流水为正常的放疗反应，只要患者与医生通力合作，合理治疗是可以痊愈的。

4. 恶心、呕吐　恶心呕吐是肿瘤放疗时常见的不良反应之一，大多数是由于放疗引起的胃肠功能紊乱造成的。防治的办法是：患者应注意卧床休息，多饮水，以利于代谢物的排泄；应精心烹调食物，少食多餐，吃易消化的食物，不要吃过甜、辛辣油腻和气味不正的食物，吃咸味的点心和食物；口服维生素 B_6、多潘立酮等药物，可减轻恶心；如呕吐严重可肌内注射甲氧氯普胺等药物；最简便的方法是用手按压或针刺内关穴和足三里穴。厌食是最早出现的症状之一，也是放疗过程中的一种不良反应，对食欲不振要根据不同情况对症下药，如因放疗引起的食欲不振，可服用维生素 B_6 及助消化药和开胃药，也可食用开胃食品山楂等。上述症状较重者一般处理效果不好时可考虑输液或停止放疗。

5. 放射性肺炎　文献报道胸部疾病放疗中急性放射性肺炎和放射性肺纤维化发生率为10%~15%，而实际上当肺受照剂量超过20Gy即会产生永久性损伤，但大部分患者不产生临床症状，有症状的放射性肺炎发生率为5%~15%。放射性肺炎一旦发生就很难控制，所以预防就显得格外重要。在放疗过程中应根据患者的个体特征如年龄、吸烟史，是否合并慢性肺部疾患、肺功能不全、肺部感染和感冒，是否接受过大剂量联合化疗，中央型肺癌及纵隔肺门淋巴结转移等不利因素综合考虑，设计合理的放疗方案，停止吸烟，预防和控制肺部感染以改善肺功能，合并化疗时应及时缩短照射野并且剂量至少要减少10%~15%。中央型肺癌及纵隔肺门淋巴结转移应严格控制照射面积和剂量以防止放射性肺炎的发生。对已出现急性放射性肺炎的患者首先应及时给予大剂量激素以减少肺实质细胞和肺毛细血管内皮细胞的损伤程度，同时给予大剂量抗生素预防和治疗肺部感染，并给予大剂量维生素和吸氧、止咳、平喘等对症支持治疗。一般情况下只要病变范围不太大，体质不太差，诊断治疗及时合理，大多数患者可在1~2个月内好转。

6. 脑水肿　放射治疗在中枢神经系统肿瘤的治疗中占很重要的地位，脑转移的放射治疗对于实体瘤的颅内病灶控制有良好的疗效，放疗是首选方法。脑水肿是放疗中常见的急性毒性反应，主要表现为头痛、恶心、呕吐，原发症状加重等，常见于放疗开始后1~2周，随着时间延长，症状逐步减轻，治疗主要是对症治疗。如严格控制加重脑水肿的因素：限制入水量，控制血压等，同时给予降低颅内压治疗；如甘露醇、利尿剂、肾上腺皮质激素等，多数可好转。采用适当的治疗或IMRT技术也可减轻反应。

7. 腹泻　常见于腹部和盆腔肿瘤放疗时。采用调强放疗能减少小肠、直肠等组织的受照体积，减轻腹泻症状，其次是对症治疗和支持治疗。

（1）一般治疗：纠正水、电解质、酸碱平衡紊乱和营养失衡。酌情补充液体，补充维生素、氨基酸、脂肪乳剂等营养物质。

（2）黏膜保护剂：双八面体蒙脱石和硫糖铝等。

（3）微生态制剂：如双歧杆菌可以调节肠道菌群。

（4）止泻剂：根据具体情况选用相应止泻剂。

（5）其他：654-2、溴丙胺太林、阿托品等具有解痉作用，但青光眼、前列腺肥大者、严重炎症性肠病患者慎用。大部分腹泻患者都能坚持放疗完成，特别严重者可暂停放疗。

（张建春）

第三节　非肿瘤终末期患者的舒缓治疗

一、获得性免疫缺陷综合征

（一）概况

获得性免疫缺陷综合征（Acquired Immune Deficiency Syndrome，AIDS），又称艾滋病，是一组临床表现，人类因为感染人类免疫缺陷病毒（Human Immunodeficiency Virus，HIV）后导致免疫缺陷，并发一系列机会性感染及肿瘤，严重者可导致死亡的综合征。本病主要通过性接触和血液传播，病毒主要侵犯和破坏辅助性T淋巴细胞（$CD4^+$T淋巴细胞）。HIV感染晚期，恶性肿瘤发生率会逐渐增高，如极罕见的卡波西肉瘤和脑淋巴瘤。目前，艾滋病已成为严重威胁世界人民健康的公共卫生问题。

（二）自然病程

HIV感染后的自然病程多种多样。对于大多数人而言，疾病初期几乎无症状，大约经过数年相对健康的生活后，AIDS的典型临床特征才表现出来。有些患者初期可表现为下列症状：发热、躯体疼痛、头痛、口腔和生殖器黏膜溃疡、手掌-足底皮疹、肝脾大以及全身淋巴结肿大，通常在几周后上述症状自行缓解。但在这一时期，患者可以出现贝尔麻痹

（Bell's palsy），或 Gtillain-Barre 综合征（GBS），提示早期神经系统受侵。

大约 12 周后，随着免疫系统的部分恢复以及循环血液中病毒颗粒负载量的减少，机体达到稳定期。随之进入临床潜伏期，此期唯一的临床表现或许是全身的淋巴结肿大和偶尔出现盗汗，尤其是夜间盗汗。少数感染 HIV 的患者可以在 1 年或者 2 年内快速进展到 AIDS 爆发期，但是大多数患者 8～10 年才可以发生 AIDS，仅有少数个体疾病进展非常缓慢，即使没有应用抗逆转录病毒药物（ARVs），在感染 HIV20 年后仍可以存活。随着免疫系统的耗竭，患者易受到多种感染，包括反复的上呼吸道感染、肺炎、结核病、各种肠道微生物菌群感染、隐球菌性脑膜炎、带状疱疹以及口腔、阴道和食管念珠菌感染。免疫系统恢复能力的多样性和一些感染的潜在致死性，使评估个体预后变得困难。

（三）临床特征

AIDS 表现多样化，但也有典型的临床表现：体重减轻超过 10%、腹泻、或者发热超过 1 个月、全身淋巴结肿大，特别是颏下、滑车淋巴结肿大非常有意义。

本病潜伏期较长，一般认为 2～10 年可发展为艾滋病，HIV 侵入人体后可分为四期：

1. 急性感染（Ⅰ期）　感染 HIV 后，少部分（10%～15%）患者可出现发热、全身不适、头痛、厌食、肌痛、关节痛、皮疹和淋巴结肿大，类似血清病的症状，一般持续 3～14 天后自然消失。

2. 无症状感染（Ⅱ期）　可由原发 HIV 感染或急性感染症状消失后延伸而来，可无任何症状，此阶段可持续 2～10 年。

3. 持续性全身淋巴结肿大综合征（Ⅲ期）　除腹股沟淋巴结以外，其他部位两处或两处以上淋巴结肿大，直径 1cm 以上，质地柔韧，可自由活动，无压痛，持续肿大 3 个月以上。

4. 艾滋病（Ⅳ期）　①全身性症状：即发热、乏力不适、厌食、体重下降、持续性腹泻和易感冒等症状。除全身淋巴结肿大外，可有肝脾肿大；②神经系统症状：出现头痛、癫痫、进行性痴呆和下肢瘫痪等；③免疫缺陷所致的机会性感染：包括卡氏肺孢子菌、弓形虫、隐球菌、念珠菌、结核杆菌、巨细胞病毒、EB 病毒、疱疹病毒等感染，可造成肺部、胃肠道、神经系统、皮肤黏膜和眼部等系统的机会性感染；④免疫缺陷而继发肿瘤：如卡氏肉瘤和非霍奇金病等。

（四）治疗现状

直至现在艾滋病尚无特别有效的治疗方法。通过多年的临床实践，认为早期抗病毒治疗是关键，既能缓解病情，减少机会性感染和肿瘤，又能预防或延缓艾滋病相关疾病的发生。主要包括以下治疗方法：

1. 一般治疗　对 HIV 感染者或获得性免疫缺陷综合征患者均无须隔离治疗。对无症状的 HIV 感染者，仍可保持正常的工作和生活。应根据具体病情进行抗病毒治疗，并密切监测病情的变化，对艾滋病前期或已发展为艾滋病的患者，应根据病情注意休息，应给予高热量、多维生素饮食；不能进食者，应静脉输液补充营养；加强支持疗法，包括输血及营养支持疗法，维持水及电解质平衡。

2. 抗病毒治疗　高效活性抗病毒治疗的出现从根本上改变了许多 AIDS 患者的预后。接受各种方法治疗的衰弱患者接受高效活性抗病毒治疗后可以获得显著地改善。

主要的抗病毒药物有核苷类逆转录酶抑制剂、非核苷类逆转录酶抑制剂和蛋白酶抑制剂三大类。鉴于仅用一种抗病毒药物易诱发 HIV 的突变，并产生耐药性，目前多主张联合用药。治疗时需要注意，治疗需要持续终生；认真选择第一治疗方案对于取得最佳疗效是非常重要的；一旦接受抗病毒治疗，以后的治疗方案很少能获得好的疗效；艾法韦仑或奈韦拉平应与齐多夫定和拉米夫定或司坦夫定联合治疗；免疫系统受到危害而发生结核病时，如果可能，应先考虑治疗结核病。

3. 免疫治疗　基因重组 IL-2 与抗病毒药物同时应用对改善免疫功能是有益的。

4. 并发症的治疗　卡氏肺孢子菌肺炎可用戊烷脒；卡氏肉瘤可用齐多夫定与 α-干扰素联合治疗等。

5. 支持及对症治疗　包括输血及营养支持疗法，补充维生素特别是维生素 B_{12} 和叶酸等。

6. 预防性治疗　结核菌素试验阳性者，应接受异烟肼治疗；医务人员被污染的针头刺伤或实验室意外者，在 2 小时内应进行齐多夫定等治疗。

（五）姑息治疗

目前抗病毒的治疗尚不能治愈 AIDS，仅仅能推迟 AIDS 的自然进展。在可预测的将来，将面对成千上万的人缓慢地死于 AIDS，这些患者需要有效的姑息治疗，以提高其生活质量并较好地控制症状。

1. 疼痛　据研究显示进展期 AIDS 患者约有 98% 会出现疼痛症状。疼痛常见原因：①病毒直接损伤外周神经，30% 患者发生感觉异常神经病变；②药物引起的不良反应；③带状疱疹的发生，持续存在的疱疹后神经痛；④口腔和生殖器持续溃疡；⑤食管念珠菌病、胃酸反流及结核感染造成令人痛苦的吞咽痛；⑥20% 患者因各种原因发生的腹痛；⑦肌肉和关节痛也是常见的症状。疼痛治疗的原则：口服给药、按阶梯给药、按时给药，并进行疼痛评估及随访。

2. 皮肤问题　所有 AIDS 患者均有皮肤损害，皮肤干燥和瘙痒，不提倡过多地洗澡，可用水性油膏全身涂抹，2 次/日，适当地涂抹激素软膏和口服抗组胺类药物可以减轻症状。脂溢性皮炎和银屑病也常见，应给与适当的治疗。全身各部位散在多发、大小不等的褐色丘疹样结节，特别是颜面和口部，是卡氏肉瘤的特征。尽管初期进展缓慢，但可波及到内脏并迅速死亡，随后出现疼痛和呼吸困难，吗啡治疗有效，也可根据患者的个体情况选择姑息性局部放疗、局部冷冻和病灶内化疗。

3. 发热　发热与盗汗是 AIDS 患者最常见的症状，部分是由免疫应答所致，或某些感染所致。应找出病因，如结核病、肺炎和肿瘤，在确定病因前可以给予补液及退热治疗。

4. 腹泻 进展期 AIDS 患者有超过 50%可以发生反复、持续的腹泻。半数慢性腹泻患者可查出感染性致病菌，在未查明病原菌时，可尝试应用甲硝唑联合磺胺甲异噁唑短期经验性治疗；洛哌丁胺或吗啡应滴定到有效剂量以减少腹泻的次数，达到治疗效果。同时改善个人及环境卫生条件，也可以显著减少腹泻的发生。

5. 精神与情感问题 诊断 HIV 阳性预示着患者不但患有致死性疾病，而且还会有精神与情感方面症状，会担心疾病会传染他人、担心被社会及家人所歧视或抛弃、对即将失去所有的东西感到伤心难过、担心家人特别是子女将来如何生存及自己如何治疗等。有些患者对未来失去信心和希望，甚至会出现自杀的想法。由于 HIV 是一种嗜神经病毒，所有超过 80%的 AIDS 患者会出现一定程度的认知障碍，25%的 AIDS 患者将发生与 HIV 相关的痴呆或精神病，必要时应给予相应的治疗。

（六）终末期治疗注意事项

1. AIDS 患者通常比其他接受姑息治疗的患者年轻。他们通常有多种疾病、需要采取有效控制症状的方法来缓解患者的痛苦，以提高其生活质量。

2. 患者通常非常了解他们自己的病情，了解可用的治疗方法和各种方法的优缺点，要注意药物的不良反应，这可能是导致某些症状的原因。

3. 对免疫力降低的患者，应尽可能延长预防性治疗机会性感染的时间，即便在临终时，新发的或复发的感染产生的症状，都会加重患者身体和心灵的痛苦。

4. 一些患者甚至并没有把他们的真实病情告诉家人，应害怕被家庭孤立或拒绝接纳，通常是同性的伴侣或好朋友充当照护者。

5. 家属和照护者有可能感染 HIV，他们会将患者的病情和所遭受的痛苦与他们自己的未来联系在一起，同样会有担心与焦虑感。

6. 治疗过去或近期有吸毒史的患者的疼痛比较困难，需要多学科会诊，遵循疼痛治疗、药物和酒精中毒方面专家综合的建议进行治疗。

（七）精神与心理支持

AIDS 作为吞噬人体免疫力的死亡率高发病症，其病因与吸毒、性生活混乱有关，一直为公众不解甚至唾弃，加之有些患者羞于启齿，症状隐蔽性强，使得艾滋病的防治与癌症等绝症无法等量齐观。所以，面对 AIDS 这种特殊的病症，全社会除了物质上的帮助，更应为 AIDS 患者和感染者提供积极、健康、乐观的精神支持。社会组织和宗教组织的支持能帮助患者经受住这种打击。对于艾滋病感染者而言，其身上的“原罪”性质或许不可否认，但从另一方面来讲，无论是吸毒还是性生活混乱，都无法绕开思想迷茫、精神空虚、无力抵制诱惑和不良思想侵袭这一前提，特别是对于思想活跃、精神需求旺盛的年轻人来讲，如何使健康的思想和行为占据主导地位，在精神层面发挥正确的教育和引导功能，是艾滋病防治向前迈进不可或缺的前提条件。

二、终末期呼吸系统非恶性疾病

（一）概况

终末期呼吸系统非恶性疾病指各种呼吸系统疾病的终末期，常见疾病包括阻塞性肺气肿、肺结核、肺脓肿、尘肺以及胸廓疾病等。而慢性呼吸系统疾病常见的显著特征是：随着长时间呼吸困难的发生，呼吸功能出现缓慢的、进行性下降、患者耐受活动的能力下降、反复住院及过早死亡。其终末期均表现为呼吸衰竭。呼吸衰竭是各种原因引起的肺通气和/或换气功能严重障碍，以至在静息状态下也不能维持足够的气体交换，导致缺氧伴（或不伴）二氧化碳潴留，从而引起一系列生理功能和代谢紊乱的临床综合征。

（二）自然病程

各种呼吸系统原发疾病的自然病程差异较大。在临终关怀病房内死于非恶性肺脏疾病的患者比例低于5%，而肺癌患者比例超过20%。原肺呼吸功能正常，因各种迅速发展的病变，例如呼吸道阻塞性病变、肺组织病变、肺血管疾病、胸廓胸膜病变等，在短时间内引起严重气体交换障碍，产生缺氧或合并二氧化碳潴留者，称为急性呼吸衰竭。原发疾病包括各种原因引起的窒息、重症哮喘、严重呼吸系统感染、各种原因引起的急性肺水肿、胸肺部外伤等。急性呼吸衰竭病程短，发展迅速；慢性呼吸衰竭以支气管—肺疾病所引起者为常见，如慢性阻塞性肺疾病、重症肺结核、肺间质纤维化、尘肺等。胸廓和神经肌肉病变如胸部手术、外伤、广泛性胸膜增厚、胸廓畸形、脊髓侧索硬化症亦可导致慢性呼吸衰竭。要确定慢性呼吸系统疾病的患者何时进入终末期是较困难的，因为大多数呼吸系统疾病临终患者呼吸稳定，只是会间断出现严重威胁生命的病情变化。

（三）临床特征

终末期呼吸系统疾病的临床表现包括原发疾病的症状体征，以及缺氧和二氧化碳潴留所致的呼吸困难和多脏器功能紊乱的表现。慢性呼衰患者的体征可见肋间隙增宽、桶状胸、呼吸运动度减弱、叩诊呈过清音、呼吸音减低、双肺干湿性啰音等。最后数周或数月表现的症状包括：呼吸困难、咳嗽、发热、咯血、喘鸣和胸痛等。

1. 呼吸困难　指患者主观感到空气不足、呼吸费力，客观表现呼吸运动用力，严重时可出现张口呼吸、鼻翼扇动、端坐呼吸，甚至发绀、呼吸辅助肌参与呼吸运动，并且可有呼吸频率、深度、节律的改变。呼吸困难是终末期癌症患者常见症状，越濒临死亡，发生率越高。患者可伴有焦虑、烦躁不安，并影响休息，使疼痛或其他症状加重。

2. 发绀　发绀是缺氧的典型症状。当动脉血氧饱和度低于85%时，即还原血红蛋白的浓度为1.5%以上时，可在血流量较大的口唇、口腔黏膜出现发绀。

3. 精神神经症状　缺氧和二氧化碳潴留都会引起精神神经症状。急性严重缺氧，可立即出现精神错乱、狂躁、昏迷、抽搐等症状。慢性缺氧多有智力、定向力障碍。

4. 血液循环系统的症状 缺氧和二氧化碳潴留时，心率增快，心搏出量增加，血压上升，肺循环小血管收缩，产生肺动脉高压。急性严重心肌缺氧，可出现心律不齐、心室颤动，甚至心跳骤停，严重或长期缺氧，最后导致心衰。长期肺动脉高压将诱发右心衰竭。

5. 消化和泌尿系统症状 呼衰对肝肾功能都有影响，如肝细胞缺氧发生变性坏死，或肝脏淤血，血清谷丙转氨酶升高。肾功能损害表现在血尿素氮升高，蛋白尿，尿中出现红细胞或管型。严重呼衰能引起胃肠道黏膜充血、水肿、糜烂渗血。

6. 高黏度综合征 呼衰时代偿性红细胞增多，血黏度增加，加重容量负荷和压力负荷，容易诱发心衰并引起微循环障碍，使心脑肺等重要器官血流灌注不足。

7. 其他症状 呼衰患者常有球结膜水肿，淤血及视盘水肿，有的有突眼征（蛙眼）。长期缺氧还可引起肾上腺皮质萎缩，表现为皮肤黏膜色素沉着、乏力和血压低等。

（四）治疗现状

呼吸系统疾病的治疗主要包括内科和外科的治疗方法，近年来介入性治疗方法也发挥了一定的作用。主要包括以下治疗方法：

1. 抗感染药物的应用 呼吸系统抗感染治疗应把握以下原则：重视病原学诊断；结合患者的基础状态；掌握抗感染药物的特点及适应证；联合用药和药物相互作用；注意抗菌药物的毒副作用。

2. 糖皮质激素的应用 激素在呼吸系统疾病的药物治疗上占有重要地位，主要应用于以下肺部疾病：支气管哮喘、外源性过敏性肺泡炎、结节病、风湿病引起的肺损伤、急性呼吸窘迫综合征和结核性胸膜炎等。

3. 呼吸机的应用 通过呼吸机的治疗，可以维持适当的通气量、改善气体交换功能、减少呼吸机作功防治呼吸机疲劳、预防性机械通气、避免重病患者发生呼吸衰竭。注意在应用辅助呼吸机时，要根据患者的病情、生理机能状况等，在充分权衡利弊的情况下使用。

4. 氧气疗法 通过增加吸入氧气的浓度，提高肺泡氧分压，加大肺泡膜两侧分压差，促进氧的弥散，从而提高动脉血氧分压和血氧饱和度，达到改善、纠正组织缺氧的目的。

5. 呼吸道的湿化及雾化疗法 湿化治疗是通过装置产生水蒸气，提高吸入气中的水蒸气含量，使气道湿化、稀释分泌物，并易于排出，从而达到治疗目的。雾化治疗则是将药物或水分散成雾粒或微粒悬浮于气体中，可提高呼吸器官的局部药物浓度，发挥更好的疗效，同时减少全身其他系统的不良反应。

6. 其他药物 支气管扩张剂有 β_2 受体激动剂，被认为是目前最有效的支气管扩张剂，作用快而强，吸入数分钟可见效，15~30 分钟达到峰值，持续疗效 4~5 小时，如沙丁胺醇、特布他林等制剂；抗胆碱能药物主要有异丙托溴铵制剂（爱全乐气雾剂、爱全乐雾化吸入剂和可必特等）；茶碱类药物有口服的控释型茶碱，可维持稳定血药浓度，对夜间发生的支气管痉挛有较好疗效。茶碱还具有抗炎及免疫调节作用、有增加呼吸肌收缩力和耐受力、增加心肌收缩力、降低肺血管阻力、利尿及黏液清除作用等。但茶碱类药物药代动力学不稳定，治疗范围较窄，应慎重应用。

7. 非药物治疗　一般护理方法为保持空气流通、定期变化体位、改善便秘及适合的饮食；物理疗法：叩击胸部易于排痰、控制咳嗽、呼气技术的支持；心理支持：帮助患者控制症状、疏导心理不适、提高生活质量；肺功能康复：积极锻炼呼吸功能、训练特殊肌肉来调节呼吸；无创机械通气：以降低气管插管的需要；免疫接种：接种流感和肺炎球菌疫苗；手术治疗：肺减容手术、肺移植手术等。

（五）姑息治疗

呼吸系统疾病终末期对患者生存质量影响最大的症状体征主要有呼吸困难、咳嗽、胸腔积液。主要采取以下措施缓解症状，提高患者生活质量：

1. 呼吸困难　对于呼吸困难的患者来说，尽可能让患者的身体感到舒适、减轻焦虑、提高呼吸效率非常重要。可考虑采用床旁风扇，调整患者姿势，冷水洗面，开窗通风等；若患者病情允许，可应用低剂量的阿片类药物以抑制呼吸中枢，既可减轻气短的感觉，又不会抑制呼吸；患者出现轻度焦虑或恐惧时，可选择作用时间短的苯二氮䓬类抗焦虑药；吸气性呼吸困难，或考虑患者可能出现低氧血症时，可加大氧气流量；若可能出现二氧化碳潴留时，应持续低流量给氧，哮喘时可使用支气管解痉药物。

2. 咳嗽　对于干咳的患者，可口服可待因、右美沙芬等；如有过敏因素，可服用抗组胺药，必要时加用糖皮质激素。雾化吸入，可使用局麻药利多卡因、布比卡因、祛痰药、支气管扩张剂、抗生素。护理方面应注意消除患者烦躁的心理，在咳嗽时轻拍患者后背、按摩双肩；开窗通风，避免空气中有刺激性气体；采用适宜体位减少患者咳嗽，可取坐位或立位，上身略前倾，指导患者缓慢深吸气，屏气几秒钟，然后连咳三声，咳嗽时收缩腹肌或用手按压上腹部帮助咳嗽，停止咳嗽，将余气尽量呼出；采用利于排痰的体位，如侧卧位或半坐位。

3. 反复抽吸　反复抽吸通常是呼吸衰竭发展的一个特征，其原因可能在延髓，如运动神经元变性（MND）或反复微小抽吸导致支气管扩张所致。一般导致右肺下叶感染更为常见，主要通过临床表现、胸片或吞钡检查明确诊断。主要处理：让患者取半卧位，应用抗生素和物理治疗相关肺炎，并给予半流食或放置鼻导管。

（六）终末期的治疗

对于终末期呼吸系统疾病的确定比较困难，尽管有最佳的治疗，但是患者呼吸困难仍然持续；患者的活动能力较差；住院频率增加，虽然反复住院治疗，但症状改善情况越来越差；患者关心死亡的问题，表现出焦虑和恐惧。具体治疗方法有：

1. 抗焦虑及抗抑郁药物　焦虑状态可加重患者的呼吸困难，临床经验表明低剂量的抗焦虑药物，如地西泮可改善呼吸困难症状；有抑郁表现者给予三环类抗抑郁药物（TCAs）和5-羟色胺重吸收抑制剂，有助于呼吸困难的改善。

2. 阿片类药物　此药或通过减少焦虑状况来缓解症状。阿片类药物有严重的不良反应，应用时需要处理。阿片类药物在没有二氧化碳（CO_2）潴留的慢性阻塞性肺疾病（COPD）患者中可以试用，但需要严密监测。疾病的终末期，虽然存在CO_2潴留，应用阿片类药物有潴留呼吸困难也被认为是合理的。

3. 其他疗法 疾病终末期需要强调的是治疗须从积极治疗过渡到支持和对症治疗，采取尽量简单的治疗措施，应保持室内空气畅通和规律饮水；采取半卧位，给予无创机械通气，同时放弃积极的物理治疗；应用改善症状的药物，尽量口服给药；患者对呼吸窘迫感到恐惧时，在权衡治疗利弊后由医疗团队决定可考虑应用镇静药物和阿片类药物。

三、慢性心力衰竭

（一）概况

慢性心力衰竭是一种进行性的、致命性疾病，是许多心血管疾病终末期常见的表现。由于慢性原发性心肌病变和心室因长期压力或容量负荷过重，使心肌收缩力减弱，不能维持正常心排出量。临床上分为左心衰竭、右心衰竭和全心衰竭。慢性心衰是临床极为常见的危重症，是不同病因的器质性心脏病的主要并发症。心力衰竭指在休息或者锻炼期间出现的心衰症状，并且有心功能不全的客观证据（超声心动检查）。心力衰竭主要是老年性疾病，平均发病年龄 75 岁，其发病率呈逐年增加的趋势。

（二）自然病程

慢性心衰的发展过程分为 4 个阶段：第一阶段指可发展为心衰的高危因素，如高血压病、冠状动脉疾病和糖尿病等，但无结构性心脏病和心衰的症状和体征；第二阶段指导致心衰的心脏结构异常，但无心衰的症状或体征（如左室肥厚、扩张或收缩力减弱、无症状瓣膜病或曾有心肌梗死的病史）；第三阶段指有结构性心脏疾病，现有心衰的症状，如左室收缩功能不良所致的呼吸困难或乏力，曾经出现心衰的症状，经治疗症状已消失的患者；第四阶段指有严重结构性心脏疾病、顽固性心衰，需特殊治疗（如机械循环装置、持续应用正性肌力药物或静滴扩血管药物、住院等待心脏移植等）。据统计 40%的心力衰竭患者在确诊 1 年内死亡，50%心力衰竭患者可能发生猝死，其中 25%患者没有心力衰竭症状恶化的表现。心力衰竭可以发生在疾病的任何阶段，目前没有明确判断预后的标准。

（三）临床特征

呼吸困难和疲劳是心力衰竭的典型症状。端坐呼吸是体液潴留的敏感检测器，体液潴留还可导致食欲减退、恶心、腹部膨隆及腹痛。其他症状包括疼痛、焦虑和抑郁、睡眠紊乱、体重减轻等。慢性心力衰竭分为左心衰竭、右心衰竭和全心衰竭。

1. 左心衰竭 左心衰竭主要表现为肺循环淤血和心排出量降低所致的临床综合征。其症状如下。

（1）呼吸困难：是左心衰竭最早和最常见的症状，主要包括劳力性呼吸困难、夜间阵发性呼吸困难和端坐呼吸。由于慢性或急性肺淤血或肺活量减低所引起。阵发性夜间呼吸困难患者常在熟睡中憋醒，有窒息感，被迫坐起，咳嗽频繁。

（2）咳嗽、咳痰、咯血：是肺泡和支气管黏膜淤血所致，开始常于夜间发生，坐位或立位时咳嗽可减轻，白色浆液性泡沫状痰为其特点。严重者可出现咯血。

（3）其他：可有疲乏无力、失眠、心悸、少尿及肾功能损害症状。

2. 右心衰竭　右心衰竭主要表现为体循环淤血为主的综合征。如症状如下。

（1）上腹部胀满是右心衰竭较早的症状，常伴有食欲不振、恶心、呕吐及上腹部胀痛。

（2）颈静脉怒张是右心衰竭的一个较明显的征象。

（3）双下肢水肿，重症者可波及全身，下肢水肿多于傍晚出现或加重，休息一晚后可减轻或消失。

（4）心源性肝硬化。

（5）右心衰竭者多有不同程度发绀。

（6）部分患者可有神经过敏、失眠、嗜睡等神经系统症状。

3. 全心衰竭　全心衰竭多见于心脏病晚期，病情危重，同时具有左、右心衰竭的临床表现。

（四）治疗现状

慢性心衰分为无症状阶段和有症状阶段，早期预防和早期针对每个阶段进行不同治疗，可以降低心衰的发病率、病残率和死亡率。治疗方法主要包括：

1. 病因治疗

（1）去除基本病因：如高血压病和甲状腺功能亢进的药物控制，通过介入或冠状动脉旁路手术改善冠心病心肌缺血等。

（2）去除诱发因素：如感染、心律失常、脑梗死、贫血及水电解质紊乱等因素。

（3）改善生活方式：降低新的心脏损害的危险因素，如戒烟、戒酒，肥胖者减轻体重，控制血脂及血糖水平等。

2. 一般治疗

（1）休息：控制体力活动，避免精神刺激，降低心脏的负荷，有利于新功能的恢复。

（2）控制钠盐摄入：减少钠盐的摄入有利于减轻水肿症状。

3. 药物治疗

（1）利尿剂的应用：利尿剂是心力衰竭治疗中最常用的药物，通过排钠、排水减轻心脏的容量负荷，对缓解淤血症状，减轻水肿效果显著。对慢性心衰患者原则上利尿剂应长期维持，水肿消失后，应以最小剂量无限期使用。应用过程中应注意监测血钾、血钠变化。

（2）肾素-血管紧张素-醛固酮系统抑制剂

1）血管紧张素转换酶抑制剂（ACEI）：许多临床试验均证明即使是重度心力衰竭应用ACEI抑制剂可以明显改善远期疗效后，降低死亡率。及早对心力衰竭给予ACEI抑制剂的干预治疗是心力衰竭治疗方面的重要进展。

2）血管紧张素受体阻滞剂：当心衰患者因 ACEI 抑制剂引起的干咳不能耐受时可改用血管紧张素受体阻滞剂。

3）醛固酮受体拮抗剂（ARB）：临床研究证明小剂量的螺内酯可阻断醛固酮效应，对抑制心血管的重构、改善慢性心力衰竭的远期疗效有很好的作用。对中重度心衰患者可加用小剂量醛固酮受体拮抗剂，但必须注意血钾的监测。对近期有肾功能不全，血肌酐升高或高钾血症以及正在使用胰岛素治疗的糖尿病患者不宜使用。

（3）β 受体阻滞剂的应用：目前认为临床上所有有心功能不全且病情稳定的患者均应使用 β 受体阻滞剂，应用本类药物的主要目的，是长期应用达到延缓病变进展、减少复发和降低猝死率。β 受体阻滞剂的禁忌证为支气管痉挛性疾病、心动过缓、Ⅱ度及Ⅱ度以上房室传导阻滞。

（4）正性肌力药：洋地黄类药物，在利尿剂、ACEI 抑制剂（或 ARB）和 β 受体阻滞剂治疗过程中持续有心衰症状的患者，可考虑加用地高辛。但对不同病因所致的心力衰竭对洋地黄的治疗反应也不尽相同，洋地黄用药安全窗很小，需注意洋地黄中毒问题。非洋地黄类正性肌力药，只能短期静脉应用，在慢性心衰加重时，起到帮助患者度过难关的作用。

（5）血管扩张剂：对于慢性心衰已不主张常规应用，更不能用以替代 ACEI 抑制剂。仅对于不能耐受 ACEI 抑制剂的患者可考虑应用小静脉扩张剂和扩张小动脉的 α_1受体阻断剂。

（五）姑息治疗

每年近 1/4 的患者最终发展成为终末期心衰，临床治疗棘手，猝死率高。与癌症患者相比，心力衰竭功能减退是缓慢进行的，所以症状的控制是姑息治疗的重要手段。具体如下：①首先给予最好的特异性心力衰竭治疗，这是控制好症状的前提；②避免应用使心功能恶化的药物（表 3-1）；③积极鉴别和治疗症状：对于疼痛，遵循 WHO 三阶梯给药原则，避免使用非甾体抗炎药（NSAID）。对于焦虑和抑郁的患者，根据病情可以用选择性 5-羟色胺再摄取抑制剂和米氮平三环类药物。呼吸困难时，可使用纠正贫血、降低阿片类药物剂量等。精神心理支持，患者及照护者需要积极处理猝死高危的不稳定因素，医护人员及家属要关心患者，给予他们精神上的安慰。

表 3-1 心力衰竭患者需要避免应用的药物

药物	避免应用的原因
非甾体抗炎药物	水钠潴留和导致肾功能恶化
三环类抗抑郁药物	心脏毒性
激素	体液潴留
孕激素	体液潴留
美西律	抑制心肌功能
赛克力嗪	可能引起心脏毒性

（六）终末期治疗

诊断因心力衰竭死亡是极其困难的，心力衰竭在稳定期也可发生无法预测的猝死。以下特征可能提示患者预后较差：既往有心力衰竭恶化住院治疗病史、常规药物治疗无效、无可逆性指征、肾功能恶化、应用血管扩张剂或利尿剂可获得缓解，但很快出现治疗失败。

对于心力衰竭终末期患者的治疗，应强调姑息对症治疗为主，停止心脏药物治疗是适当的。当患者即将死亡时，应以护理治疗为主。

四、非恶性神经系统疾病

（一）帕金森病

1. 概况　帕金森病（Parkinson disease，PD）在医学上称为“原发性震颤麻痹”，又称“震颤麻痹”，是一种中枢神经系统变性疾病。帕金森病是最常见的神经变性疾病之一，仅次于阿尔茨海默病，发病率约为2/1000。65岁以上人群的发生率不足2%。PD不是一种疾病，而是几种疾病常见特征的总称。主要病理性病变在黑质区多巴胺能神经元和伴有细胞内Lewy小体形成的蓝斑纤维的缺失。黑质纹状体通路变性导致神经递质多巴胺的缺失，导致静止性震颤、肌张力增高、运动迟缓。病因学尚不清楚，可能与脑血管病、脑动脉硬化、感染、中毒、外伤、药物以及遗传变性等相关。

2. 自然病程　帕金森病起病缓慢，不是一下子就发展到非常严重的程度，而是一种缓慢的、进展性的发展过程。

3. 临床特征

（1）早期症状：①震颤：震颤往往是发病最早期的表现，是该病的基本特征之一，震颤首先出现于肢体的远端，通常会出现单侧手指搓丸样运动，其后会发展为同侧下肢和对侧肢体在静止时出现不自主的有节律颤抖，变换位置或运动时，症状可减轻或停止。震颤会随情绪变化而加剧。②肌肉僵直：早期多从单侧肢体开始，患者感觉关节僵硬及肌肉发紧。影响到面肌时，会出现表情呆板的“面具脸”；影响到躯干、四肢及膝关节屈曲的“三曲姿势”；指间关节伸直，手指内收，拇指对掌，这也是震颤麻痹的特殊手姿。③行动迟缓：早期患者上肢的精细动作变慢，如系鞋带、扣纽扣等动作比以前缓慢许多，甚至无法顺利完成。行走时起步困难，一旦开步，身体前倾，步伐小而越走越快，不能及时停步，即“慌张步态”。④思维及智能障碍：抑郁可为首发症状，其常见症状如思维缓慢、空间视觉障碍、转移注意力困难、记忆力缺损和执行命令差。⑤其他症状：患者有汗液、唾液及皮脂分泌过多的自主神经功能障碍，也可有顽固性便秘。医学教育网搜集整理的精神症状和智能障碍，以情绪不稳、抑郁多见，15%~30%患者有智能缺陷，以记忆力尤以近记忆力减退为明显，严重时可表现为痴呆。

（2）晚期症状：①情绪与智力改变：患者可出现精神方面的症状，表现为抑郁和（或）痴呆，部分患者表现为表情淡漠，情绪低落，反应迟钝，自制力差，无自信心，悲观厌世；而有的则表现情绪焦虑、多疑猜忌、固执、恐惧和恼怒等。②嗅觉减退：许多帕金森病患者嗅觉减退或缺乏。气味分辨试验评分显示90%患者分辨不同气味的评分低于正常范围，75%患者对急性阈值的敏感性下降，这些缺陷出现早而且似乎与疾病持续时间无关。③流涎：常见于帕金森晚期的嘴唇不能完全闭合患者，改善身体姿势可以缓解流涎，坐着时自己用双手托起下颌，将头向上撑。帕金森晚期症状在行走时，需要借助专门设备来维持嘴唇的闭合。④体重下降：体重下降是较常见的帕金森晚期症状，许多是食物摄入减少所造成，但有时原因并不明确。体重下降通常是一个逐渐发生的过程，一般在若干年内，少数患者的帕金森晚期症状可能发生至数月甚至数星期内。明显体重下降的不良后果是身体虚弱、抵抗力下降、容易感染疾病。

4. 治疗现状

（1）外科治疗：通过立体定向切除苍白球的后腹侧部（苍白球切开术）可显著改善“关”状态下的动作过缓以及左旋多巴诱发的动作困难。选择下丘脑核（STN）病变切除术，对改善运动障碍导致丧失的能力（如异常的、不随意运动）、减轻强制和震颤方面是有效的。此外，可应用可植入电极和起搏器样发生器行深部脑刺激，这些治疗措施正在研究之中。

（2）物理治疗：最新物理治疗方法是经颅磁电脑治疗仪（奥博帕金森治疗仪）的研制成功，该技术突破了国际上治疗帕金森病主要依赖药物和手术的局限。该治疗仪特别适用于轻、中度帕金森病的治疗，是独立的治疗手段之一。

（3）脑起搏器治疗：脑起搏器治疗仪把刺激电极植入大脑特定部位，通过慢性电刺激来达到治疗效果，是一种可逆性的神经调节治疗，不破坏脑组织，不影响今后其他新的方法治疗，因而更体现当今微创外科治疗原则。

（4）体外脑起搏器：2011年世界首台帕金森治疗仪诞生，该治疗仪是以法国生物学家拉马克的“用进废退”学说及我国脑科学专家孙作东的“脑细胞激活论”为理论基础研制而成的，能够激活多巴胺能神经元并使其恢复自我生成多巴胺的功能，可明显改善因帕金森病所导致的震颤、僵直、运动迟缓等症状。

（5）其他治疗：应用人和动物胎儿细胞或者同种基因干细胞移植和神经生长因子治疗的研究正在进行中。细胞刀治疗指一根普通的用来记录细胞电生理信号的金属微电极，根据细胞放电的频率、节律、幅度以及噪音的水平等指标，分析判断电极的位置。如果其引导出来电信号符合特征，就可以放心地换另外一根毁损电极，通过射频加热毁损靶点。

（6）药物治疗：药物仍然是控制症状的主要方式，目的是让患者获得最好的生活质量。最主要是控制运动神经元症状，具体如下：

1）左旋多巴：是多巴胺的代谢前体，可以通过血脑屏障，在芳香-L-氨基酸脱羧酶作用下转化为多巴胺。应用左旋多巴进行治疗，患者动作过缓与僵直的改善最为显著，震颤也常有减轻。症状较轻的患者可以恢复接近正常的活动，而卧床不起的患者可以下地行动。而血脑屏障外较多的多巴胺会导致不良反应，如恶心，为缓解不良反应，应用转换酶抑制剂以减少多巴胺的用量，如卡比多巴、苄丝肼。与转换酶抑制剂合用，可降低左旋多巴需用的剂量，因为后者的降解代谢被阻滞，减少不良反应（恶心、心悸、面部潮红），使更多的左旋多巴能有效地进入脑部。药物的治疗周期和剂量，需要个体化制定。剂量的调整需要缓慢进行，允许几周后达到稳定的剂量，除非出现严重的不良反应，否则不可停药，因为停药后患者将变得不能运动、不能吞咽等。但是左旋多巴的疗效受到药物不良反应的影响，患者可能发生严重的药物诱发的运动障碍，如冻僵等。

2）多巴胺受体激动剂：它是直接作用在多巴胺受体上，主要药物包括溴麦角环肽、丙基麦角林、罗匹尼罗、普拉克索、卡麦角林。这类药物比左旋多巴更易产生多巴胺能样不良反应，如恶心、呕吐、困倦、幻觉等，应用时需逐渐加量，可用多潘立酮治疗恶心。

3）抗胆碱能样药物：对震颤有效，但对运动徐缓和强直无效。不良反应较大，如口干、尿潴留、嗜睡及混乱，常限制其应用。

4）谷氨酸盐抑制剂：如金刚烷胺治疗强直和运动徐缓有效，在减少左旋多巴诱导的运动困难方面有益，不良反应包括水肿、幻觉。

5）单胺氧化酶 B 型选择性抑制剂：如司来吉米，通过抑制多巴代谢促进多巴在脑内的应用，在改善症状方面是有效的。

5. 姑息治疗

（1）恶心与呕吐：由于治疗 PD 药物的不良反应或其他原因导致恶心与呕吐，可口服或直肠给药多潘立酮。5-HT3 抑制剂如昂丹司琼或许也可耐受。特别注意的是对于 PD 患者不应该应用神经迟缓剂来治疗恶心与呕吐，特别是氟哌啶醇、甲氧氯普胺以及氯丙嗪，因为可以加重 PD。而氯氮平和喹硫平由于不会引起锥体外系反应，可以应用。

（2）吞咽困难：在疾病进展到严重时，患者的咀嚼、吞咽能力会发生变化，这需要语言治疗师、营养师一同分析并寻找原因，提供有关饮食的建议，可以借助进食工具来帮助患者。晚期的 PD 患者体重下降明显，因为严重的运动困难消耗了大量精力。轻微的脱水可以加重 PD 的恶化，患者应该摄取足量的水，建议患者少食多餐，高能量饮食和其他营养食物对患者是有益处的。

（3）抑郁与焦虑：有40%的PD患者可以发生抑郁与焦虑，而诊断为抑郁的PD患者中焦虑发生率超过90%。目前尚不清楚抑郁是否是PD的固有特征，还是PD导致丧失能力后的继发性改变，三环类抗抑郁药物可以加重直立性低血压和口干。选择性5-羟色胺受体抑制剂或许是有益的，但此药可以加重PD的症状、导致直立性低血压。米氮平在减轻抑郁和焦虑及减少震颤被证实是有效的。苯二氮䓬类能改善焦虑，小剂量如地西泮1mg，1次/日，治疗效果较好。

（4）直立性低血压：在患者从平卧或坐位站立时易发生直立性低血压，可将患者床头抬高、双下肢穿上弹力袜；如果症状严重，可应用氟氢可的松。如出现头晕眼花症状时，可让患者饮用大量的水。

（5）幻觉/混乱：是PD的一部分，也可是治疗的不良反应。新一代抗精神病药物如氯氮平、利培酮或奥氮平，是有益的。喹硫平在治疗幻觉/混乱方面也是一种非常有效的药物。抗痴呆药物如多奈哌齐、利伐斯的明、加兰他敏和美金刚胺在抑制药物诱导的幻觉/混乱方面是非常有效的。

（6）疼痛：是PD的一个特征，是经常出现的症状，应给予积极的处理。疼痛可以通过左旋多巴或多巴胺激动剂治疗可以减轻症状。

（7）其他症状：睡眠紊乱、便秘、尿频和夜尿、痴呆等，可给予相应药物治疗缓解症状。

6. 精神与心理支持　PD患者通常会有情绪紧张，在情绪激动或窘迫情况下，肢体震颤加重，而情绪平静时震颤减轻，精神因素可使病情恶化。本病病程很长，且进行性加重，对患者精神上产生一定的压力。良好的心理护理，对于克服患者的悲观失望、焦急烦恼等消极情绪，树立正确生死观，向疾病作斗争，保持心态平衡很有意义。

心理护理，首先要了解并掌握患者的心理状态，针对其心理需要进行心理护理，通过医护人员和患者家属、朋友娓娓动听的语言来开启患者的心扉，并通过具体的关心、体贴、帮助等措施，从心理上建立和保持良好的医—护—患关系，促进患者产生有利于稳定情绪，树立抗病信心的积极的心理活动。要做到这些，护理人员要加强自身的心理修养，讲究语言艺术，在临床护理工作中深入细致，认真观察病情变化和心理活动，掌握患者心理特征的形成和心理活动的规律，有的放矢地进行心理护理。根据患者的具体情况，要注意个体化，因人施护，可获得心理护理的更好效果。

7. 终末期治疗　PD患者可因为感染、脱水或其他问题而使病情恶化，在持续应用抗帕金森药物治疗以保证患者能得到最好的病情缓解时，护理和各种治疗需要持续进行。特别是在终末期，针对症状的控制非常重要，目的是要最大限度地减轻患者的痛苦。

（二）运动神经元疾病

1. 概述　运动神经元疾病（Motor neuron disease，MND）是一种病因不清楚的疾病，是以损害脊髓前角、脑桥与延髓颅神经运动核和锥体束为主的一组慢性进行性变性疾病。该疾病上、下神经元可以发生退行性变，导致肌肉萎缩或者肌无力，如说话不清、吞咽困难、活动困难和呼吸困难等，最后在患者有意识的情况下因无力呼吸而死。这种患者也叫“渐冻人”。患病5年时平均幸存的患者是40%，老年人表现典型延髓症状的患者的预后较平均预后更差，而年轻的表现有大量下运动神经元疾患的患者的预后较平均预后更好。

2. 自然病程　本病为一进行性疾病，但不同类型的患者病程有所不同，即使同一类型患者其进展快慢也有差异。肌萎缩侧索硬化症，平均病程约3年，进展快的甚至起病后1年内即可死亡，进展慢的病程有时可达10年以上。成人型脊肌萎缩症一般发展较慢，病程常达10年以上。原发性侧索硬化症临床罕见，一般发展较为缓慢，死亡多因球麻痹，呼吸肌麻痹，合并肺部感染或全身衰竭所致。

3. 临床症状　本病主要表现为上运动神经元受侵普遍导致强制状态、反射亢进和情绪不稳定，下运动神经元受侵导致肌肉松弛、肌肉萎缩和肌束颤搐。最早症状多见于手部，患者手指运动无力、僵硬、笨拙，手部肌肉逐渐萎缩，可见肌束震颤；四肢远端呈进行性肌萎缩，约半数以上病例早期呈一侧上肢手部大小鱼际肌萎缩，以后扩展到前臂肌，甚至胸大肌、背部肌肉、小腿部肌肉也可萎缩，肌肉萎缩肢体无力，肌张力高（牵拉感觉），肌束颤动，行动困难、呼吸和吞咽障碍等症状。如早期病变性双侧锥体束，则可先出现双下肢痉挛性截瘫，而患者的智力、记忆、视力通常被保留。

4. 治疗现状　运动神经元疾病的治疗需要多学科团队共同参与实施。这些人员包括：神经学家、理疗学家、职业治疗师、语言学家、营养学家、全科医师、护士、社会工作者、姑息治疗内科医师和姑息家庭护理团队。

运动神经元疾病的药物治疗尚无特效治疗。针灸，中药的应用可起到一定疗效。近年来适用于临床的有维生素E和维生素B族口服，辅酶肌注，胞二磷胆碱肌注等治疗，可间歇应用。针对肌肉痉挛可用地西泮2.5~5.0mg，口服，2~3次/日；氯苯氨丁酸50~100mg/d，分次服。也可试用一些药物，如促甲状腺激素释放激素，干扰素，卵磷脂，睾酮，半胱氨酸，免疫抑制剂以及血浆交换疗法等，但它们的疗效是否确实，尚难评估。物理治疗：患肢按摩，被动活动。生物细胞治疗：神经祖细胞三联修复疗法治疗是生物医学新技术，是一种综合、整体、系统的全新疗法，是由神经祖细胞、康复、理疗三者联合的综合疗法，是把来源于专能细胞可以自我复制、仍具有分裂能力和具有特定结构、功能的成体细胞，通过实验室培养扩增到足够数量和质量，采取微创介入、穿刺、局部动脉注射等方式，快速到达病灶部位，迅速起效使神经祖细胞代替或修复病损的组织细胞，可能恢复其正常功能，达到治疗神经系统疾病的目的。

5. 姑息及终末期治疗　症状的控制是治疗运动神经元疾病的重要手段。

（1）疼痛：首先是引起疼痛原因的控制。对于炎症，可使用NSAID非甾体抗炎药；对于关节痛，可进行关节腔内激素注射；对于肌肉痛性痉挛，可应用硫酸奎宁；对于关节强直，可行物理治疗；对于皮肤压痛，可变化体位或阶梯疗法止痛；对于抑郁状态并与感觉障碍同时存在的相关疼痛，可应用三环类抗抑郁药物。

（2）吞咽困难：分析吞咽困难的确切病因，制定对因治疗方案。临床常见原因是舌头痉挛所致吞咽困难，可在患者颈部放置冰袋，可能使舌头变得放松，从而易于吞咽。对于无法缓解的吞咽困难可行胃造瘘术，通过导管进行人工进食，但需要权衡利弊，适时地应用。在疾病末期，导管饲养在延长生命上似乎是不必要的，而在疾病的早期，特别是患者身体状况良好时，胃造瘘术导管饲养可以减缓患者的体重减轻、虚弱和抑郁等。

（3）气喘：通常是因为膈肌和呼吸肌无力所致。如合并有感染应用抗生素可改善症状，如果患者处于终末期，抗生素的使用是否恰当值得权衡，因为它仅仅只是延长了患者的死亡时间。在疾病的早期，可以应用辅助性通气方式，帮助患者呼吸，如无创正压通气辅助患者呼吸。有创辅助通气，如气管插管、气管切开术，通常不被推荐应用。在应用辅助通气治疗前，一定要与患者及家属充分说明辅助通气的利弊并了解患者的治疗愿望。MND 患者常常会因突发性的呼吸衰竭而死亡。

（4）失眠：引起失眠的原因较多，患者担心自己的病情、疼痛、抑郁、对死亡的恐惧及焦虑均可导致失眠。医护人员因为担心镇静药物会导致呼吸抑制，而不愿意给患者应用。实际上，镇静药物使用得当，发生呼吸抑制的概率很少见。

6. 运动神经元病患者应遵循的护理原则

（1）疾病中期讲话不清，吞咽稍困难者，宜进食半固体食物，因为流质食物易致咳呛，固体食物难以下咽；更应注意口腔卫生，防止口腔中有食物残渣留存。

（2）临终患者吞咽无力，讲话费力，甚至呼吸困难，应予鼻饲以保证营养，必要时用呼吸机辅助呼吸。一旦发生呼吸道感染，必要时立即进行气管切开，便于清除气管内分泌物，借助器械以维持呼吸功能。

（3）因肌肉萎缩影响日常活动的患者，应尽早使用保护及辅助器械，防止受伤并保持适当的活动量，给病变组织以适当的刺激，促使其对营养物质的吸收和利用，尽可能地延缓病情进展，延长生命。

（4）保持心情愉快，饮食宜富含蛋白质及维生素、足量的碳水化合物及微量元素，以保证神经肌肉所需营养，有益于延缓病情进展，且可减少并发症的发生。

（三）多发性硬化症

1. 概述　多发性硬化症（multiple sclerosis，MS）是常见的脱髓鞘疾病，患者以 20~40 岁女性多见，临床病程数年至十余年不等，以反复发作与缓解交替为其特点，缓解期长短不一。神经系统的症状因累及部位不同而颇为多样。病因不明，可能和下列因素有关：①遗传因素：欧美白人较多见。②人文地理因素：本病在寒温带多见。欧洲人发病率高，而东方、非洲人患病率较低。③感染因素：可能与麻疹病毒、疱疹病毒和 HIV 病毒感染有关。MS 有 20%~30%的患者有明显的下肢轻瘫、半身轻瘫或者下肢截瘫的症状，有 15%的患者被束缚在轮椅上，5%的患者有严重的认知障碍，只有约25%具有严重功能障碍的患者可以存活10年。MS患者通常死于MS的并发症，如吸入性肺炎、肺栓塞等。如果患者神经功能突然发生退化，应该积极寻找可能加重神经功能退化的因素，如感染等。如果排除其他原因，通常可以应用激素治疗，激素可以较好地改善症状，延长患者的生存时间。

2. 自然病程　有70%~80%的患者疾病病程是发病后反复复发和缓解。大约有50%的患者在发病10年内进入到进展期，少数患者在疾病起病时就进入疾病进展期。

3. 临床症状　多发性硬化症常会侵犯神经纤维的髓鞘，一般对运动、感觉以及视觉的影响都很常见；若脑干及小脑系统的神经纤维受损，可出现复视、吞咽困难、步履不稳、晕眩等症状；如果脊髓发炎，除了运动、感觉功能外，排泄功能也会发生障碍。少数患者还发生癫痫及智能障碍。

多发性硬化症的特征是中枢神经系统功能障碍的症状和体征的多样化，伴有反复的缓解与复发。最常见的发病症状为感觉异常，出现在一个或几个肢体、躯干或一侧的面部；腿或手的无力或笨拙、或视觉障碍，如单眼的部分性失明与眼球活动时的疼痛，视物模糊或暗点；一个或多个肢体的短暂无力，轻微的步态障碍，一个肢体的轻度僵硬与异常的易疲乏，膀胱控制困难，眩晕以及轻度的情绪障碍。所有这些症状反映中枢神经系统内播散病变，而且往往可以发生在疾病被确诊之前的数月或数年，身体温度的升高可使症状和体征加重。

4. 治疗现状

（1）改变疾病病程的治疗：目前最普遍应用的有干扰素（interferon）、醋酸格拉替雷（Glatiramer acetate）、米托蒽醌（Mitoxantrone）。研究表明这些治疗可减少疾病发作的频率、延长复发的时间、提高患者的生活质量。但在使用之前，必须了解其并非治愈的治疗，目的是为了减少发作、缓解症状。但其也会有不良反应，如干扰素会有类似感冒的症状以及白细胞和肝功能异常，所以在应用时常会准备预防性退热药。

（2）急性发作的治疗：类固醇有抗炎及调节水盐代谢的作用，在急性发作时可作为第一线治疗，通常使用甲泼尼龙静注，但不建议长期使用。如果病情仍然持续进展，换血治疗（plasmapheresis）或免疫球蛋白（intravenous immunoglobulin，IVIG）注射也被视为一种替代方法。

（3）症状治疗：多发性硬化症除了发作时的类固醇治疗外，其最常见的神经障碍为肠道及排泄问题，疲倦、肌张力的升高导致的强直疼痛，运动障碍、智能障碍及情绪低落这些症状也需要治疗。

5. 姑息及终末期治疗　MS在进展期或终末期，患者通常活动受到影响，影响因素包括身体虚弱、肌肉痉挛、疲劳、疼痛、功能丧失、小脑共济失调和感觉丧失等。这一系列复杂的问题需要多学科团队成员综合分析及治疗。

（1）痉挛状态：肌肉痉挛增强导致受影响的肢体功能受限、肢体疼痛。治疗方法有：

1）物理治疗：应用牵张术等方法以改善肌肉痉挛的状态；被动的关节锻炼可维持经常运动；应用夹板来减轻患者肌肉疼痛痉挛的频率，并改善睡眠。

2）药物治疗：应用巴氯芬可缓解肌肉痉挛症状，初始剂量为5mg，每日3次，后逐渐增加剂量，每隔3天增服5mg，直至所需剂量，最大剂量可累积到80mg/d。但应根据患者的反应调整剂量，服药后可出现短暂的精神和胃肠道症状。如果严重痉挛状态和肌肉痉挛影响生活质量，且其他治疗无效，可以考虑鞘内注射巴氯芬；如果痉挛影响睡眠，睡前可应用苯二氮䓬类药物，如地西泮。替扎尼定是巴氯芬的一种替代药，较巴氯芬或地西泮肌无力发生更轻微，初始剂量2mg，每隔3~4天增加2mg，累计剂量可以达到24mg/d，分次服用。加巴喷丁也是一种替代药物。

3）外科治疗：肌腱解除术及神经阻断术等。

（2）疼痛：有60%的以患者会出现慢性疼痛，一些研究表明40%患者的疼痛并没有得到很好的控制，且明显影响了患者的生活质量。神经性疼痛表现为持续性、烧灼样症状，通常应用神经病理性疼痛标准药物进行治疗，如三环类抗抑郁药物。低头曲颈触电样征是患者被动屈颈时会诱导刺痛感或触电样感觉，从颈部放射至背部甚至到下肢的放射性触电感，可能是因为脊髓后柱脱髓鞘所致，有2/3患者可以发生上述症状。通常为自限性疾病，如果症状持续，需要应用颈圈和服用卡马西平治疗。

（3）共济失调和震颤：当出现共济失调症状时，会影响患者的进食，并很难控制头部及保持舒适的姿势。有研究显示普萘洛尔和氯硝西泮对控制症状是有益的。严重的震颤可通过立体定向丘脑切开术治疗，但仅在治疗初期效果较好。其他深部脑刺激技术可能也有效。

（4）情感和认知障碍：MS除了会引起机体的症状外，也可以导致人的情感和精神改变，如拒绝承认现实，焦虑、恐惧、愤怒、负罪感、哀痛和严重的情绪不稳定都是MS引起的典型的精神状态的改变。认知障碍（大多数人不会发生）也可以在疾病发展中表现出来，主要表现为智力下降、逐渐加重的健忘症、精神集中障碍和注意力下降等症状。大约有50%的MS患者会出现抑郁情况，其自杀的风险是健康人群的7.5倍，严重的抑郁状态需要药物治疗，如果患者膀胱过度活动并存在神经病理性疼痛时，应选用三环类抗抑郁药物；如果患者有疲劳感，则优先选用5-羟色胺再吸收抑制剂（SSRI），SSRI较三环类药物镇静的不良反应更轻。

（5）尿失禁与尿潴留：疾病可造成膀胱反射亢进伴有膀胱容量减低，发生尿频、尿急和尿失禁，通常应用抗胆碱能样药物，如奥昔布宁、托特罗定等治疗。到疾病终末期可行导尿及留置导尿管术；膀胱张力减退和括约肌协同失调导致尿液不完全排空，选择导尿及留置导尿管术是必要的；短期或间断使用导尿术发生泌尿道感染的概率很小；如果经过一系列治疗均不能使膀胱完全排空，需长期放置导尿管；即使长期保留尿管，也需抗胆碱能药物治疗膀胱痉挛和泌尿分流。当其他治疗方法均无效，尿路改道术也是一种选择。

（6）便秘：便秘在MS患者中很常见，主要原因有胃肠蠕动减慢和一些药物的不良反应所致，如抗胆碱能药物。治疗措施为增加高纤维饮食、多饮水，也可口服缓泻剂或给予灌肠通便。

6. 精神与心理支持　一旦被诊断为MS后，患者往往会感到震惊，感到无助、迷茫甚至愤怒，照护者及家属要给予他们更多的理解和关心，要让患者明白得了MS并不意味着失去了正常生活的权利，只是需要花点时间去接受疾病的现实和适应患有MS的日子。多了解疾病的有关知识，了解疾病是如何影响生活的方方面面，要采取哪些措施或者方法去应对这些问题。患者复发时，家庭成员需要了解如何应对这样的情况。当患者出现明显的心理问题时，需获得医学和社会心理学方面的帮助，使患者能坦然地面对疾病的挑战。

五、终末期肾脏疾病

（一）概况

终末期肾脏疾病（End stage renal disease，ESRD）　指各种慢性肾脏疾病的终末阶段，与尿毒症的概念类似，只是诊断标准有所差异。一般认为当肾小球滤过率降至5ml/（min/1.73m^2）以下时即可诊断。也就是说当慢性肾脏病到了5期时就进入了终末期肾脏病阶段。

在终末期肾脏病的早期可无明显不适，但随着肾功能的进行性下降，毒素在体内进一步蓄积，可引起尿毒症的各种症状，如恶心、呕吐、胃纳差、皮肤瘙痒、口氨臭味、水肿等，并可出现贫血等一系列并发症。终末期肾脏病发病率高达十万分之一，以此估计，我国ESRD患者总数约为26万（按2013年我国的人口推算），数量较大。

（二）自然病程

末期肾脏疾病的病程受多种因素影响，患者的个体差异较大，主要的影响因素包括：患者的遗传背景、原发肾脏疾病控制情况、低蛋白饮食是否长期坚持、是否有效控制血压、贫血是否纠正、患者营养状况、心血管并发症的防治、血液净化的充分性、肾脏移植配型和免疫抑制药物的使用等。

（三）临床特征

1. 消化系统　是最早、最常见症状，主要表现：①厌食（食欲不振常较早出现）；②恶心、呕吐、腹胀；③舌、口腔溃疡、有氨臭味；⑤上消化道出血。

2. 血液系统　主要表现：①贫血：是尿毒症患者常有的症状。贫血程度与尿毒症（肾功能）程度相平行，促红细胞生成素减少为主要原因；②出血倾向：可表现为皮肤、黏膜出血等，与血小板破坏增多等有关；③白细胞异常：白细胞减少，趋化、吞噬和杀菌能力减弱，易发生感染。

3. 心血管系统　是肾衰最常见的死因，主要表现：①高血压：80%以上的患者有不同程度高血压，可引起动脉硬化、左室肥大、心功能衰竭；②心功能衰竭：常出现心肌病的表现，由水钠潴留、高血压、尿毒症性心肌病等所致；③心包炎：尿毒症性或透析不充分所致，多为血性，一般为晚期的表现；④动脉粥样硬化和血管钙化：进展可迅速，血透者更甚，冠状动脉、脑动脉、全身周围动脉均可发生，主要是由高脂血症和高血压所致。

4. 神经、肌肉系统 主要表现：①早期有疲乏、失眠、注意力不集中等，晚期可出现周围神经病变，感觉神经较运动神经显著；②透析失衡综合征与透析相关，常发生在初次透析的患者。尿素氮降低过快，细胞内外渗透压失衡，引起颅内压增加和脑水肿所致，表现为恶心、呕吐、头痛，严重者可出现惊厥。

5. 肾性骨病 是尿毒症时骨骼改变的总称。低钙血症、高磷血症、活性维生素 D 缺乏等可诱发继发性甲状旁腺功能亢进；上述多种因素又导致肾性骨营养不良（即肾性骨病），包括纤维囊性骨炎（高周转性骨病）、骨软化症（低周转性骨病）、骨生成不良及混合性骨病。肾性骨病临床上可表现为：自发性骨折。有症状者少见，如骨酸痛、行走不便等。

6. 呼吸系统 ①酸中毒时呼吸深而长；②尿毒症性支气管炎、肺炎（蝴蝶翼）、胸膜炎等。

7. 皮肤症状 皮肤瘙痒、尿素霜沉积、尿毒症面容，透析不能改善。

8. 内分泌功能失调 主要表现：①肾脏本身内分泌功能紊乱：如 1,25（OH）$_2$维生素 D_3、红细胞生成素不足和肾内肾素-血管紧张素Ⅱ过多；②外周内分泌腺功能紊乱：大多数患者均有继发性甲旁亢（血 PTH 升高）、胰岛素受体障碍、胰高血糖素升高等，约 1/4 患者有轻度甲状腺素水平降低。

（四）治疗现状

1. 饮食治疗

（1）对于肾衰竭肌酐高的患者，都要严格戒烟戒酒，降低造成肾脏更大的损害。

（2）给予优质低蛋白饮食 0.6g/(kg · d)。患者须摄入足量热卡，一般为30~35kcal/(kg · d)。必要时主食可采用去植物蛋白的麦淀粉。

（3）低蛋白饮食加必需氨基酸或 α-酮酸治疗。在无严重高血压及明显水肿、尿量 >1000ml/d者，食盐 2~4g/d。

2. 药物治疗 慢性肾功能衰竭（chronic renal failure，CRF）药物治疗的目的包括：缓解 CRF 症状、减轻或消除患者的痛苦及提高生活质量；延缓 CRF 病程的进展，防止其进行性加重；防治并发症，提高生存率。

（1）纠正酸中毒和水、电解质紊乱：口服碳酸氢钠（$NaHCO_3$）或必要时静脉输注，在 72 小时或更长时间后基本纠正酸中毒。

（2）水钠紊乱的防治：适当限制钠摄入量，一般 NaCl 的摄入量应不超过 6~8g/d。有明显水肿、高血压者，钠摄入量一般为 2~3g/d，个别严重病例可限制为 1~2g/d。也可根据需要应用袢利尿剂，对急性心功能衰竭伴严重肺水肿者，需及时给单纯超滤、持续性血液滤过。轻、中度低钠血症，一般不必积极处理，对严重缺钠的低钠血症者，也应有步骤地逐渐纠正低钠状态。

(3) 高钾血症的防治：当血清钾水平>5.5mmol/L时，应严格限制钾摄入，同时注意及时纠正酸中毒，并适当应用利尿剂。高钾血症的患者，除限制钾摄入外，应采取以下各项措施：纠正酸中毒，必要时（血钾>6mmol/L）可静滴碳酸氢钠；给予袢利尿剂；应用葡萄糖-胰岛素溶液输入；口服降钾树脂，以聚苯乙烯磺酸钙更为适用；对严重高钾血症（血钾>6.5mmol/L），且伴有少尿、利尿效果欠佳者，应及时给予血液透析治疗。

3. 合并症及并发症的治疗

(1) 高血压：对高血压的治疗不仅是为了控制高血压的某些症状，而且是为了保护靶器官，如心、肾、脑等。ACEI、血管紧张素Ⅱ受体拮抗剂（ARB）、钙通道拮抗剂、袢利尿剂、β受体阻滞剂、血管扩张剂等均可应用，以ACEI、ARB、钙拮抗剂的应用较为广泛。

(2) 贫血的治疗和促红细胞生成素的应用：当血红蛋白（Hb）<110g/L或红细胞压积（Hct）<33%时，应检查贫血原因。必要时可应用基因重组人类促红细胞生成素（Erythropoietin，EPO）。

(3) 低钙血症、高磷血症和肾性骨病的治疗：当肾小球滤过率（GFR）<50ml/min后，应适当限制磷摄入量；当GFR<30ml/min时，在限制磷摄入的同时，需应用磷结合剂口服，以碳酸钙、枸橼酸钙较好。对明显低钙血症患者，可口服1,25-羟基维生素D_3。

4. 口服吸附疗法和导泻疗法　口服吸附疗法，如口服氧化淀粉或活性炭制剂；导泻疗法，如口服大黄制剂；结肠透析等均可利用胃肠道途径增加尿毒症毒素的排出。

5. 其他治疗　①糖尿病肾衰竭患者随着GFR不断下降，必须相应的调整胰岛素剂量，一般应逐渐减少；②高尿酸血症：通常无需治疗，但如有痛风，可服用别嘌醇；③皮肤瘙痒：外用乳化油剂，口服抗组胺药物，控制高磷血症及强化透析或高通量透析，对部分患者有效。

6. 肾移植　患者通常应先做一个时期透析，待病情稳定并符合有关条件后，则可考虑进行肾移植术。成功的肾移植可恢复正常的肾功能（包括内分泌和代谢功能），使患者几乎完全康复。

（五）姑息及终末期治疗

当CRF患者GFR 6~10ml/min（血肌酐>707μmol/L）并有明显尿毒症临床症状，经治疗不能缓解时，则应让患者做好思想准备，进行透析治疗。糖尿病肾病可适当提前（GFR 10~15ml/min）安排透析。

1. 血液透析　透析前数周做好动-静脉内瘘（血管通路）；透析时间每周≥12小时，一般每周做3次，每次4~6小时；坚持充分合理的透析，可有效提高患者的生活质量，不少患者能存活20年以上。

2. 腹膜透析　持续性不卧床腹膜透析疗法（Continous ambulatory peritoneal dialysis，CAPD）应用腹膜的滤过与透析作用，持续地对尿毒症毒素进行清除，设备简单，操作方便，安全有效。将医用硅胶管长期植入腹腔内，应用此管将透析液输入腹腔，每次1.5～2L，6小时交换一次，每天交换4次。CAPD对尿毒症的疗效与血液透析相似，但在残存肾功能与心血管的保护方面优于血透，且费用也相对较低。CAPD的装置和操作近年已有显著改进，腹膜炎等并发症已大为减少，CAPD尤其适用于老年人、有心血管合并症的患者、糖尿病患者、小儿患者或做动静脉内瘘有困难者。

（六）精神与心理支持

终末期肾脏疾病患者，超过53%的会有抑郁、焦虑反应，他们担心自己的身体、透析的效果、经济负担及给自己家人带来的麻烦。抑郁是ESRD患者血透时最常见的心理问题，还与血透患者的死亡率有关。据统计，约有27%的终末期肾脏疾病血透患者有自杀的念头，医护人员及照护者不但要治疗患者的疾病，还应充分了解患者的心理动态，给予心理开导，较严重的抑郁及焦虑状态需专科治疗。

（张长海）

第四节　对症治疗

一、疼痛的治疗

（一）疼痛概况

疼痛是一种不愉快的感觉和情感的体验，并与实际的或潜在的组织损伤有关，或以一种损伤的方式表现出来，疼痛是一种生理和情感结合的复杂体验。WHO预计，到2020年，全球每年还将新增2000万癌症患者，癌症的死亡率占总死亡人口的1/4，列死因第一位，且癌症发病率还在不断上升。据WHO统计，70%以上晚期癌症患者或艾滋病患者都会出现疼痛，晚期癌症及艾滋病相关的疼痛是长期存在的，而且可能随着时间加重。目前，全球有350万的癌痛患者得不到及时处理，中国每天有100万的癌症患者遭受疼痛的折磨，癌症疼痛是一个世界性的普遍问题。

（二）癌症疼痛病因

1. 直接由肿瘤侵犯引起的疼痛（70%～80%）　如肿瘤侵及骨骼、神经、软组织与空腔脏器，肿瘤引发颅内高压、淋巴管水肿和肌肉痉挛等。

2. 肿瘤相关症状（<10%）　副肿瘤综合征（paraneoplastic syndromes，PNS）、活动障碍致痛。

3. 肿瘤诊断或治疗致痛（10%～20%）　如穿刺、手术瘢痕及粘连，放化疗反应如组织纤维化及神经病变等。

4. 与肿瘤或治疗无关的疼痛（10%）　如心绞痛、关节炎和外伤等。

（三）疼痛分类

1. 按疼痛持续时间分类　疼痛评估委员会（1987）认为疼痛简单可分为两大类：急性疼痛（acute pain）及慢性疼痛（chronic pain）。

（1）急性疼痛：短期存在，少于3个月，多是损伤的直接作用，且通常由特定的损伤或疾病所引起，如手术、创伤后疼痛等是疾病的一个症状，当损害或疾病消失，则急性疼痛常随着愈合的发生而消失，这种疼痛是常见的，且代表身体有某种程度的伤害已经发生。造成疼痛的损伤或疾病有时可自行愈合，有时则需接受治疗，如指头的刺伤造成的小伤口，可以自行快速痊愈，疼痛亦可在数分钟内消失；较严重的情况，如阑尾炎造成的急性疼痛，则必须进行外科手术以避免受到进一步的伤害。

（2）慢性疼痛：慢性疼痛持续3个月或以上，多数与以往的损伤有关，此种疼痛可能是一种持续存在的疼痛，也可能是一种反复、间歇性存在的疼痛；可能与组织疼痛有关，也可能无关。慢性疼痛不仅是损伤本身的影响，还受许多其他的因素的影响（如心理、社会、经济等方面）。

2. 按病理生理学机制为两种类型　伤害感觉性疼痛（皮肤表层、躯体、内脏）及神经病理性疼痛（外周、中枢神经病理）。

（1）伤害感受性疼痛：刺激外周神经，通过未受损害的神经系统传递引起的疼痛，可刺激背侧角进入脊髓，再传至大脑。抑制性刺激在脊髓的背侧角处阻断其传递，可防止疼痛刺激的进一步传递。

（2）神经病理性疼痛：神经病理性疼痛来自外周或中枢神经系统的损害。临床表现为痛觉过敏和异常性疼痛，患者描述这些疼痛感觉为烧灼痛或刺痛，又分为外周神经病理性疼痛（由外周神经系统的损害引起的疼痛，通常感觉异常区在神经损害部位周围）和中枢神经系统病理性疼痛（由于中枢神经系统损害引起的疼痛），通常感觉异常区与疼痛区一致。脑血管意外和脊髓损伤可有中枢性疼痛，交感神经维持性疼痛是由于交感神经损伤所引起，疼痛特点通常为烧灼痛及与血管相关而与神经分布相反的感觉异常。这种类型的疼痛常见于下肢，通常与骨盆的疾病相关。

（四）疼痛的诊断与评估

疼痛的诊断与评估最核心的问题就是要重视患者的感受与需求。疼痛评估的内容包括：令人不快的感觉、不愉快的情感体验、社会和精神因素等。

1. 评估需要注意的问题

（1）现病史：询问患者疼痛的性质、程度、患者对止痛治疗的预期和目标、对舒适度的要求和功能要求。

（2）过去史：不仅要了解患者就诊时的疼痛程度，还应询问过去24小时的一般疼痛程度、最轻和最重程度、既往用药情况及有无精神病史。

（3）家属宣教：无论患者疼痛程度如何，都应进行心理评估和对患者及亲属进行宣教，强调心理支持、患者及亲属宣教在癌痛治疗中的重要性。

（4）再评估：即使疼痛满意控制（治疗后疼痛程度降至 0~3 分），也要进行再评估，主要目的为减轻治疗相关的副作用。

（5）沟通准确有效：疼痛程度评估时要重视语言、文化对评估结果的影响，确保医患之间能有效沟通，确保准确掌握患者的疼痛程度。

对症状进行自我检测可增加患者对症状的理解，并有利于治疗方案疗效的评估。正确使用这些评估工具将为我们提供非常有用的疼痛量化的测量方法，使用这些方法可帮助患者及医务人员将止痛治疗的疗效以图表的形式表现出来。疼痛评估应当遵循“常规、量化、全面、动态”的原则。

2. 常用的评估工具

（1）视觉模拟法（VAS 划线法）：视觉类比量表（Visual analogue scale，VAS），国内临床上通常采用中华医学会疼痛学会监制的 VAS 卡。在卡中心刻有数字的 10cm 长线上有可滑动的游标，两端分别表示“无痛”（0）和“最剧烈的疼痛”（10）。患者面对无刻度的一面，本人将游标放在当时最能代表疼痛程度的部位；医生面对有刻度的一面，并记录疼痛程度。

（2）程度分级法（VRS 法）：也称五点口述分级评分法（VRS-5）。VRS-5 是加拿大 McGill 疼痛调查表的一部分，根据疼痛对患者生活质量的影响程度而对疼痛的程度做出了具体的分级，每个分级都有对疼痛的描述，客观地反映了患者疼痛的程度，也易于被医务人员和患者理解。具体分为 0 级、1 级、2 级、3 级、4 级和 5 级五个等级。

四点口述分级评分（VRSs-4）将疼痛分为 0 度、Ⅰ度、Ⅱ度、Ⅲ度。此法最简便，但受患者文化水平的影响。①0 级：无疼痛；②Ⅰ级（轻度）：有疼痛但可忍受，生活正常，睡眠无干扰；③Ⅱ级（中度）：疼痛明显，不能忍受，要求服用止痛药，睡眠受干扰；④Ⅲ级（重度）：疼痛剧烈，不能忍受，需用止痛剂，睡眠受严重干扰，可伴自主神经紊乱或被动体位。

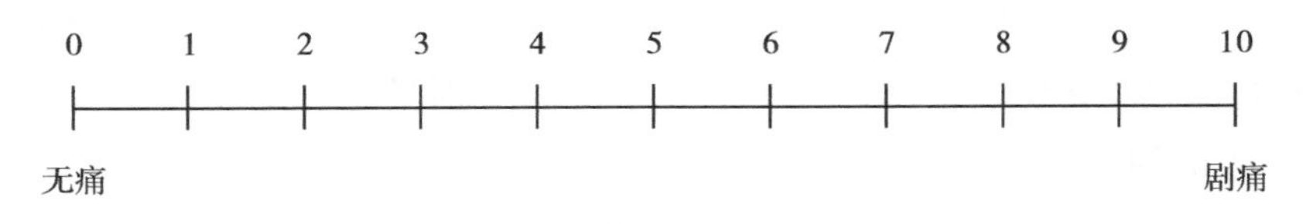

图 3-1　数字分级法（NRS 法）

（3）数字分级法（NRS 法）：数字评价量表（Numerical rating scale，NRS）是将疼痛程度用 0~10 这 11 个数字表示。0 表示无痛，10 表示最痛。被测者根据个人疼痛感受在其中一个数字记号。0：无痛；1~3：轻度痛；4~6：中度痛；7~10：重度痛。

（4）Wong-Banker 面部表情量表法（FPS-R 法）：该方法 1990 年开始用于临床评估，是用 6 种面部表情从微笑、悲伤至痛苦得哭泣的图画来表达疼痛程度的，是在面部表情疼痛量表（FPS）（7 个面部表情）基础上修订来的。疼痛评估时要求患者选择一张最能表达其疼痛的脸谱。此法最初用于儿童的疼痛评估，但实践证明此法适合于任何年龄，尤其适用于 3 岁以上，没有特定的文化背景或性别要求，这种评估方法简单、直观、形象易于掌握，不需要任何附加设备，特别适用于急性疼痛者、老人、小儿、文化程度较低者、表达能力丧失者及认知功能障碍者。有研究证明 FPS-R 评估法在 FPS-R、NRS、VDS 和 VAS 这四种评估方法中也最适合老年人疼痛评估，是最佳评估量表。

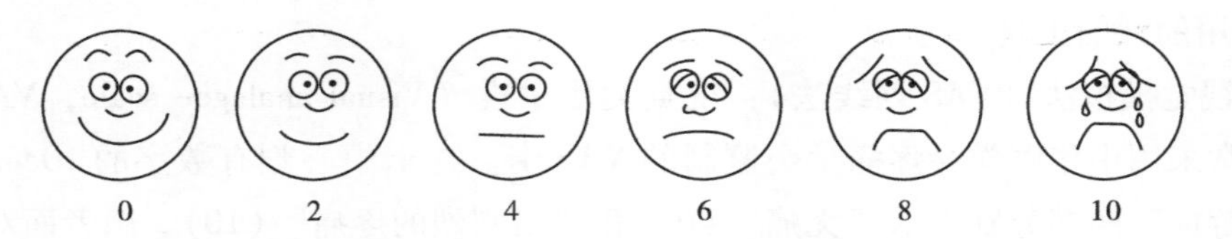

图 3-2 Wong-Banker 面部表情量表法（FPS-R 法）

（5）疼痛问卷表（pain questionnaires）：疼痛问卷表是基于多种原因而设计的对疼痛进行多向性评价的方法。主要见于如下几种：

1）McGill 问卷表（McGill pain questionnaire，MPQ）：1971 年 Melzack 和 Torgerson 首先建立一种说明疼痛性质强度的评价方法。自 1975 年引入 MPQ 以来，MPQ 已被应用于众多的急、慢性疼痛实验研究之中，还被翻译为法、德等多种语言，结果证实该法具有实用性、可靠性、一致性和有效性，且适用证广泛。由于它从不同的角度进行疼痛评估，所以在疼痛的鉴别诊断中也起着一定的作用，已成为广泛使用的临床工具和研究工具。

2）简化的 McGill 疼痛问卷表（Short-from of McGill pain questionnaire，SF-MPQ）：SF-MPQ 是在 MPQ 基础上简化而来的。

3）简明疼痛问卷表（Brief pain questionnaire，BPQ）：又称简明疼痛调查表（Brief pain inventory，BPI），是将感觉、情感和评价这三个因素分别量化。此表包括了有关疼痛的原因、性质、对生活的影响和疼痛的部位等描述词，以及上述 NRS（0～10 级）描述疼痛程度，从多方面进行评价。BPQ 是一种快速多维的测痛与评价方法。

（五）疼痛治疗的常用方法

1. 药物治疗　药物治疗是疼痛治疗中十分重要的内容。研究表明，75%～80% 的癌痛患者采用药物治疗即可控制疼痛。在临床疼痛治疗中，常用的有麻醉药、非甾体类抗炎药、抗抑郁药、抗焦虑与镇静催眠药、膜稳定药、糖皮质激素和局部麻醉药等。根据不同的病情和需要，许多药物又有多种剂型，可通过口服给药、经皮给药、直肠给药、肌内注射、静脉给药、椎管内给药、黏膜给药及局部给药等多种给药途径达到治疗目的。

2. 硬膜外或蛛网膜下腔植入镇痛泵持续镇痛 阿片类止痛药虽有外周作用，但其主要作用是通过与中枢阿片受体结合而实现的。吗啡由于脂溶性低，硬膜外或蛛网膜下腔注入后主要分布在中枢神经系统，全身和外周作用较轻，故在需要使用大剂量阿片药物的患者或为避免阿片类药物的外周副作用，可采用硬膜外和蛛网膜下腔植入镇痛泵的方法达到长期镇痛的目的。

3. 神经阻滞疗法 用局部麻药等阻滞脊神经及其神经节或交感神经节，通过神经阻滞达到解除疼痛、改善血液循环、治疗疼痛性疾病的目的，称神经阻滞疗法。神经阻滞包括化学性阻滞和物理性阻滞。

4. 物理治疗 现代物理疗法包括利用大自然物质能源的日光疗法、气候疗法和海水浴疗法等，以及利用人工物理因素的电疗法、电离空气疗法、微波电疗法等。广义的物理疗法还包括康复和体能锻炼。物理疗法是临床治疗疼痛的常用方法。各种物理疗法的作用机制主要是利用物理因子对机体的刺激作用，引起各种反应，利用这些反应调节机体的生理功能，影响机体的病理过程，消除病因，达到治疗目的。

5. 微创治疗 射频热凝疗法是利用可控温度作用于神经节、神经干、神经根等部位，使其蛋白质凝固变性，阻断神经冲动的传导，是一种物理性神经阻滞疗法。其他微创治疗还包括激光、等离子、臭氧。

6. 手术治疗 对于疼痛患者能手术治疗的仅占很小一部分。主要用于顽固性癌性痛和非手术治疗无效的疼痛。目前常用的手术方法包括外周神经切断术、脊髓神经前根或后根切断术、脊髓部分切断术、交感神经切除术等。

7. 中医中药及针灸治疗 中药治疗分为中药内服疗法和中药外治疗法。中药内服疗法是中医临床治疗方法中最主要的疗法之一，适用于所用的疼痛疾病。中药外治疗法是以中医基本理论为指导，将中草药制剂施于皮肤孔窍、俞穴及局部病变部位，用于治疗各种疼痛。针灸几乎可以治疗各种疼痛，有时可达到立竿见影的治疗效果。有关针灸镇痛机制的研究成果较多，一般认为中枢神经系统除了存在一些对伤害性刺激非常敏感的痛觉中枢外，在中枢各级水平尚存有痛觉调制系统，可以抑制或调制痛觉冲动向中枢的传递。针刺信息和疼痛信息经传入神经进入脊髓，通过一定的神经传导途径和痛觉调制系统的加工整合，使伤害性疼痛刺激引起的感觉和反应受到抑制，从而产生镇痛效应。

8. 电刺激治疗 对神经系统的各个水平进行电刺激，能通过内源性神经调控系统的相互作用机制，最后产生镇痛效果，这种电刺激镇痛技术是基于 Meizack 的脊髓闸门控制学说和我国针刺麻醉数百万例临床实践以及针刺麻醉原理研究的基础上而发展形成的，该法既能减少患者对麻醉性药物的依赖性，又能避免损伤性手术的后遗症等优点。常用的方法有经皮神经电刺激疗法、经皮穴位电刺激疗法和硬膜外间隙电刺激疗法等。

（六）癌痛治疗

1. 治疗原则　癌痛主要采取综合治疗的原则，根据患者的病情和身体状况，有效应用止痛治疗手段，持续、有效地控制疼痛，预防和治疗药物的不良反应，降低疼痛及治疗带来的心理负担，以期最大限度地提高患者的生活质量。

2. 治疗方法　癌痛的治疗方法包括：病因治疗、药物止痛治疗和非药物治疗。

（1）病因治疗：针对引起癌症疼痛的病因进行治疗。癌性疼痛的主要病因是癌症本身和并发症等，应针对癌症患者给予抗癌治疗，如手术、放射治疗、化学治疗等，可能解除癌症疼痛。

（2）药物止痛治疗：如非甾体抗炎药物、阿片类药物及辅助用药等。

（3）非药物治疗：用于癌痛治疗的非药物治疗方法主要有：介入治疗、经皮穴位电刺激等物理治疗、认知行为训练和社会心理支持治疗。适当应用非药物疗法，可增加止痛治疗的效果。

（七）镇痛药物的应用

1. 疼痛的控制

（1）第一阶梯：非阿片类镇痛药±辅助用药，用于轻度癌性疼痛患者，主要药物包括扑热息痛（对乙酰氨基酚）和非甾体抗炎药物，例如阿司匹林、布洛芬和双氯芬酸。这些药物主要不良反应是对胃的刺激。所以，应当和食物一起服用。非甾体抗炎药不适合用于严重脱水的患者，可能会导致肾功能衰竭。如在 24 小时不能明显止痛，停止使用对乙酰氨基酚，开始第二阶梯用药。

（2）第二阶梯：弱阿片类镇痛药±非阿片类止痛药±辅助用药，用于当非阿片类镇痛药不能满意止痛时或中度癌性疼痛患者，主要药物有可待因、奇曼丁等。一般建议与第一阶梯药物合用，因为两类药物作用机制不同，第一阶梯药物主要作用于外周神经系统，第二阶梯药物主要作用于中枢神经系统，二者合用可增强镇痛效果。现在临床应用时，已逐渐弱化二阶梯药物。

（3）第三阶梯：强阿片类镇痛药±非阿片类止痛药±辅助用药，用于治疗中度或重度癌性疼痛，当第一阶梯和第二阶梯药物疗效不好时使用，主要药物为吗啡、羟考酮等。

根据需要也可以使用辅助类镇痛药，这类药物不是用于镇痛的药物，而是与标准镇痛药物一起服用有辅助镇痛作用的药物。可以在镇痛的任何一个阶梯使用，主要药物有皮质类固醇类激素、抗惊厥、三环类抗抑郁药物、肌肉松弛剂及抗痉挛药物等。癌痛三阶梯疗法示意图：

2. 阿片类药物的应用

（1）阿片类药物应用的原则：根据 WHO 癌痛三阶梯止痛治疗指南，癌痛药物止痛治疗的五项基本原则如下：

1）口服给药和其他无创性途径给药：口服给药的优点是无创、方便、安全、经济，其

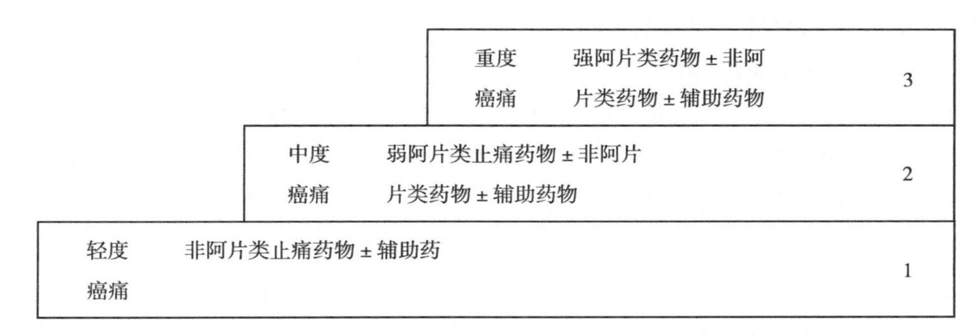

图 3-3 癌痛三阶梯疗法示意图

他无创性途径给药方式包括透皮帖剂、直肠栓剂和经口鼻黏膜给药等。

2）按阶梯用药：是指按疼痛强度按阶梯选择相应的药物。轻度疼痛：首选非甾体类抗炎药（NSAIDs）（以阿司匹林为代表，第一阶梯）；中度疼痛：首选弱阿片类药物（以可待因为代表，第二阶梯）±NSAIDs±辅助药物；重度疼痛：首选强阿片类药物（以吗啡为代表，第三阶梯）±NSAIDs±辅助药物。

3）按时用药：指根据时间药理学原理，维持平稳有效的血药浓度，有利于持续有效地镇痛，不要等到疼痛复发时才服用下一剂药物。

4）个体化给药：由于癌痛个体对麻醉止痛药的剂量、疗效、不良反应差异明显，故要个体化选择药物，个体化滴定药物剂量。

5）注意具体细节：强调癌痛治疗前应花一些时间（15 分钟）对患者及家属进行癌痛治疗知识的宣教，内容包括：有癌痛应及时止痛，阿片类药用于癌痛不会"成瘾"，如何进行疼痛程度评估，注意止痛药物的作用与不良反应，如何提高用药依从性等。其目的主要是监测用药效果及不良反应，及时调整药物剂量，提高止痛治疗效果，减少不良反应发生。

癌症疼痛的疗法多种多样，但是在所有止痛治疗方法中，尤其对中重度癌痛患者，阿片类止痛药具有无可取代的地位。2005 年国务院第 442 号文件《麻醉药品和精神药品管理条例》指出，"对确需使用麻醉药品或者第一类精神药品的患者，应当满足其合理用药需求。"2007 年卫生部《处方管理办法》规定，为门诊癌症疼痛患者和中、重度慢性疼痛患者开具麻醉药品控缓释制剂，每张处方可处方 15 日量。

（2）阿片类药物的滴定与维持：阿片类药物是中、重度疼痛治疗的首选药物。目前，临床上常用于癌痛治疗的短效阿片类药物为吗啡即释片，长效阿片类药物为吗啡缓释片、羟考酮缓释片、芬太尼透皮贴剂等。对于慢性癌痛的治疗，推荐选择阿片受体激动剂类药物。长期使用阿片类止痛药时，首选口服给药途径，有明确指征时可选用透皮吸收途径给药，也可临时皮下注射用药，必要时可自控镇痛给药。

1）初始剂量滴定：阿片类止痛药的疗效及安全性存在较大个体差异，需要逐渐调整剂量，以获得最佳用药剂量，称为剂量滴定。

①即释吗啡：首次应用即释吗啡片，按照如下原则进行滴定：根据疼痛程度，拟定初始固定剂量2.5~10mg，每4小时一次；用药后疼痛不缓解或缓解不满意，应于1小时后根据疼痛程度给予滴定剂量（表3-2）。睡前可以服用双倍剂量的吗啡以避免半夜起来服用另外一剂吗啡。如果定时剂量不能控制疼痛，患者可以在任何时间追加服用突发性剂量，该剂量与每4小时一次的剂量相同。密切观察疼痛程度及不良反应，第一天治疗结束后，计算第二天药物剂量：次日总固定量=前24小时总固定量+前日总滴定量；第二天治疗时，将计算所得次日总固定量分6次口服，次日滴定量为前24小时总固定量的10%~20%；依法逐日调整剂量，直到疼痛评分稳定在0~3分。如果出现不可控制的不良反应，疼痛强度<4，应该考虑将滴定剂量下调25%，并重新评价病情。

②吗啡：当患者用药剂量调整到理想止痛及安全的剂量水平时，并获得24小时需服用吗啡的剂量，可以将即释吗啡更换为缓释吗啡每12小时一次。计算缓释吗啡的剂量方法：将过去24小时所应用的所有即释吗啡的剂量相加，再将该剂量数值除以2得到缓释吗啡每12小时一次的剂量。如果首次应用缓释吗啡滴定，则初始剂量10mg，每12小时一次。当患者出现突发疼痛时，可用即释吗啡，给予突发剂量应为当日24小时吗啡总量的1/6倍剂量。

表3-2 剂量滴定增量加幅度参考标准

疼痛强度（NRS）	剂量滴定增加幅度
7~10	50%~100%
4~6	25%~50%
2~3	≤25%

对于未使用过阿片类药物的中、重度癌痛患者，推荐初始用药选择短效制剂，个体化滴定用药剂量。当用药剂量调整到理想止痛及安全的剂量水平时，可考虑换用等效剂量的长效阿片类止痛药。对于已使用阿片类药物治疗疼痛的患者，根据患者疼痛强度，按照表3-2要求进行滴定。对疼痛病情相对稳定的患者，可考虑使用阿片类药物控释剂作为背景给药，在此基础上备用短效阿片类药物，用于治疗爆发性疼痛。

2）药物的维持与转换：我国常用的长效阿片类药物包括：吗啡缓释片、羟考酮缓释片、芬太尼透皮贴剂等。在应用长效阿片类药物期间，应当备用短效阿片类止痛药。当患者因病情变化，长效止痛药物剂量不足时，或发生爆发性疼痛时，立即给予短效阿片类药物，用于解救治疗及剂量滴定。解救剂量为前24小时用药总量的10%~20%。每日短效阿片解救用药次数大于3次时，应当考虑将前24小时解救用药换算成长效阿片类药按时给药。阿片类药物之间的剂量换算，可参照换算系数表（表 3-3）。换用另一种阿片类药时，仍然需要仔细观察病情，根据患者具体情况选择应用，并个体化滴定用药剂量。如需减少或停用阿片类药物，则采用逐渐减量法，即先减量 30%，两天后再减少 25%，直到每天剂量相当于 30mg 口服吗啡的药量，继续服用 2 天后即可停药。

吗啡没有极限剂量。患者疼痛越严重，通常对吗啡的耐受性也越大。对患者个体化的正确剂量，是指能够使疼痛缓解而又不出现不能耐受的不良反应或者是中毒的不良反应的剂量。

表 3-3　阿片类药物剂量换算表

药物	非胃肠给药	口服	等效剂量
吗啡	10mg	30mg	非胃肠道：口服=1：3
可待因	130mg	200mg	非胃肠道：口服=1：1.2 吗啡（口服）：可待因（口服）=1：6.5
羟考酮	10mg		吗啡（口服）：羟考酮（口服）=（1.5~2）：1
芬太尼透皮剂	25μg/h（透皮吸收）		芬太尼透皮贴剂 μg/h，q72h 剂量=1/2×口服吗啡 mg/d 剂量

（3）阿片类药物的不良反应及处理：镇痛药的不良反应影响治疗方法的选择，只有正确认识镇痛药物的不良反应才能安全有效地使用镇痛药物，制定出最适合每位患者的治疗方案，最大限度地发挥镇痛药物或药物组合的药理作用。阿片类镇痛药的不良反应主要发生于用药初期及过量用药时，而非阿片类镇痛药物的不良反应则常发生于长期持续用药一段时期后。阿片类药物的不良反应大多是暂时性或可耐受的反应，只有便秘可能长期持续存在，防治阿片类药物的不良反应与疼痛治疗本身同样重要，应把预防和处理阿片类镇痛药物不良反应的措施视为镇痛治疗计划的重要组成部分。如果出现不可耐受的不良反应，应减少吗啡用量，患者可能需要停服几次药物，然后再从更低剂量重新服用。常见阿片类药物的不良反应及处理方法如下：

1）便秘：是阿片类药物最常见的不良反应，大多数患者需使用缓泻剂预防便秘。患者不会因长期用药而对阿片类药物的便秘不良反应产生耐受。因此，便秘不仅出现于用药初期，而且还会持续存在于阿片类药物镇痛治疗的全过程。某些患者使用阿片类药物时，出现恶心呕吐往往还可能与便秘有关，通畅大便则可能缓解这些患者的恶心呕吐症状。因此，预防和治疗便秘不良反应始终是阿片类药物镇痛治疗时不容忽视的问题。①预防方法：多饮水，多摄取含纤维素的食物，适当活动；使用缓泻剂：适量用番泻叶、麻仁丸等缓泻剂；应告诉患者如何根据个体情况调节饮食结构、调整缓泻剂用药剂量，并且养成规律排便的习惯；如果患者 3 天未排大便就应给予更积极的治疗。②治疗措施：评估便秘的原因及程度；增加刺激性泻药的用药剂量；重度便秘可选择其中一种强效泻药（容积性泻药）：乳果糖30~60ml，每日一次；山梨醇30ml，每12小时一次，连用3次，必要时可重复用药；必要时灌肠；减少阿片类药物剂量，合用其他镇痛药物。

2）恶心、呕吐：阿片类药物引起恶心呕吐的发生率约30%，发生程度个体差异较大。癌症患者既往化疗过程中恶心呕吐反应严重者，初用阿片类药物容易产生恶心呕吐。患者出现恶心呕吐时，应排除其他原因所致的恶心呕吐，如便秘、脑转移、化疗、放疗、高钙血症等。恶心呕吐一般出现在用药初期1周内，随着用药时间的延长，症状会逐渐减轻，并完全消失。①预防方法：初用阿片类药物的第1周内，最好同时给予甲氧氯普胺等止吐药物预防，如果恶心症状消失则可停用止吐药。②治疗措施：轻度恶心可选用甲氧氯普胺、氯丙嗪或氟哌啶醇。重度恶心呕吐可应用5-羟色胺受体（5-HT）拮抗剂，如恩丹西酮或格拉西酮。便秘可能会加重恶心呕吐反应，对于严重或持续恶心呕吐的患者，应注意及时解除便秘症状。恶心呕吐持续1周以上者，需减少阿片类药物用药剂量或换阿片类制剂。

3）嗜睡及过度镇静：少数患者在最初几天内可能出现轻度嗜睡，数日后症状多自行消失。如果患者出现显著的过度镇静症状，则应减低阿片类药物用药剂量，待症状减轻后再逐渐调整剂量至满意镇痛效果。少数情况下，患者的过度镇静症状持续加重，此时应警惕出现药物过量中毒及呼吸抑制等严重不良反应。患者出现嗜睡及过度镇静时应注意排除引起嗜睡及意识障碍的其他原因，如使用其他中枢镇静药、高钙血症等。①预防方法：初次使用阿片类药物时剂量不宜过高，剂量调整以25%~50%幅度逐渐增加。老年人尤其应注意谨慎滴定用药剂量。②治疗措施：减少阿片类药物用药剂量，或减低分次用药量而增加用药次数，或换用其他镇痛药物，或改变用药途径。适当的水化。必要时可给予兴奋剂治疗，如咖啡因100~200mg每6小时一次；哌甲酯5~10mg分别于早上和中午用药；右旋苯丙胺5~10mg，每日一次。

4）尿潴留：尿潴留发生率低于5%，某些因素可能增加发生尿潴留的危险性，如同时使用镇静剂、腰麻术后、合并前列腺增生等。腰椎麻醉术后，使用阿片类药物发生尿潴留的危险率可能增加30%，在同时使用镇静剂的患者中，尿潴留发生率可能高达20%。①预防方法：避免同时使用镇静剂。避免膀胱过度充盈，给患者良好的排尿时间和空间。②治疗措施：诱导自行排尿可以采取流水诱导法或热水冲会阴部法和/或膀胱区按摩法；诱导排尿失败时，可考虑导尿；对于难以缓解的持续尿潴留患者可考虑换用镇痛药物。

5）瘙痒：皮肤瘙痒的发生率低于1%，皮脂腺萎缩的老年患者、皮肤干燥、晚期癌症、黄疸及伴随糖尿病等患者，使用阿片类药物时易出现皮肤瘙痒。①预防方法：皮肤护理，避免加重药物性瘙痒的不良刺激；注意皮肤卫生，避免抓搔、避免应用强刺激性外用药、强碱性肥皂等。②治疗措施：轻度瘙痒可给予皮肤局部护理；瘙痒症状严重者，可适当选择局部用药和全身用药；局部用药主要选择无刺激性止痒药；皮肤干燥可选用凡士林、羊毛脂或尿素脂等润肤剂。全身用药主要选择H1受体拮抗剂类的抗组胺药物：苯海拉明

25mg，每日 2~3 次；托普帕敏 5mg，每日 2 次：异丙嗪 25mg，每日 2 次；羟嗪 10mg，每日 2 次；阿利马嗪 5mg，每日 2 次。该类药物有明显的镇静作用，与阿片类药物同期应用时，可能增强相互的镇静作用。因此，建议选择低剂量，并注意个体化调整用药剂量。

6）眩晕：眩晕的发生率约 6%，主要发生于阿片类药物治疗的初期，晚期癌症、老年人、体质虚弱、合并贫血等患者，用阿片类药时容易发生眩晕。①预防方法：初次使用阿片类药物时剂量不宜过高，应避免初始用药剂量过高。②治疗措施：轻度眩晕可能在使用阿片类药数日后自行缓解；中重度眩晕则需要酌情减低阿片类药物的用药剂量；严重者可以酌情考虑选择抗组胺类、抗胆碱能类或催眠镇静类药物，以减轻眩晕症状，如苯海拉明 25mg，2~3 次/日；或美克洛嗪 25mg，2~3 次/日。

7）幻觉或谵妄：阿片类药物引起幻觉或谵妄罕见，主要出现于老年人及肾功能不全的患者，临床应注意鉴别其他原因所致的精神错乱，如其他精神药物所致的高钙血症。治疗措施：合用辅助性药物以减低阿片类药物用药剂量；适当给予水化；给予安定类药物，如氟哌啶醇 3~5mg，每晚一次或持续皮下注射。使用哌替啶的患者易出现中枢神经毒性反应，去甲哌替啶是哌替啶的毒性代谢产物，其半衰期 3~18h，长期用药容易蓄积。哌替啶的中枢神经不良反应与用药剂量及代谢产物去甲哌替啶的血浆浓度相关，因此哌替啶被列为癌症疼痛不推荐使用的阿片类药物。

（4）阿片类药物中毒及过高剂量：以下可能是吗啡剂量过高和患者阿片类药物中毒的症状和体征：不随时间改善的嗜睡症状、精神错乱、幻觉、肌阵挛（四肢突然抽搐）、呼吸抑制（呼吸频率减慢）。如果患者严重脱水或肾功能衰竭也会发生中毒，肾功衰竭会导致吗啡在体内的蓄积。阿片类药物所致的呼吸抑制表现：呼吸频率减慢和（或）潮气量减少、潮式呼吸、发绀、针尖样瞳孔、嗜睡状至昏迷、骨骼肌松弛、皮肤湿冷，有时可出现心动过缓和低血压。严重时可出现呼吸暂停、深昏迷、循环衰竭、心脏停搏、死亡。①治疗措施：如担心患者会出现吗啡中毒，可将吗啡剂量减少 50%。如担心吗啡中毒，则停用吗啡。氟哌啶醇 1.5~5mg，睡前服用能够改善吗啡所致引起的幻觉和精神错乱。②呼吸抑制的解救：建立通畅呼吸道，辅助或控制通气；呼吸复苏。使用阿片拮抗剂纳洛酮指正：呼吸频率<8 次/分或<10~12 次/分，唤醒困难并且出现临床发绀表现；或者<10~12 次/分，唤醒困难，血氧饱和度<90%。纳洛酮 0.4mg 加入 10ml 生理盐水中，静脉缓慢推注，必要时每 2 分钟增加 0.1mg。严重呼吸抑制时每 2~3 分钟重复给药，或将纳洛酮 2mg 加入 500ml 生理盐水或 5%葡萄糖液中（0.004mg/ml）静脉滴注。直至患者呼吸状态改善。解救治疗应考虑到阿片类控释片可在体内持续释放的问题，口服用药中毒者必要时洗胃。

（5）非甾体类抗炎药（NSAIDs）和对乙酰氨基酚的应用

1）非甾体消炎药有解热止痛作用，其中许多药还有抗炎、抗风湿作用。这些药物虽有抗炎、抗风湿作用，但在化学结构上与肾上腺皮质激素不同，故亦称为 NSAIDs。NSAIDs 通过抑制前列腺素合成发挥抗炎作用，由于肿瘤相关性神经病理性疼痛中存在有伤害性疼痛及 NSAIDs 可降低神经对炎症的敏感性，所以，NSAIDs 有时对肿瘤相关性神经病理性疼痛也会有效。这类药物包括阿司匹林、对乙酰氨基酚、吲哚美辛、萘普生、萘普酮、双氯芬酸、布洛芬、尼美舒利、罗非昔布和塞来昔布等。

NSAIDs 药物可根据作用机制不同分为非选择性和选择性，可通过抑制环氧化酶（COX）起到抗炎镇痛的作用。人体主要存在两种环 COX，即 COX-1 和 COX-2，COX-1 是结构酶，人体正常情况下即存在，具有胃黏膜保护作用；COX-2 则是诱导酶，在炎症时才大量表达，会加重疼痛和炎症反应。非选择性 NSAIDs 同时抑制 COX-1 和 COX-2，镇痛抗炎同时容易导致胃肠道损伤，血小板功能抑制等副作用，而选择性 COX-2 抑制剂能更有针对性地抑制 COX-2，减少胃肠道损伤等副作用。常用的非选择性 NSAID 药物包括芬必得、扶他林等，选择性 COX-2 抑制剂主要以塞来考昔（西乐葆）及罗非考昔（万络）为代表。

NSAIDs 的止痛效果在开始用药后即可得知，而其抗炎的作用需要 1~2 个星期后才能完全建立，因此在换一种药之前，要等足够的时间来评价疗效。患者对 NSAIDs 治疗的耐受性及反应性存在较大的差异，NSAIDs 之间的主要差别在于不良反应的发生率及类型不同，在应用时要在考虑可能出现的不良反应的基础上权衡功效。NSAIDs 致胃肠道出血危险因素：年龄≥75 岁、使用阿司匹林、使用皮质激素、使用抗凝剂、血小板 $<50\times10^9/L$、近 1 年内有消化道溃疡或出血病史等。

2）对乙酰氨基酚：又称扑热息痛，具有解热、镇痛作用，其解热作用类似阿司匹林，但镇痛作用较弱，对血小板及凝血机制无影响，用于感冒发热、关节痛、神经痛及偏头痛，癌性痛及手术后止痛，本品还可用于对阿司匹林过敏、不耐受或不适于应用阿司匹林的患者。对乙酰氨基酚与阿司匹林和布洛芬等常见的止痛药不同，不含有抗炎成分，所以不是 NSAIDs。按常规剂量服用对乙酰氨基酚不会刺激胃黏膜或引起肾脏或胎儿动脉导管血液疾病，而 NSAIDs 类药物可能引起此类症状。与非甾体类抗炎药物相似，但与阿片类药物不同，对乙酰氨基酚不会使人精神愉快或改变心情，对乙酰氨基酚和 NSAID 类药物不会有令人上瘾和产生依赖性的危险。严重的药物过量会导致永久性肝衰竭，少数病例即使是正常剂量也会导致相同的严重结果，特别是这种危险会随饮用含酒精的饮料而升高，成年人每日推荐用量为每次 500mg~1000mg，每日最大用量 3g，服用超过 7.5g/d 或 150mg/kg 体重可能导致肝中毒。在推荐剂量内，对乙酰氨基酚对于成人和幼儿都是安全的。但是因为对乙酰氨基酚用途广泛，它的效用也往往被低估。

（李　琳）

（八）辅助类镇痛药物的应用

辅助类镇痛药物不是用于镇痛的药物，而是与标准的镇痛药物一起服用有辅助镇痛作用的药物。这类药物可以在镇痛阶段的任何一级阶梯时开始服药。常用辅助类镇痛药物（表 3-4）。

表 3-4　常用辅助类镇痛药物

辅助类镇痛药物	可能缓解的疼痛
皮质类固醇类激素，如地塞米松、泼尼松龙、甲泼尼龙、氢化可的松	由于严重的肿胀或炎症引起的疼痛、神经病理性疼痛
三环类抗抑郁剂，如阿米替林、丙咪嗪、多塞平	神经损伤性疼痛（神经病理性疼痛）
抗惊厥药物，如加巴喷丁、丙戊酸钠、卡马西平、苯妥英、普瑞巴林	神经损伤性疼痛（神经病理性疼痛）
苯二氮䓬类，如地西泮、劳拉西泮	骨骼肌痉挛性疼痛
抗胆碱类药物，如丁溴酸东莨菪碱	平滑肌痉挛所致的疼痛，如腹部绞痛
非甾体抗炎药（NSAIDs），如布洛芬、萘普生、双氯芬酸	神经损伤性疼痛（神经病理性疼痛）

1. 抗抑郁药物　较低剂量的抗抑郁药物可能对神经病理性疼痛、疱疹后遗神经痛和癌症相关疼痛有效，镇痛所需剂量通常低于治疗抑郁症的剂量，告诫患者药物作用可能要在3~4天后才会产生。

（1）三环类抗抑郁药：阿米替林、度硫平、去甲替林、多塞平等属于此类药物，为5-羟色胺能药物，可提高中枢神经系统的5-羟色胺能张力，有助于降低疼痛感受，需要注意的是阿米替林可以增加吗啡的生物利用度从而产生阿片的不良反应。据报道，治疗神经病理性疼痛所需三环类抗抑郁药物的剂量低于治疗抑郁疾病的常用剂量。

1）阿米替林：此类药物主要通过抑制中枢神经系统内痛觉传导而发挥止痛作用，可用于神经病理性疼痛的治疗，增强阿片类药物的止痛效果。初始剂量为25mg（年老者10mg）每晚睡前服用；如果5天后无效，增加剂量或者根据情况考虑换成抗惊厥药。一些患者在用药4~6周时才显效，或者加量至每日50mg才有效。

2）局部作用的三环类药物：如多塞平软膏，也可作用于神经疼痛的治疗。这类药物的不良反应较明显，而且是在给药数小时内出现，常见的不良反应：抗胆碱作用最常见，表现为口干、黏膜干燥、视物模糊、眼内压增高、尿潴留及便秘。长期使用后抗胆碱作用可出现耐受，因此从小剂量开始，逐渐增加剂量可以减轻这些不良反应。中枢系统的不良反应主要表现为嗜睡，严重的可出现意识混乱、躁动、失眠。此类药物有潜在的心肌毒性作用，在用于50岁以上、有心肌缺血可能的患者时需注意。血液系统改变，较少见。肝脏的不良反应，可出现转氨酶升高，停药可使症状缓解；可出现过敏反应等。

（2）选择性5-羟色胺再摄取抑制剂（SSRls）：包括西酞普兰、氟西汀、帕罗西汀、舍曲林等，主要抑制突触前神经末端的5-羟色胺再摄取，现在未能证明治疗神经病理性疼痛的效果强于三环类抗抑郁药物。

（3）非典型的抗抑郁药：米氮平、曲唑酮文拉法辛、萘发扎酮具有与三环类抗抑郁药类似的辅助镇痛作用。

2. 抗惊厥药　抗惊厥药对于神经病理性疼痛有一定疗效，对尖锐、刀刺样的疼痛也有效，但其作用机制尚需进一步确定。卡马西平可诱导肝药酶表达，可能影响其他药物的代谢，因此同时服用多种药物的患者应慎用。卡马西平、加巴喷丁、丙戊酸钠、普瑞巴林和奥卡西平的酶诱导作用相对较弱，药物相互作用也较少。此类药物不良反应较大，常用于抗抑郁药物无法缓解疼痛时，初始应用低剂量，几周后必要时逐渐增加剂量，直至疼痛缓解。

(1) 卡马西平：应用最为广泛，但是年老、体弱、患病的患者常常耐受性差，对神经痛有一定疗效。用法：只能从胃肠道缓慢吸收，口服2~8小时达到血浆最高浓度，4天达到稳态浓度。一般从最初剂量100mg口服，2次/日；从最初剂量开始每周增加200mg；常用维持量剂量0.8~1.2g/24h，分2次服用；最大剂量1.6~2g/24h。副作用：它与其他药物联合使用更易产生副作用，使用时应逐渐加量以减少不良反应；主要是肝脏毒性，还可见恶心呕吐、消化不良，饭后服用可缓解；镇静和嗜睡，眩晕、乏力、共济失调；食欲增大、体重增加；肾脏受损；骨髓抑制；心肌毒性，各种心律失常；皮疹和瘙痒。用药期间定期应监测血常规和肝功能。

(2) 加巴喷丁：是一个新的抗癫痫药物，在慢性疼痛尤其是神经病理性疼痛治疗中具有广阔的前景。适应证：可用于带状疱疹后神经痛、糖尿病神经痛、癌性神经痛、三叉神经痛、多发性硬化症引起的神经痛、复杂局部疼痛综合征、疱疹后神经痛以及其他神经痛的治疗或辅助治疗。用法：初始剂量第1天300mg，睡前服用；第2天300mg，2次/天；第3日300mg，3次/天；常用维持剂量：0.9~1.2g/24h；最大推荐剂量1.8mg/24h，但是也有剂量可增加至2.4mg/24h。主要不良反应为便秘、嗜睡等，肝脏毒性并不多见。

(3) 丙戊酸钠：多推荐用于姑息治疗，但尚需更多数据以证实其有效性。用法：初始剂量200mg，3次/日，口服，或500mg，睡前口服；每隔3天增加200mg/d；常用维持剂量1~2g/24h；最大剂量2.5g/24h，分次服用。

(4) 普瑞巴林：作用机制与加巴喷丁相似，目前尚不清楚与加巴喷丁相比是否能使加巴喷丁治疗无效的患者从中受益。用法：初始剂量75mg，2次/日；3天后增至150mg，2次/日；7天后增至300mg，2次/日。

(5) 氯硝西泮：用于治疗癌痛，具有可皮下使用的优势。用法：初始剂量1mg，睡前服用，连用4晚；逐渐增加至常用维持量4~8mg/24h。

3. 皮质激素　可通过降低神经对炎症的敏感性以及减轻水肿对神经的压力刺激等缓解肿瘤性神经病理性疼痛。用药初始剂量要大，以期迅速起效，然后迅速减至最小有效维持量，代表药物为地塞米松和泼尼松。适用于脑部原发或继发性肿瘤所致的颅内高压引起的头痛；神经受压迫引起的疼痛，如脊髓压迫；恶性肿瘤引起的骨痛；对肝转移及内脏转移的牵拉，以及对头颈、腹部、盆腔肿瘤的浸润性酸痛及脉管阻塞的胀痛也有效。

（1）用法与用量：晚期肿瘤病灶范围较大，皮质激素以静脉或口服给药方式为主。泼尼松口服剂量是 30~60mg/d，地塞米松的口服剂量是 3~16mg/d，待症状改善后，迅速减至最小有效维持量。氢化可的松具有明显的盐皮质激素效应；每片地塞米松相当于较高等效剂量的皮质激素，同时其盐皮质激素效应较泼尼松或甲泼尼龙弱，因而较少发生体液潴留；泼尼松与地塞米松相比较，如果激素在 5 天内不能缓解疼痛应考虑停用。

（2）不良反应：短期使用皮质激素副作用不明显，有些患者会变得易怒，这种情况下应停用类固醇类药物。长期使用类固醇类药物会有严重的不良反应，常见不良反应包括：肾上腺皮质功能不全、免疫系统受抑制、肌肉松弛、骨质疏松甚至股骨头坏死、血糖升高等。与非甾体类抗炎药合用时需注意不良反应的叠加问题；尽量不长期使用。

（九）癌症疼痛与生活质量

生活质量（quality of life，QOL）是一个多维、主观、动态、跨文化的概念，是对患者躯体状态、心理健康、社会交往及功能状态生活 4 方面的综合评价。临床肿瘤 QOL 研究可追溯到 20 世纪 40 年代，由 Karnofsky 等提出的行为状态评分（KPS），但这不能算是真正的 QOL 评定。现代 QOL 研究始于 1976 年 Priestman 等人；1985 年美国 FDA 决定新药评价既要有提高生存时间、又要有改善生存质量的资料；1989 年美国将 QOL 测定作为肿瘤临床试验和慢性病治疗等效果的评价方法。化疗学家 Schipper 认为，癌症患者 QOL 一般包括：①躯体功能；②情绪或心理功能；③社会职能；④疾病本身及其治疗引起的症状和体征。QOL 研究在肿瘤临床研究中有三大作用：①评价癌症患者及其癌症疼痛的治疗效果，进行疗法的选择；②有利于抗癌药物、镇痛剂、止吐药物等的筛选及评价；③有助于了解癌症患者治疗后的远期生存状态。

疼痛是影响患者生活质量的重要因素，可对患者的躯体感觉、精神心理、社会人际关系等方面产生不同程度的影响，从而全面影响患者的生活质量，疼痛对患者躯体方面影响最大，它是构成 QOL 的主要内容。2001 年悉尼第二届亚太地区疼痛控制研讨会发出了“消除疼痛是基本人权”的呼吁；WHO 于 2000 年明确提出“慢性疼痛是一类疾病”；第九届世界疼痛大会提出了“疼痛是一种疾病，而不仅仅是一种症状”的新观念，疼痛不仅仅是症状，也可能本身就是疾病。同时指出，疼痛是同等于脉搏、呼吸、血压、体温的人体第五大生命体征。疼痛与癌痛治疗的意义远远超出疼痛减轻本身，它可以提高患者的生活质量、工作能力、享受娱乐，使其在家庭和社会中发挥正常职能。

癌痛规范化治疗的目标是为癌症患者提供高品质的止痛治疗，其技术核心是：准确评估疼痛；正确选择止痛治疗方法，制定个体化止痛治疗方案；通过规范化止痛治疗，缓解癌症患者的躯体疼痛和身心痛苦。由于镇痛剂有一定的不良反应，他们对 QOL 的影响如化疗药物一样具有两面性，满意的疼痛控制可改善患者 QOL，但有时却并不能改善 QOL，甚至可能降低 QOL。

（十）对患者与家属的宣教

大多数患者及家属对癌痛的产生的原因、止痛治疗等认识存在许多误区：①患者和家属不愿意告诉医生患者存在的疼痛相关情况，认为癌痛的出现必定意味着病情的加剧和复发，采取逃避的心理状态对待疼痛。②不清楚报告疼痛的重要性。③患者与肿瘤专科医生之间缺乏交流，对止痛治疗信心不足。④仅在疼痛剧烈、忍无可忍时才使用止痛药物。⑤担心使用阿片类强止痛药物会产生成瘾及药物副作用。针对这些问题，医护人员应该向患者及家属进行以下几方面问题的宣教：

1. 认识控制疼痛的重要性　疼痛本身就是一种疾病，不仅带来躯体的痛苦，还会使患者食欲减退、情绪消沉，甚至患上抑郁症。止痛治疗不但能减轻患者的痛苦，还有助于提高生活质量，有助于抗癌治疗的顺利完成。对于一些已失去根治治疗机会的患者来说，止痛治疗可使肿瘤患者在无痛状态下长期待瘤生存，改善生活质量。

2. 必须向患者及家属解释躯体与药物依赖不同　前者也叫生理依赖，是一种机体的适应状态。服用任何类型阿片类药物都会产生依赖，如果迅速停药，也出现不适症状。阿片类药物躯体依赖通常在突然停药、快速减药、血药浓度降低时产生，表现为焦虑、烦躁、皮肤潮红、疼痛加重、卡他症状、发汗、恶心、腹部绞痛和腹泻等，这不是成瘾，可以通过缓慢减量、停药来避免。后者也称为“精神依赖”，是一种反映心理异常的行为表现，其特点是单纯以追求精神享受为用药目的，用药失控、强迫性用药、不择手段和不由自主地渴望得到药物，这就是大家通常所说的成瘾。疼痛患者应用吗啡药物止痛出现成瘾的较为罕见，因为癌痛患者身体中存在强烈疼痛病灶，在这种病理状态下使用阿片类药物，其止痛为主要目的，而欣快感则退居次要地位。此外，成瘾的发生率与药物的给药方式有关，直接静脉注射大量止痛药物，使血药浓度突然增高，脑内浓度也明显增高，超过所需的止痛浓度，达到引起欣快感的高浓度，易于成瘾。现在对慢性癌痛患者使用吗啡和其他阿片类止痛剂的口服控释剂型，这类药物在胃肠道缓慢释放、吸收，不会造成血药浓度迅速上升，因此是安全的。

3. 对于疼痛患者不要等到疼痛剧烈时才开始服用止痛药，要及时、按时服用止痛药物，以达到最好的疗效。

4. 要让患者及家属了解止痛药物相关的副作用并给予预防和处理。实际上，忍痛的危害逐渐受到重视，提倡合理用药、充分的止痛治疗，可让90%以上的疼痛患者享受无痛人生。

（十一）社会心理支持

癌痛不仅使患者饱受痛苦，还会给身体带来一系列严重的影响：包括癌痛可引起生理功能紊乱，使患者出现心动过速、血压升高、失眠、厌食等。长时间的癌痛使人体生理功能减退，活动能力下降，直接影响患者的生活质量。许多临终患者在生命最后阶段都要遭受持续的、难以忍受的疼痛，给患者造成巨大的心理影响，导致焦虑、抑郁、痛苦、烦躁、易怒、丧失自控和自信。临床心理学家可以给予患者及其家属提供情感治疗及支持，帮助他们适应不断进展的功能障碍。舒缓治疗工作形式为多学科治疗组合作，这是对患者整体治疗的最好模式。

社会工作者是舒缓治疗团队中重要的组成部分，处于疾病终末期的患者会有涉及情感、心灵及现实的需要，而患者可能不愿意对治疗其躯体疾病的专业医护人员谈及自己的情绪和感觉。社会工作者的工作重点在于消除致命性疾病对家庭的影响，他们应在最合适的状态下鼓励患者表达情感，帮助患者及其家属克服恐惧和焦虑，重新感觉到与亲人和朋友的共融。应了解患者的家庭情况，明确谁对患者来说是重要的及家庭中主要关系，有助于社会工作者进行充分的评估。社会工作者会用一些方法，使患者及家属能够保持或恢复选择能力来维护和促进自身权益，帮助患者发觉内心的力量和自信。

（郭　兰）

二、其他症状的治疗

（一）发热与多汗

由于致热原的作用使体温调定点上移而引起的调节性体温升高（超过正常值的0.5℃）称为发热。汗液是皮肤表面分泌的用于降温的液体分泌物，多汗即是分泌大量的汗液，出汗是调节体温的正常现象。

1. 病因　发热最常见的是感染，包括各种传染病；其次是肿瘤性发热，如淋巴瘤、恶性肿瘤肝肾转移等；肿瘤治疗引起的性激素缺乏，如乳腺癌内分泌治疗、前列腺癌应用促性腺激素释放激素类似物；结缔组织病，如胶原病等。不常见的原因有内分泌紊乱，如糖尿病、甲状腺功能亢进等；体温调节中枢异常；严重疼痛，如栓塞、骨折；神经系统病变，如自主神经功能异常、自身免疫性疾病；药物反应与输血反应等。

2. 治疗

（1）感染性发热：①治疗相关疾病：如疟疾、结核病、肺部感染、尿道感染、胃肠炎、脑膜炎、败血症、脓肿等。如不能确认某种特异性的感染，考虑“盲法”治疗，可采用广谱抗生素或联合用药抗感染治疗。②对症治疗：物理降温处理，给予冰敷、温水及酒精擦浴，体温>38.5℃时可药物降温，如对乙酰氨基酚1g口服或经直肠给药，每日4次。

（2）肿瘤热：萘普生250~500mg，口服，2次/日，治疗10~14天可减轻肿瘤热，但停药后66%的患者会再次发热。其他非甾体类抗炎药，如塞来昔布100mg，口服，2次/日。糖皮质激素也可缓解症状，如地塞米松，可以1~2mg/d开始，逐渐增加至有效剂量。

（3）性激素缺乏：文拉法辛37.5mg/d，口服+可乐定0.3~0.4mg，晚间口服。己烯雌酚1~3mg/d，口服，可改善男性患者的症状，但可增加血栓的危险性。黄体酮对女性患者有效，但是副作用大。

（4）非特异性治疗：抗胆碱治疗能阻断副交感神经介导的出汗，如溴丙胺太林15mg，晚间口服，或其他抗胆碱药物，如格隆溴胺也可能有效。其他有效的药物包括沙利度胺、西咪替丁、钙通道阻滞剂和奥氮平等。

3. 护理　监测患者体温变化和发热的伴随症状，高热患者应每隔4小时监测体温1次；观察患者的面色、脉搏、呼吸、血压、出汗、皮肤弹性等；老年人或在使用解热镇痛剂后，应注意不良反应，警惕患者因大量出汗、大量丢失液体而出现虚脱或休克现象；做好生活护理，提高患者舒适度，注意休息，注意调节室温，保持空气清新，减少探视；给予清淡、易消化、高热量、高蛋白的饮食，鼓励患者多饮水，不能进食者给予静脉输液或鼻饲。

（二）皮疹与瘙痒

皮疹是一种皮肤病变，从单纯的皮肤颜色改变到皮肤表面隆起或发生水泡等有多种多样的表现形式。皮疹与皮肤疾病在HIV疾病患者中是常见的，约27%的癌症患者和80%的胆汁淤积患者伴有皮肤病变，可引起疼痛、瘙痒等症状。瘙痒可能是伴有或不伴有皮疹的不同疾病的症状，如肝脏疾病、肾功能衰竭和某些癌症，瘙痒可引起睡眠障碍。

1. 病因　皮疹和瘙痒的发病原因较多，发病机制复杂，中枢和外周机制均可参与，可能的因素包括：5-羟色胺、神经肽、细胞因子、前列腺素和生长因子。任何瘙痒均可表现为局部和全身反应，常见原因如下：老年性瘙痒：50%~70%的年龄超过70岁的老人患有该病，大部分有干皮病或皮肤萎缩；药物性瘙痒：药物过敏或一些可引起瘙痒的药物，如阿片类、阿司匹林、苯丙胺和一些可引起胆汁淤积的药物（红霉素、激素等）；激素相关瘙痒：甲状腺毒症患者中约11%伴瘙痒，特别是长期未治疗的Graves病；有报道称糖尿病也可引起瘙痒；铁缺乏：伴或不伴贫血，补铁治疗有效。另外一些原因不明。

2. 治疗　治疗可分为一般性治疗和病因的治疗。去除致病因素，如停用引起皮疹和瘙痒的药物，寻找并治疗基础疾病是主要治疗手段。

（1）病因的治疗：①肿瘤相关的瘙痒：肿瘤引起的瘙痒常与血液系统恶性肿瘤相关，如霍奇金淋巴瘤；使用糖皮质激素治疗淋巴瘤，如地塞米松，可有效抑制瘙痒；H_2受体拮抗剂西咪替丁可用于治疗淋巴瘤和真红细胞增多症引起的瘙痒。②针对不同感染的治疗：疥癣：连续两晚用苯磺酸苄脂擦剂湿敷患部，一周后可重复治疗一次；真菌性皮肤感染：局部应用抗真菌药，如咪康唑或克霉唑霜等药治疗单纯癣，口服酮康唑200mg，每日一次口服，连续3周治疗多发性皮损；细菌性皮肤感染：龙胆紫液，如大面积感染，可口服抗生素；病毒感染：阿昔洛韦200mg，每天5次，连续5天治疗。③阿片类药物诱导的瘙痒：有报道称常规止吐剂量的恩丹西酮可治疗阿片类相关性瘙痒。阿片药拮抗剂理论上可减轻瘙痒，但有可能影响镇痛效果，如瘙痒严重，需考虑停药。④胆汁淤积引起的瘙痒：姑息治疗中，原发或继发恶性肿瘤侵犯胰腺或胆总管阻塞胆管可引起胆汁淤积，放置胆总管支架解除黄疸可以解除瘙痒，使用地塞米松也有效。另外还可选用雄激素类药物，如甲基睾丸酮25mg舌下含服，每日1次，或达那唑200mg，每日3次，口服。⑤瘙痒性皮疹：应用炉甘石洗剂或含薄荷醇的乳液。急性药物疹或过敏性皮疹可应用抗组胺制剂；接触性皮炎可使用1%氢化可的松。

（2）全身治疗：①抗组胺药物：有助于缓解药物反应和发炎导致的瘙痒，为一线药物，这类药物同时也是镇静剂并有助睡眠，如氯苯那敏4mg，每天3次；异丙嗪10~25mg，睡前服用。②严重药物反应可应用类固醇类药物：泼尼松龙30~60mg，1次/日，连用5天。③盐酸普鲁卡因静脉封闭，普鲁卡因溶于生理盐水内静脉滴注，10天为一个疗程，严重者静脉注射利多卡因有效，但作用持续时间短（仅几小时）并可引起低血压。④性激素：常用于老年患者，男性患者用丙酸睾酮每周2次肌注，或甲基睾酮口服；女性患者可用己烯雌酚，或黄体酮肌注。生殖系统肿瘤或肝肾功能不全者应忌或慎用。

（3）局部治疗：①外用药物：涂抹水性乳膏，如炉甘石洗剂可有助缓解瘙痒；类固醇类乳膏，如1%氢化可的松，可有助缓解发炎区域症状；女阴瘙痒病或肛门瘙痒病患者应避免使用刺激性药物。②局部封闭疗法：用苯海拉明25mg加适量普鲁卡因皮损处皮下浸润注射，隔日一次；亦可用曲安西龙或地塞米松加适量普鲁卡因在皮损处皮下作封闭，每周1~2次。

3. 护理　停用肥皂等刺激性物品、沐浴后涂抹湿润的乳液、避免过热或多汗、不要搔抓；破损的皮肤要保持清洁干燥、避免使用滑石粉、氧化锌等三硅酸镁粉末以免损伤皮肤；穿着要质地柔软的棉布类，不要穿化纤和毛织品；避免饮酒、喝浓茶及食用辛辣刺激性食品。

（三）咳嗽

咳嗽是人体清除呼吸道内的分泌物或异物的保护性呼吸反射动作，终末期肿瘤患者约50%有咳嗽症状，其中肺癌患者占80%。咳嗽虽然有有利的一面，但剧烈持续性的咳嗽可导致呼吸道出血、呼吸困难和呕吐等。

1. 病因　常见原因有肺部感染、肺部恶性肿瘤、支气管哮喘、慢性阻塞性肺部疾病（COPD），胸腔积液、过敏、口腔与食管念珠菌病、消化不良、反流性食管炎和精神因素等均可引起咳嗽。

2. 治疗

（1）病因治疗：缓解咳嗽首先要治疗引起咳嗽的病因，如治疗肺部感染、肺癌、肺结核、哮喘、COPD、反流性食管炎。对于生存期较长的患者，应用较为积极的措施，如胸腔穿刺引流；对非小细胞肺癌患者行局部姑息放疗；对小细胞肺癌或肺转移癌行姑息性化疗，这些处理可减轻80%患者的咳嗽症状；对于终末期患者，治疗目的是使患者减轻症状、感觉舒服，以控制症状为主。

（2）咳嗽的对症处理

1）湿性咳嗽（有痰液的咳嗽）：治疗目的是使咳嗽变得容易，使黏性分泌物能尽量有效排出。患者临终前常发生肺部感染，肺部分泌物增多，抗生素治疗比单纯的对症止咳治疗更有效。根据患者的临床表现及实验室检查，适当给予抗生素抗感染治疗，可短期应用广谱抗生素。如有脓臭痰提示可能有厌氧菌感染，可使用甲硝唑和奥硝唑等；对于能有效咳痰的患者，雾化吸入 0.9%氯化钠注射液可以降低痰液黏稠度，有助于咳嗽咳痰；支气管痉挛患者可吸入沙丁胺醇治疗；对慢性持续性感染或革兰阴性杆菌感染引起的咳嗽咳痰，可考虑雾化吸入庆大霉素，此外可通过叩拍、体位引流法帮助患者排痰；对于垂危和不能咳痰的患者，可使用抗毒蕈碱类药和镇咳药物，如异丙托溴铵雾化吸入、二醋吗啡持续皮下注射，还可口服糖皮质激素、雾化吸入呋塞米 20mg，1 次/日。少量肺泡癌患者会有大量清亮的泡沫样痰，可考虑放疗。

2）干咳（无痰液的咳嗽）：减少气道干燥，应用 0.9%生理盐水 2.5ml 雾化吸入，4 次/日可能有效。如果咳嗽原因不可逆转可使用镇咳药物。中枢性镇咳药：可待因 30mg，1 次/日；必要时可增加至 120mg/d，分 4 次口服，或口服吗啡 2.5～5mg 每 4 小时一次；逐渐增加镇痛药物的剂量直至起效或出现不良反应。如果患者不能耐受低剂量吗啡时可考虑美沙酮，起始剂量 2mg，美沙酮比吗啡更有效，且作用时间更持久，每日只需要给药一次，另吸入用色甘酸钠 10mg，1 次/日，对肺癌咳嗽的患者有效，可持续作用 48 小时。地西泮可减少患者的焦虑感，可作为中枢性镇咳药。外周性镇咳药：作为减少咳嗽或帮助排痰的药物，更适合终末期患者。咽部刺激引起的咳嗽可应用止咳糖浆；细支气管恶性肿瘤引起的咳嗽可应用局部麻醉阻滞气管隆突和细支气管的咳嗽受体，如 0.25%的布比卡因 5ml 或 0.2%利多卡因 5ml，3 次/日，雾化吸入，需注意吸入麻醉药物 2 小时内应避免饮食以防误吸。

3. 护理　保持空气新鲜、洁净，维持室温 18～20℃，湿度 50%～60%；合理调整营养和水分，高蛋白、高维生素、高热量、无油腻易消化食物；对痰液排出困难者，鼓励多饮水或雾化吸入，每日饮水 1500ml 以上；协助患者翻身、叩背或体位引流协助排痰；机械吸痰适用于痰量较多、排痰困难，尤其是昏迷患者、已行气管切开者，每次吸引时间少于 15 秒，两次抽吸间隔大于 3 分钟；密切观察患者生命体征、咳嗽、咳痰，并详细记录；注意窒息的风险，如患者突然出现烦躁不安、神志不清、面色明显苍白或发绀、出冷汗、呼吸急促、咽喉部有明显的痰鸣音，提示有窒息的发生，应及时采取机械吸痰，并配合医生进行抢救工作。

（四）呼吸困难

晚期疾病患者的呼吸困难表现为艰难的呼吸或呼吸时的一种“不舒适感”。呼吸困难是患者无法进行日常生活活动的重要因素，极大地影响患者的生活质量。在生命末期有50%～70%患者发生呼吸困难，患者还可出现费力呼吸、气短和窒息感，伴随着呼吸困难的持续消耗，几乎是对患者或其他家属成员最具威胁的症状。

1. 病因　呼吸困难在姑息治疗中很常见，在癌症患者中也很常见。在肺恶性肿瘤中，呼吸困难通常是由机械感受器受到刺激和扭曲引起，血气分析往往正常，在肿瘤患者中，疲劳、肌无力、膈神经麻痹、限制胸壁运动的肿瘤，都会引起或加重呼吸困难。肌无力、疲劳和焦虑是呼吸困难的主要相关因素；其他引起呼吸困难的疾病有贫血、心力衰竭、心律失常、哮喘、肺部感染、胸腔/心包积液和肺栓塞等。

2. 治疗

（1）病因治疗：如充血性心力衰竭、心律失常、贫血、胸腔积液、心包积液、肺栓塞等，在进行适当的治疗后呼吸困难可以得到缓解。由肿瘤本身引起的呼吸困难，经过放疗或化疗大部分患者也可得到缓解。

（2）对症治疗：生命末期呼吸困难的潜在病因不能去除，但许多药物可以用来控制和呼吸困难有关的痛苦及不舒适感。这些药物包括：

1）阿片类药物：被广泛用于缓解呼吸困难。研究表明，80%~95%末期癌症患者用吗啡可以缓解呼吸困难。吗啡可以减少不当和过度换气，降低机体对缺氧和高碳酸血症的反应，减慢呼吸频率，缓解呼吸困难，对于癌症和慢性阻塞性气道疾病引起的终末期呼吸衰竭患者非常有效，可口服吗啡2.5mg，持续呼吸困难时可常规4小时1次服用。如果耐受性良好，可适当增加剂量，但单次剂量超过10~20mg可能不会有更好的效果。雾化吸入吗啡及缓释吗啡效果欠佳。

2）支气管扩张剂：对于减少费力呼吸有益。应用沙丁胺醇2.5~5mg，4次/日，雾化吸入或异丙托溴铵250~500μg，雾化吸入6小时；0.9%氯化钠雾化吸入有助于稀释呼吸道分泌物。

3）类固醇类药：皮质激素被广泛用于临终关怀中治疗呼吸困难。这类药物降低肺组织内的炎症过程，增强支气管扩张。因此在支气管扩张剂不再有效时，可使用皮质类固醇类激素。有临床验证支持皮质激素对几乎所有慢性气道疾病患者都有效。激素能够减轻肿瘤相关性水肿，可改善多发肺转移、气管阻塞引起的喘鸣、上腔静脉阻塞和癌症淋巴管炎引起的呼吸困难，如地塞米松每日8~12mg，口服1周，如果无效即停药。需要注意皮质激素的不良反应，如消化道出血、精神失常、体液潴留及骨质疏松等。

4）茶碱类：可减轻对支气管扩张剂无效的呼吸困难，如氨茶碱225~450mg，2次/日。

5）抗焦虑药物：患者对窒息的恐惧感会加重呼吸困难。抗焦虑药物，包括苯二氮䓬类和吩噻嗪类，对治疗呼吸困难有效，这类药物对于抑郁性缺氧、或患者对呼吸困难的情绪反应都有潜在的作用。应用地西泮2~5mg，2次/日或必要时口服，或应用半衰期较短的苯二氮䓬类劳拉西泮1~2mg，必要时口服，或咪达唑仑5~10mg皮下注射或含服。

（3）氧气治疗：氧气有助于使静息或运动状态缺氧的患者缓解呼吸困难。对于缺氧或易发生肺内高压的患者应该进行氧疗，如果患者吸入室内空气而氧饱和度低于90%，应考虑鼻导管给氧，并每20~30分钟一次复查氧饱和度，如存在顽固低氧血症可面罩给氧或无创呼吸机正压通气。有严重COPD的患者通常存在慢性低氧血症，此时给氧浓度应<28%。

3. 护理 患者取半卧位或坐位，去除紧身衣服和厚重被服，减少胸部压迫，安抚患者情绪，避免情绪紧张以防加重呼吸困难；保持温湿度适宜，空气清新、通风流畅；遵医嘱协助患者雾化及吸氧，注意观察用药反应；对烦躁不安的患者注意安全，慎用镇静剂，以防呼吸抑制；备好吸痰器和抢救物品，必要时采用机械通气辅助呼吸；监测血氧饱和度，观察患者神志、呼吸频率、深浅度、节律，皮肤黏膜、球结膜和心率等情况。

（五）食欲不振与恶病质

食欲不振是指进食的欲望降低，完全不思饮食则称厌食。癌性恶病质被定义为一种多因素综合征，其临床特征为不能被常规的营养支持治疗而完全逆转，对营养支持部分敏感或不敏感，并伴有进行性发展的骨骼肌量减少，进而出现功能性障碍，其病理生理特点为因食物摄入减少和异常高代谢导致的负氮平衡及负能量平衡。具体表现是极度消瘦，眼窝深陷，皮肤干燥松弛，肋骨外露，舟状腹，也就是人们形容的“皮包骨头”的状态。据统计，50%的癌症患者会受到过度消瘦的折磨，其中10%～25%患者的死因是恶病质。超过80%的晚期癌症患者易出现恶病质。诊断标准：体重减轻（通常定义为6个月内体重下降超过5%）或体重指数（BMI）<18.5，或已经出现骨骼肌量减少并伴体重下降大于2%。

1. 病因

（1）食物摄入下降：肿瘤侵犯到消化道时，局部梗阻和吞咽异常可影响食物的摄入；消化和吸收不良也造成了食物消化的改变；神经功能失调，特别是味觉和嗅觉的异常，产生对食物的厌恶情绪；肿瘤产生因子能改变患者对食物的感觉，特别是味觉和嗅觉而影响对食物的享用；中枢神经系统对食欲的调节作用也能被肿瘤因子所改变，5-羟色胺是最可能对这种改变起作用的神经递质。治疗本身与恶心、呕吐和厌食有关，当患者在疾病过程或治疗中出现恶心，会产生一种精神上对食物的厌恶，并难以控制。

（2）营养代谢异常：癌症患者的营养代谢异常包括糖、脂肪和蛋白均有异常。恶病质的代谢改变与饥饿造成的有所不同，饥饿时蛋白质被保存，能量消耗减少，脂肪酸和酮体成为主要供能物质。与之相对，癌症引起的恶病质能量消耗增加，蛋白质和脂肪都没有被有效利用，而与之相联系的是糖原合成增加。肉瘤可引起糖消耗的增加，导致低血糖；胰腺癌患者可出现胰岛素分泌的异常；某些癌症患者由于无效糖利用而丧失大量能量，骨架蛋白常常由于加速糖异生也消耗。随着肿瘤自身不断的生长，患者消耗增加，总的蛋白转化增加，外周肌肉储备破坏，尽管患者通过不同的方式补足热量，也不能把氨基酸掺入到瘦体蛋白中去，即使肝脏的蛋白产生增加，血清血浆蛋白也会减少。营养不良的癌症患者也丧失大量的脂肪储备，给予糖也不能抑制癌症患者对脂肪储备的破坏。营养不良的癌症患者常出现把甘油三酯移入脂细胞内的脂蛋白脂酶减少，导致体重下降。

（3）细胞因子作用：细胞因子在代谢改变方面起了作用，这些因子包括肿瘤坏死因子（TNF）、γ-干扰素（γ-IFN）、白介素-1（IL-1）和白介素-6（IL-6）等，这些因子的产生是对肿瘤存在的反应，而不是由肿瘤自身所产生。此外，肿瘤还能产生引起营养状态改变的因子，如5-羟色胺和铃蟾肽（蛙皮素），前者是由类癌肿瘤释放，而后者由小细胞肺癌所产生。肺肿瘤能产生皮质激素释放激素（CRH）和促肾上腺皮质激素（ACTH），他们能改变糖代谢。

（4）非恶性病因：感染、贫血、失眠、慢性疼痛、慢性缺氧、神经系统疾病、水电解质代谢紊乱、精神心理因素等均可引起食欲不振和恶病质。同样，这些原因也会在晚期癌症患者中引起同样的症状。

2. 治疗　出现食欲不振和恶病质时应积极寻找可能的病因。综合治疗的目的在于最大限度地改善患者的症状。

（1）对患者进行总体评估：包括病情的评估、营养状况的评估和活动能力的评估等。

（2）一般治疗：适当锻炼以改善体质，减轻乏力，改善心情；加强营养，选择喜欢吃的东西，少量多餐；尽量保证良好的睡眠和心理支持等。

（3）药物治疗

1）黄体激素类：如甲地孕酮160~320mg/d，甲羟孕酮200mg，3次/日。此类药物需2周时间症状才能改善；有证据表明此类药物只能增加食欲，并未明显增加体重，且不增加肌肉组织，试验证明，超过800mg/d的剂量并不比低剂量组更有效。需要注意的是，应用此类药物后，血栓和水钠潴留的风险增高。

2）皮质激素：如地塞米松5mg/d，起效迅速，2~3天症状即可改善，但有水钠潴留、胰岛素抵抗等不良反应，导致疗效受限。与黄体激素相比较，二者在生存期方面无明显差别，但皮质激素的不良反应更大一些。可用于当生命受限，需快速起效时。

3）甲氧氯普胺：有肠动力作用，可对抗恶性肿瘤常见的自主神经功能障碍，在胃潴留时有效；也可减少恶心。

4）促红细胞生成素：可减少贫血患者的乏力、食欲不振等不适感，其效果源于贫血的改善还是药物直接作用于受体还不清楚，但治疗费用较高。

（4）其他治疗方法

1）二十碳五烯酸（Eicosapentae-noic acid，EPA）：EPA是n-3脂肪酸，不能在哺乳动物体内合成，只能通过饮食获得。在胰腺癌患者中可抑制IL-6的产生及减少肝细胞产生急性反应蛋白，稳定体重。实验室和临床研究表明EPA具有抗肿瘤和恶病质作用，n-3脂肪酸和EPA胶囊的应用已被证明对维持晚期胰腺癌患者体重和提高体重降低者的生活质量方面有重要作用。

2）生长素释放肽：生长素释放肽是生长激素天然的配体，主要由胃产生，是唯一能够促进食欲的循环激素，美国食品和药物管理局已经批准重组生长激素用于消耗性艾滋病、依靠肠外营养的短肠综合征患者、儿科慢性肾病和生长激素缺乏症患者。几项研究评估了生长素释放肽在治疗多种疾病引起的恶病质方面的作用，包括充血性心衰、慢性阻塞性肺疾病、癌症、晚期肾病，这些研究将有利于引导生长素释放肽在临床方面的新的应用。

3. 护理 安抚患者情绪，使患者消除不良心理因素，特别是饭前不要紧张，创造良好的就餐环境，尽量把便盆、痰盂和换药时脓痰血迹消除干净，避免恶性刺激；协助患者进食，饭前要帮助患者洗手、漱口，以便放心地进食；喂饭时要根据患者的饮食习惯，在没有特别禁忌的情况下，主要以患者的个人喜好为原则，鼓励患者少食多餐；对进食有困难的患者要遵医嘱使用静脉营养支持疗法；向患者及家属提供倾诉的渠道，听取他们所关心的问题，解释恶病质。

（六）口腔溃疡与吞咽困难

口腔溃疡是发生在口腔黏膜上的浅表性溃疡，大小可从米粒至黄豆大小、成圆形或卵圆形，溃疡面轻微凹陷、周围充血。溃疡具有周期性、复发性及自限性等特点，多见于唇、颊、舌缘。吞咽困难是指吞咽费力，食物通过口、咽或食管时的梗阻感，伴有或不伴有吞咽痛，严重者不能咽下食物。口腔感染和口腔溃疡在晚期癌症与艾滋病患者中十分常见，而且非常令人苦恼。念珠菌病（鹅口疮）并不总是在舌头、上腭形成一层白色膜，唯一的征兆可能是局部疼痛或影响味觉。如果吞咽时疼痛，患者可能有食管念珠菌病。许多口腔疾病可以通过良好的口腔关怀、保持口腔润湿和快速治疗感染加以预防。

1. 病因 口腔溃疡可能的原因包括感染、口腔念珠菌病、肿瘤放化疗引起的黏膜炎、复发性阿弗他溃疡、血红蛋白合成所需营养缺乏（铁、叶酸、维生素 B_{12}）等。吞咽困难最常见于口腔炎或溃疡引起吞咽疼痛及吞咽困难，食管疾病，如食管癌患者，纵隔肿物、大量心包积液压迫食管及大气管也可引起吞咽困难。

2. 治疗

（1）病因治疗：明确病因，针对性治疗。口腔念珠菌病：龙胆紫涂在念珠菌病患处，3次/日；制霉菌素口腔滴剂 1~2ml，饭后用，4 次/日；氟康唑 50mg，口服，1 次/日，连服 2 周；或 200mg，1 次/日，连服 3 日。食管或复发性口腔念珠菌病：氟康唑 200mg，口服，1 次/日，连服 2 周；酮康唑 200mg，口服，2 次/日，连服 2 周。细菌感染：青霉素+甲硝唑。单纯疱疹：阿昔洛韦，200mg，口服，5 次/日。

（2）对症治疗：首先按照镇痛阶梯疗法控制疼痛。水溶性阿司匹林 600mg，4 次/日，用于口腔疼痛，溶解在水中，冲洗口腔 4 周、漱口并吞咽；龙胆紫药水用于各种口腔疼痛都有效，它具有抗菌、抗病毒和抗真菌作用，每 3 天涂一次；甲硝唑漱口水用于口腔癌引起的口腔异味；泼尼松龙半片放在口腔溃疡处可缓解症状；补充维生素 B_1、B_2、B_6 及维生素 C，可提高机体的自愈能力。当其他措施无效时，可用大剂量的类固醇类药物治疗导致无法吞咽的严重口腔或食管发炎，如地塞米松 8~12mg，口服，1 次/日，连服 1 周，注意要同时应用抗真菌药物，因类固醇药物会使真菌感染加重。

3. 护理 定期检查口腔是否存在感染，给予口腔护理，保持口腔卫生。协助患者饭后和晚上漱口，如一杯冷却的沸水中加少许盐或碳酸氢钠。一些头部和颈部癌症患者如进食困难给予鼻饲进食流质食物，或遵医嘱静脉营养支持。

（七）恶心与呕吐

恶心为上腹不适、紧迫欲吐的感觉并伴有迷走神经兴奋的症状，常发生于呕吐之前。呕吐是指胃或部分小肠内容物，通过食管逆流出口腔，它是由一系列复杂而连续的反射动作组成。恶心呕吐让患者及家属深感痛苦，许多患者能忍受每天一两次呕吐，但持续恶心却让人难以忍受，而持久且剧烈的呕吐可引起水和电解质紊乱，代谢性碱中毒及营养障碍。

1. 病因　晚期肿瘤患者出现恶心呕吐的常见原因包括：①胃肠性：如胃潴留、便秘、肠梗阻等；②药物性：如阿片类药物、抗生素、NSAIDS 等；③代谢性：如高钙血症、肾衰竭等；④毒性：放疗、化疗、感染、副癌综合征等；⑤口腔与食管念珠菌病；⑥颅内压增高，脑转移；⑦精神因素和疼痛等。

2. 治疗

（1）治疗可逆性的原因：严重疼痛、感染、咳嗽、腹水、颅内压增高、高钙血症、引起呕吐的药物、肠梗阻、大量腹水、焦虑等多种不同原因都会导致恶心和呕吐，控制症状的措施取决于原因，依据不同的原因用相关药物的反应会更好（表 3-5）。

表 3-5　常见恶心、呕吐的原因及处理

恶心和呕吐模式	原因	建议用药
胃排空不良	阿片类药物	甲氧氯普胺 10～20mg，3 次/日
呕吐为主要症状	便秘	饭前服多潘立酮 20～30mg，3 次/日
呕吐可缓解恶心	胃肠疾病	
进食后患者很快饱胀		
药物或毒素	药物	氟哌啶醇 1～5mg，睡前服用 或
恶心为主要症状	肾功能衰竭	普鲁氯嗪 5～10mg，3 次/日
呕吐通常不缓解恶心	高钙血症	
颅内压增高	耳道感染	赛克力嗪 25～50mg，3 次/日或
运动时可能加重	颅脑肿瘤	异丙嗪 25mg，每天三次或
晨起可能加重	脑膜炎	普鲁氯嗪 5～10mg，每天三次
呕吐通常不缓解恶心	疟疾	地塞米松 4～16mg，晨起服
伴随腹泻的呕吐	感染性腹泻	赛克力嗪 25～50mg，3 次/日或
		普鲁氯嗪 5～10mg，3 次/日
不完全性肠梗阻	便秘	甲氧氯普胺 20mg，皮下注射，4 次/日
大量呕吐	腹部和盆腔肿瘤	
患者仍然偶尔排气、排便		如药物导致腹部疼痛加剧，则停用，并按完全性肠梗阻用药治疗

续 表

恶心和呕吐模式	原因	建议用药
完全性肠梗阻 大量呕吐 患者没有排气、排便	腹部和盆腔肿瘤	异丙嗪25mg，皮下注射，3次/日，或 赛克力嗪50mg，皮下注射，3次/日，或盐酸氯丙嗪10~25mg，皮下注射，3次/日 丁溴酸东莨菪碱20~40mg，皮下注射，4次/日，减轻呕吐和疼痛 奥曲肽300~1000μg/24h，皮下注射恩丹西酮8~24mg，2次/日

（2）肿瘤的恶心呕吐通常是多因素的，如首选药物24小时后无效或部分有效，可加量或换用其他止吐药。如果确定为单一因素导致的恶心呕吐，可考虑增加剂量，如甲氧氯普胺，或换用二线止吐药（昂丹司琼）；如果原因不确定，可根据经验换用其他一线止吐药，如甲氧氯普胺、氟哌啶醇和塞克利嗪等。

（3）作用于不同受体位点的止吐药，联用能起到协同作用。如塞克利嗪和氟哌啶醇是合理的联合用药，而由于塞克利嗪可拮抗甲氧氯普胺的胃动力效应，通常二者不联用；左美丙嗪可作用于几种受体位点，可单独应用；对任何或原因不明的呕吐，左美丙嗪作为二线用药都可能有效。

（4）止吐药物的分类

1）多巴胺受体拮抗剂：药物和代谢紊乱通过刺激多巴胺受体引起呕吐。多巴胺受体拮抗剂可阻断此通路，能有效地减轻药物或代谢紊乱引起的恶心呕吐。代表药物是甲氧氯普胺，为多巴胺受体拮抗剂，对5-HT3受体亦有轻度抑制作用，同时它能加强胃和食管的蠕动、促进胃排空，从而减少胆汁和胃泌素分泌，起到协同止吐的作用。用法：10~20mg，口服或皮下注射，4次/日或30~80mg/24h持续皮下注射。研究表明，与糖皮质激素联用，可增加疗效并减轻不良反应。但长期反复或大剂量使用，可能继发神经中枢抑制或锥体外系反应，表现为肌震颤、发音困难、共济失调等。另外抗精神病药氟哌啶醇是强效的多巴胺受体拮抗剂，1~5mg，睡前服，此类药物会有轻度锥体外系反应，有时会给患者带来痛苦，如甲氧氯普胺与氟哌啶醇可能会引起无法休息和静坐不能，停药后不良反应可消失。

2）5-HT3受体拮抗剂：5-HT3受体见于化学受体激活区，5-HT3拮抗剂能有效治疗放疗或化疗所致的急性期呕吐。代表药物有：昂丹司琼为首个上市的5-HT3受体拮抗剂体，具有高选择性，没有锥体外系反应、神经抑制症状等不良反应；格拉司琼较昂丹司琼药效强5~11倍，作用持久；此外，还有托烷司琼、阿扎司琼、雷莫司琼、多拉司琼等第一代5-HT3受体拮抗剂类止吐药，它们可同时阻断外周和中枢的5-HT3受体。帕洛诺司琼为第二代5-HT3受体拮抗剂，一次性给药作用持续时间可达6天，显著改善了患者的用药依从性。有证据显示昂丹司琼治疗动力性恶心是无效的，但对吗啡导致的恶心呕吐有效，该类药物的不良反应主要为便秘。

3）抗组胺类药物：呕吐中枢有丰富的组胺受体和乙酰胆碱受体，多数抗组胺药物同时又具有抗毒蕈碱作用，常用药物有塞克利嗪、苯海拉明。用法：塞克利嗪 25～50mg，口服，3 次/日或 100～150mg/24 h，持续皮下注射。不良反应有口干、视物模糊、尿潴留等，用药数日后可减轻。

4）类固醇类药：糖皮质激素通常能非特异性的减轻恶心和呕吐。如地塞米松，推荐口服首剂量为 12mg，日剂量为 8mg。

5）其他：抗毒蕈碱类东莨菪碱，苯二氮䓬类劳拉西泮，精神类药物奥氮平等。

3. 护理　观察患者呕吐的特点，记录呕吐的次数，呕吐物的性质和量、颜色、气味。监测患者神志、生命体征、皮肤黏膜和尿量等。患者呕吐应帮其坐起或侧卧，头偏向一侧，以免误吸；呕吐后帮助患者漱口，更换污染衣物被褥，开窗通风去除异味；按医嘱应用止吐药及其他治疗，促使患者逐步恢复正常饮食和体力；了解患者的心理状态；鼓励多喝饮料，少量多次，小口饮用更易吸收；咀嚼姜片或姜汤饮料可能有助缓解症状；耐心解答患者及家属所提出问题，解释呕吐与精神因素的关系，让其放松情绪、配合治疗。

（八）消化不良/胃-食管反流

消化不良是一种临床症候群，由胃动力障碍所引起的疾病，也包括胃蠕动不好的胃轻瘫和食管反流病。消化不良主要分为功能性消化不良和器质性消化不良。在腹部肿瘤或腹水压迫膈肌时，神经性疾病患者常见。胃-食管腔因过度接触（或暴露于）胃液而引起的临床胃-食管反流症和食管黏膜损伤的疾病称为胃食管反流。

1. 病因　引起消化不良/胃-食管反流的原因很多，包括胃和十二指肠部位的慢性炎症，食管本身抗反流机制的缺陷，如食管下括约肌功能障碍和食管体部运动异常等，也有食管外诸多机械因素的功能紊乱。某些药物刺激，如 NSAIDs、激素和精神情绪因素等。

2. 治疗

（1）治疗原则：减少或停用可引起胃-食管炎的药物，如 NSAIDs/激素类药物；抬高床头 15～20cm 可在睡眠时利用重力作用加强胃酸清除能力，减少夜间胃酸反流；因腹水引起腹腔张力过大可考虑腹腔穿刺引流；胃膨胀时，可用甲氧氯普胺。症状较轻时用抗酸药，症状较重立即应用大剂量质子泵抑制剂（PPIs）。

（2）药物治疗

1）H2 受体阻滞剂：H2 受体阻滞剂是目前临床治疗胃-食管反流的主要药物。此类药物与组胺竞争胃壁细胞上 H2 受体并与之结合，抑制组胺刺激壁细胞的泌酸作用，减少胃酸分泌，从而降低反流液对食管黏膜的损害作用。目前有 4 种 H2 受体阻滞剂在临床上广泛应用，即西咪替丁、雷尼替丁、法莫替丁和尼扎替丁。

2）质子泵抑制剂（PPIs）：通过非竞争性不可逆的对抗作用，抑制胃壁细胞内的质子泵，产生较 H2 受体阻滞剂更强更持久的抑酸效应。目前临床上常用的此类药物有奥美拉唑、兰索拉唑和泮托拉唑。三者在相同剂量时，疗效相当，治疗剂量为 30～40mg/d，15～

20mg/d 适用于维持治疗或预防较轻的胃-食管反流病。如果治疗剂量的 PPIs 不能缓解症状，可考虑换用选择性 COX-2 抑制剂，如西乐葆。

3）胃肠促动力药：H2 受体阻滞剂及 PPIs 治疗无效时，可应用促动力药，使胃肠道恢复正常蠕动。对腹胀、嗳气等动力障碍症状者效果明显优于抑酸剂，如甲氧氯普胺、多潘立酮、西沙必利和左舒必利等。

4）黏膜保护剂：具有保护溃疡面，促进溃疡愈合的作用，还具有吸附胃蛋白酶和胆汁酸作用；促进内源性前列腺素的合成以及吸附表皮生长因子，使之在溃疡处浓集利于黏膜再生，如硫糖铝 1g，餐前或睡前服，3~4g/d。

（3）预防性用药适应证：准备应用 NSAIDs 或激素时，近期有消化不良病史；NSAIDs 与激素、抗凝药或阿司匹林同时应用；老年患者年龄>70 岁的患者需服用 NSAIDs 镇痛等，可考虑预防性用药。

3. 护理　指导患者养成良好的生活习惯，少食多餐，低脂、清淡饮食，多饮热水，餐后最好直立或半卧位；身体条件许可可适当散步帮助消化；对疾病进行细心解释并教会患者减轻胃部不适的技巧和方法，指导患者进行放松训练，减轻其恐惧心理。

（九）呃逆

膈肌痉挛导致突然吸气及声带弹响时呼吸中断，产生特异的声音，多由膈神经受刺激后膈肌痉挛引起，通常与肝肿大及胃扩张有关。

1. 病因　胃扩张、胃炎、肝脏肿瘤、腹水等引起迷走神经兴奋；纵隔肿瘤、纵隔淋巴结转移累及膈神经，颅内肿瘤、脑膜肿瘤浸润刺激中枢神经系统；肾功能不全、低钠血症等全身性疾病也可引起呃逆。

2. 治疗

（1）一般治疗：如屏气、按摩软腭、弯腰喝水、深呼吸或反复向一个小袋子中呼吸等，对一般的打嗝可有效控制。中医针灸按摩可能也会有效。

（2）药物治疗：①减轻胃胀：促胃动力药如甲氧氯普胺 10mg，3 次/日，口服；多潘立酮 10mg，3 次/日，口服；活化二甲硅油联合氢氧化铝 5~10ml，4 次/日，可改善胃膨胀。②松弛平滑肌：硝苯地平 5mg，必要时口服或 3 次/日口服或舌下含服；氯苯氨丁酸基 5mg，3 次/日。③抑制中枢呃逆反射：症状严重时应用，氯丙嗪 25mg，口服，静脉给药仅在顽固病例应用。注意静脉给药时会有低血压及镇静作用。④抑制颅内肿瘤的中枢刺激：可试用地塞米松，初始大剂量 16mg/d；或抗惊厥药，如苯妥英 200~300mg，夜间给药。

（3）其他治疗：顽固性呃逆可采用膈神经阻滞、膈神经切断等外科治疗手段。

3. 护理　协助患者采取有效措施控制打嗝；观察呃逆的发作特点及频率，是否有伴随症状等；帮助患者尝试停止呃逆：吞服干面包或碎冰块、用纸袋呼吸或快速吞服两大羹糖、尝试扶患者保持坐位；针对性地进行身心的护理，消除他们的焦虑和不安的情绪，使他们精神放松，有利于呃逆的缓解。

（十）腹泻

腹泻是一种常见症状，是指24小时内排便次数有3次及以上的不成形粪便，每日排便量超过200g，或含未消化食物或脓血、黏液。约有10%终末期患者有腹泻的症状。

1. 病因　姑息治疗中常见的腹泻原因有：胃肠道感染、便秘患者导泻药使用不当、药物（如抗生素、抗酸剂、NSAIDS或铁剂）、腹部或盆腔放疗、吸收不良（胃切除术、回肠切除术、结肠切除术、胰头癌）、结肠或直肠肿瘤、少见的内分泌肿瘤如类癌等。

2. 治疗

（1）一般处理：增加液体摄入，可口服补液、严重脱水需静脉输注液体。要反复确认大多数腹泻都是自限性的。

（2）确认是肠道感染引起的腹泻必需使用抗感染治疗。

（3）导泻药引起的腹泻应停药观察，停药24小时后腹泻应停止，再次应用导泻药应降低剂量。

（4）抗生素相关性腹泻/假膜性肠炎：评估药物是否可导致腹泻，检查粪便中的梭状难辨杆菌，应用甲硝唑400mg，3次/日，疗程7～14天；或万古霉素125mg，4次/日。

（5）放疗相关性腹泻：可应用昂丹司琼等治疗。

（6）非特异性分泌性腹泻：可应用阿片类药物，如洛哌丁胺、可待因和吗啡。如HIV感染相关性腹泻等严重分泌性腹泻，其他药物无效时，可考虑使用生长抑素。

（7）其他治疗：回肠切除引起的胆盐性腹泻可应用考来烯胺治疗；脂肪吸收不良性腹泻应用胰酶±质子泵抑制剂治疗；类癌综合征可应用5-HT3拮抗剂、奥曲肽。如果腹泻转为慢性腹泻，而且以上措施效果欠佳，可应用止泻药物，注意：患者有发热或粪便中有血（暗示需要抗生素治疗感染），则不能使用。可尝试的药物：洛哌丁胺2mg，3次/日，每次便后应用，最多16mg/d。

3. 护理　注意病情的监测，包括排便情况、伴随症状及血生化指标；应用止泻药时，注意观察患者排便情况，腹泻得到控制时及时停药；急性严重腹泻时严密监测患者生命体征，神志、尿量的变化等；注意休息，饮食以少渣、易消化食物为主，少食多餐，避免生冷、多纤维、味道浓烈的刺激性食物，鼓励患者在饥饿时继续进食，米饭、面包或土豆对腹泻有好处；急性腹泻应根据病情给予禁食、流质、半流质或软食；及时按医嘱给予液体、电解质、营养物质；注意肛周皮肤护理，保持局部清洁干燥，涂抹无菌凡士林或抗生素软膏以保护肛周皮肤；应注意患者的心理状况的护理，通过解释、鼓励来提高患者对配合检查和治疗的认识，稳定患者情绪。

（十一）便秘

便秘是指粪便在大肠内通过速度较正常者迟缓，或停滞在大肠内，其特征为排便次数减少、粪便干硬、排便困难并需用力，排便后有不尽感等。终末期患者约有45%会出现便秘。便秘的并发症包括疼痛、肠梗阻、严重腹泻和尿潴留，这些并发症会引起患者极大痛苦，因此应尽量避免。

1. 病因

(1) 疾病相关原因：疾病引起运动或进食减少、低渣饮食；或全身虚弱、截瘫不能增加腹压；或肿瘤等引起的肠梗阻。

(2) 体液缺失及电解质紊乱：液体摄入量少，如饮水不足或排出增加，如呕吐、发热、多尿；高钙血症或低钾血症引起的自主神经麻痹。

(3) 药物引起：90%服用阿片类药物的患者需要应用缓泻药；5-HT抑制剂，如昂丹司琼、格拉司琼、托烷司琼等；生长抑素类似物，如奥曲肽；三环类抗抑郁药等。

(4) 排便疼痛（如肛裂）、不适应床上排便等其他情况。

2. 治疗

(1) 治疗原则：提前预防，应用阿片类药物同时预防性应用导泻药；查看是否有可导致便秘的药物，如三环类抗抑郁剂及抗胆碱药物，首选口服导泻药，其次选用肠道用药；避免长期应用刺激性导泻药；必要时可联合应用刺激性导泻药和渗透性导泻药。

(2) 导泻药的选择

1) 刺激性导泻药：如番泻叶、大黄和蓖麻油，肠梗阻患者避免应用。阿片类药物导致的便秘可以用刺激性导泻药联合粪便软化剂。

2) 渗透性导泻药：如乳果糖、硫酸镁和聚乙二醇。乳果糖可引起腹胀和胃肠胀气，需大量饮水2~3L/d，可增加腹部痉挛疼痛，且口味较差，因此姑息治疗中应避免使用。聚乙二醇可用于治疗顽固性便秘和粪便嵌塞。

3) 容积性导泻药：如甲基纤维素、琼脂、西黄氏胶等，临终患者较少使用此类药物，因为服用时若液体摄入量少会加重便秘。

4) 润滑性导泻药：如甘油或石蜡油、花生油或豆油或香油，可每次10~30ml口服或灌肠，肛门括约肌松弛者不宜服用。

5) 粪便软化剂：如二羟基硫琥珀酸钠，治疗肠梗阻时可单独应用，也可与刺激性导泻药联合使用。

(3) 严重便秘或粪便嵌塞时可用花生油保留灌肠，必要时配合使用咪达唑仑、吗啡等；可用手清除粪便，一旦成功，需要开始规律口服药物，以免复发。

3. 护理　鼓励患者适当增加运动，增加饮食中液体和纤维素的摄入，培养定时排便的习惯；协助患者采取最佳的排便姿势，以合理地利用重力和腹内压；进行适当的腹部按摩，顺结肠走行方向做环行按摩，刺激肠蠕动，帮助排便；指导患者正确使用缓泻剂，指导或协助患者正确使用简易通便法，如使用开塞露、甘油栓等，必要时予以灌肠。

（十二）泌尿/生殖/肠道瘘

瘘是两个中空器官之间出现连通或器官和皮肤之间连通，晚期癌症患者出现瘘很常见，增加了患者的痛苦。泌尿/生殖/肠道瘘包括膀胱肠道瘘、膀胱阴道瘘和直肠阴道瘘等。

1. 病因 晚期癌症患者的泌尿生殖道瘘可能与既往的放射治疗有关，如卵巢癌、直肠癌；或肿瘤的直接浸润，如宫颈癌，结肠癌；肠道憩室炎或小肠感染性疾病也会导致瘘道的形成。

2. 治疗

（1）一般治疗：皮肤保护可应用锌和蓖麻油等隔离霜；分泌物应用吸水性垫子或棉塞；口服甲硝唑400mg，3次/日，可以清除厌氧菌感染产生的气味；继发感染针对性应用抗生素治疗。

（2）膀胱肠道瘘：常见原因多为结肠癌浸润造成瘘道形成。尿液中有气泡是膀胱肠道瘘的特异性症状，由于持续泌尿系感染和粪便随尿排出，可能会有恶臭。理想的治疗手段是切除病变的肠道或膀胱，然后进行修复，其他治疗方法有旁路手术，姑息治疗患者利用结肠或回肠造口比较合适。

（3）膀胱阴道瘘：特点是尿液持续从膀胱漏出到阴道，要与完全性尿失禁相鉴别，静脉泌尿系造影可以鉴别尿管阴道瘘。外科切除是最有效的治疗方法，但通常无法实施。如果患者情况允许可行尿液分流；如尿液回肠分流，但放射治疗后的患者处理起来很棘手。双侧肾盂造瘘术是可行且有效的手术。

（4）直肠阴道瘘：临床表现为粪便从直肠漏至阴道。外科切除常不可行，可行结肠造口术；良性疾病可在炎症控制的情况下行经直肠或阴道修补术；放射性直肠阴道瘘者局部修补是极其困难且常不可能做到，故应做结肠造口术。

3. 护理 为患者提供精神支持，创造一个舒适安宁的休养环境，尊重患者和家属的意见，允许患者保留自己的生活方式，鼓励患者面对现实，积极配合治疗，争取获得良好的结果；保证空气清新，屋内放置一些活性炭可去除异味；协助患者生活护理，及时更换已污染的床单和衣服；保持会阴周围皮肤清洁干燥，每次排出物处理后都给予会阴冲洗或擦洗，及时更换的尿布清洗后紫外线或煮沸消毒；观察阴道排出物的量、颜色和性状，防止肿瘤破溃大量出血。

（十三）尿失禁

尿失禁是由于膀胱括约肌损伤或神经功能障碍而丧失排尿自控能力，使尿液不自主地流出，尿失禁对患者身体、心理都会受到影响。尿失禁按照症状可分为完全性尿失禁、充溢性尿失禁、神经性尿失禁、急迫性尿失禁和压力性尿失禁。

1. 完全性尿失禁 在晚期恶性肿瘤患者中相对常见，是由于尿道局部括约肌失控，如肿瘤直接浸润；中枢性尿道括约肌失控，如意识丧失或痴呆。应首先治疗原发疾病，必要时需放置尿管，对中枢性尿失禁患者的治疗应包括规律的排尿锻炼，以便重新控制排尿。

2. 充溢性尿失禁 通常是由于膀胱流出道梗阻或膀胱收缩异常引起，少量尿液在没有控制的情况下自行流出。如果体检触及膨胀的膀胱应警惕充溢性尿失禁的可能，可能需要永久导尿；如果患者条件允许可用外科或其他手段解除梗阻，如尿道内支架置入术、前列腺电切术等。

3. 神经性尿失禁　骶神经丛损伤或肿瘤压迫脊髓马尾神经而使膀胱失去神经支配，一般需长期留置导尿管，亦可外科手术治疗，如尿流改道等。抗胆碱能药物可能会有帮助。

4. 急迫性尿失禁　见于行动不便不能及时如厕的患者，能够刺激膀胱的因素都可能引起急迫性尿失禁。需及时处理潜在的原因，可行行为治疗和电刺激理疗，抗胆碱能药物可能会有帮助，应协助患者做到定时排尿。

5. 压力性尿失禁　腹内压增高如咳嗽、喷嚏、大笑时少量尿液流出，对于一些丧失了膀胱收缩功能的患者甚至在走路的情况下也可能会发生。在多次生育的妇女及老年妇女中常见，与尿道括约肌功能降低和骨盆底韧性降低有关，可行盆腔肌肉锻炼或经阴道电刺激理疗；如果局部没有肿瘤，可置入支持性假体和在尿道口放置尿道夹。

6. 护理关怀　对于男性成年人和男童，在阴茎上放置塑料瓶；对于女性，穿着带棉垫的塑料内裤；定期更换并清洗棉垫的床单，以保持患者的清洁与干爽；用凡士林保护皮肤；要鼓励患者多饮水，有时患者因害怕尿失禁而停止喝水，但是脱水对他们的总体状况没有益处。

（十四）尿潴留

膀胱内积有大量尿液而不能排出，称为尿潴留。尿潴留在姑息治疗的患者中很常见，可导致尿潴留的危险因素包括药物、便秘、运动减少和排便习惯的改变，有意识障碍、躁动不安的患者应注意有无尿潴留，尿潴留的患者既往通常有泌尿系疾病的病史。按病程可分为急性尿潴留和慢性尿潴留。

1. 病因

（1）机械性：最常见，任何原因引起的尿道阻塞、尿道狭窄都可导致尿道机械性梗阻，使尿液无法顺利排出，如泌尿系感染、结石或肿瘤，前列腺增生、便秘、尿道狭窄等。此外，盆腔肿瘤的压迫、伴有血块的血尿也可引起。

（2）神经源性：脊髓受压迫、骶前神经丛病变、鞘内或硬膜外麻醉、糖尿病等影响膀胱的运动或感染神经。

（3）药物性：许多药物都可引起尿潴留，如阿片类药物、抗胆碱类药物（如阿托品、溴丙胺太林）可使逼尿肌松弛，一些止咳药中含有 α 受体激动剂可使括约肌收缩，其他药物如抗高血压药物、抗心律失常药物、钙通道阻断药、抗组胺药以及三环类抗抑郁药都有引起尿潴留的报道。

（4）其他原因：神经源性膀胱可出现协同失调；此外，长期腹泻或应用利尿药等致低血钾，可使膀胱逼尿肌无力；急性尿潴留也可见于高热、昏迷患者；精神因素、不习惯卧位排尿也是导致尿潴留的原因。

2. 治疗

（1）病因治疗：找出引起尿潴留的原因给予相应处理。便秘可以使用缓泻剂；前列腺增生患者可给予药物或局部手术治疗；减少或停用引起尿潴留的药物；治疗脊髓压迫和盆腔肿瘤，根据病情不同可采取外科手术、局部放疗、全身化疗等；对不适合手术的患者可以放置尿道内支架。

（2）急性尿潴留：需要急诊处理，立即给予16~18F规格的导尿管导尿；在终末期患者，留置导尿管可减少进一步尿潴留的发生，测量残余尿量；男性患者应行直肠检查；女性患者应行阴道检查；如果置入导尿管困难，可行耻骨上膀胱穿刺造瘘或膀胱穿刺抽尿，这种治疗只适合短期使用。药物治疗仅作为辅助治疗，在患者拒绝导尿或不适合导尿的情况下应用，主要包括增强膀胱逼尿肌收缩的拟副交感神经类药物和松弛尿道括约肌的α受体阻滞剂类药物。

（3）慢性尿潴留：留置导尿管引流尿液；保持液体平衡，监测电解质。

（4）血凝块引起的尿潴留：此种情况应由泌尿科医生来处理，可使用较硬、不易弯曲的22F导尿管，并以导丝导入；停用抗凝药物，纠正出血原因；止血芳酸可能加重本病，应慎用。

（5）进一步检查（终末期患者除外）：中段尿培养加药敏；注意肾功能、电解质，如果尿管置入后肾功能没有改善可能有其他原因，如高位梗阻或NSAID肾病等；如果患者条件允许并考虑进一步治疗，可以行泌尿系造影、膀胱镜等检查。

3. 护理

（1）排尿的护理：①急性尿潴留时，首先应消除其紧张的情绪，为患者提供一个不受他人影响的合适的排尿环境，在病情许可范围内使患者采取适当体位排尿，还可通过按摩膀胱区，下腹部热敷，听流水声等方法，尽量使患者自行排尿。导尿时应注意控制尿液放出的速度，不可过快；对于极度充盈的膀胱，第一次放出尿液不可超过600ml。②慢性尿潴留：应教会患者养成2次排尿的习惯，即患者在排尿后，站或坐2~5分钟再次排尿，这样做可增加膀胱的排尿效应，减少残余尿。对2次排尿和定期排尿无反应的患者可采用间歇导尿或留置导尿的方法治疗。

（2）留置导尿管的护理：保持导尿管的通畅，防止扭曲受压或折叠；注意观察尿袋中尿液的性质、尿量、颜色及尿袋的位置等，患者下床活动时注意尿袋的高度不应超过耻骨联合的水平；应注意无菌操作，防止泌尿系统感染；尽可能减少导尿管与储尿袋接口的拆卸次数，尿液清亮和无尿路感染时，避免冲洗膀胱，尿袋3天更换1次，以减少尿路感染机会；病情允许的情况下，嘱患者多喝水，增加尿液对尿路的冲洗作用，减少尿路感染、结石的发生率；间歇开放引流和训练逼尿肌功能，每2~3小时开放1次，可预防膀胱萎缩。

（十五）膀胱痉挛

膀胱痉挛是指在膀胱充盈期，无论是自主或诱发产生的逼尿肌不自主收缩，而且不能被患者完全抑制的一组综合征。临床表现以尿淋漓、暂时性闭尿和尿性腹痛为主要特征。

1. 病因

（1）导尿管气囊压迫导致膀胱颈及尿道水肿；尿管直接刺激膀胱；长时间保留导尿管，发生膀胱三角区炎症。

（2）血块刺激：膀胱内有血凝块、脱落的坏死组织致引流不畅，膀胱腔充盈过度，诱发膀胱不自主收缩。

（3）泌尿系感染：如细菌性、真菌性和尿道炎等。

（4）精神因素：焦虑、过度紧张诱发膀胱痉挛。

2. 治疗

（1）病因治疗：有感染时给予抗感染治疗，紧张焦虑可适当应用镇静剂，如地西泮 5~10mg，肌注。

（2）解痉药：①阻断 M 胆碱受体的抗胆碱药：如山莨菪碱 5~10mg，口服或肌内注射，在膀胱流出道严重梗阻或尿潴留时避免使用。②酒石酸托特罗定 2mg，3 次/日，肝损害的患者应减少剂量。③钙通道阻滞剂：硝苯地平 10mg，口服；维拉帕米 30mg 加入生理盐水冲洗膀胱，必要时可重复使用。

（3）缓解疼痛：①中枢性止痛剂，能减轻患者疼痛症状。②留置硬膜外导管予以注射少量吗啡及布比卡因。③膀胱内使用局麻药和激素药：2%利多卡因溶于生理盐水中，通过尿管注入膀胱，夹闭尿管 20 分钟至 1 小时；0.5%布比卡因与 10~20mg 吗啡联合通过尿管注入膀胱，夹闭尿管 30 分钟，3 次/日。④吲哚美辛（消炎痛）栓剂塞肛。

（4）其他药物：三环类抗抑郁药，如阿米替林 25~50mg，1 次/日。皮质激素可能减少肿瘤相关的膀胱感染，NSAIDS 可能有效。

3. 护理　注意保持引流管的通畅，避免扭曲、受压；经常挤压引流管，避免堵塞；减少尿管的刺激牵拉；控制冲洗液的温度和速度：冲洗液在秋、冬季保持 32~35℃，春、夏季 22~25℃的温度，保持冲洗通畅；导尿管堵塞时，可用生理盐水反复手动冲洗；必要时可热敷膀胱区，温度 50~60℃，可缓解膀胱痉挛；消除患者紧张情绪，帮助解决患者心理上的问题。

（十六）运动障碍

运动功能有随意运动和不随意运动两类，一般所说运动指随意运动而言。运动障碍指意识清醒患者随意运动兴奋、抑制或不能由意志控制的现象。随意运动增多表现为不自主运动及精神运动性兴奋，随意运动的抑制有精神运动性抑制及瘫痪，运动的不协调即为共济失调。

1. 病因　很多原因可引起运动障碍，导致运动障碍呈现出多样性。

（1）中枢神经系统疾病或损伤：见于脑血管疾病、脑肿瘤、颅内占位等。椎体系受损，肢体出现较典型的上运动神经元瘫痪；锥体外系受损，肢体相应会出现肌张力变化，产生共济失调、手足徐动、平衡能力下降等运动障碍；顶叶等处病变或损伤，出现运动失用的症状。

（2）周围性神经疾病或损伤：如脊髓压迫综合征等，出现典型的下运动神经元瘫痪，当癌组织压迫脊髓时也可出现这一症状，开始时背部肿瘤相关平面的部位疼痛，患者感觉疼痛环绕身体一圈，也可能扩散到腿部，两腿感到无力，肿瘤位置以下可能失去知觉，大小便失禁，或尿潴留。

（3）药物相关：某些药物可引起锥体外系症状和体征，如甲氧氯普胺、抗精神病药物（如氟哌啶醇和吩噻嗪类）、抗抑郁药和昂丹司琼可引起类似症状。此类药物应尽量避免用于帕金森病患者。

（4）肌肉病变引起的运动障碍、重症肌无力和进行性肌萎缩等。

（5）骨骼关节病变引起的运动障碍。

（6）因情绪紧张引起的运动障碍，通常在睡眠时消失。

2. 治疗

（1）病因治疗：对颅内肿瘤、引起脊髓压迫的恶性肿瘤可行姑息性放射治疗，因药物引起的运动障碍，要停用相关药物；脑出血患者予以脱水、降颅压、止血、脑保护及一般对症治疗；脑梗死、脑栓塞患者予以抗凝、降低黏稠度、抗血栓、脑保护、改善脑细胞代谢等治疗。

（2）瘫痪患者首先要鉴别是器质性还是功能性瘫痪。对器质性瘫痪在明确诊断后进行病因治疗。当有呼吸肌瘫痪出现呼吸困难时需用人工呼吸机辅助呼吸，并予氧气吸入，保持呼吸道通畅；咽部肌肉瘫痪出现吞咽困难时下鼻管鼻饲以维持营养；对功能性瘫痪需暗示治疗，并配合针刺疗法，物理治疗等；瘫痪恢复期应进行针灸、理疗、神经细胞活化剂及康复治疗。

（3）对不自主运动在进行病因治疗的同时可配合镇静药和肌肉松弛药。

（4）对癫痫患者采用适当的抗癫痫药，如丙戊酸钠以控制发作；持续性癫痫发作可应用镇静药物如地西泮静脉注射。

3. 护理

（1）加强皮肤护理：瘫痪患者由于长时间卧床需防止压疮的发生，可应用防压疮气垫。若做热敷、灸疗、理疗或拔火罐时均应注意防止烫伤，每次大便后及时清洗会阴部，并扑上滑石粉，保持皮肤干燥。

（2）呼吸系统的护理：定时为患者翻身，采用背部叩击的办法协助患者排痰，预防肺部感染；保持呼吸道通畅，清除气管、支气管内分泌物；患者有气短、呼吸困难时可吸氧。

（3）饮食护理：给高蛋白、高维生素、高热量、易消化饮食保证机体营养供给，少食多餐，维持水电解质平衡。

（4）心理护理：鼓励患者，增强对抗疾病的信心和勇气。

（十七）抽搐

抽搐（癫痫、惊厥）可能以多种形式发生，是神经-肌肉疾病的病理现象，表现为横纹肌的不随意收缩，也可能是全身机体的僵硬，单侧肢体的震颤或无反应性状态。临床上常见的有惊厥、强直性痉挛、肌阵挛、震颤、舞蹈样动作、手足徐动、扭转痉挛、肌束颤动和习惯性抽搐。

1. 病因　高热（儿童痉挛的常见原因）、原发或继发脑肿瘤、低钙血症、严重的低钠血症、慢性癫痫病史、脑血管疾病、低血糖和酒精戒断症状等。

2. 治疗　单纯强直-阵挛性发作如能很快恢复且未引起患者不适则无需特殊处理；对癫痫大发作或癫痫持续超过 5 分钟应及时处理；如果患者出现癫痫大发作，应给予以下处理：

（1）苯二氮䓬类药物：地西泮 5～10mg，直肠给药，也可肌内或缓慢静脉输注；咪达唑仑 5～10mg，口含/皮下注射或缓慢静脉注射，如无效 10～15 分钟后重复给药；劳拉西泮 4mg，舌下含服或缓慢静脉注射，必要时 10 分钟后重复用药。

（2）如对反复应用苯二氮䓬类药物无效或反复发作者，可考虑苯巴比妥 100mg，皮下注射，或 100mg 溶于 100ml 生理盐水中缓慢静脉输注（>30 分钟）。必要时重复给予或苯巴比妥 200～600mg，持续 24 小时皮下泵入。

（3）癫痫得到控制后，应持续抗惊厥治疗。通常发生一次癫痫后即应开始抗惊厥治疗，丙戊酸钠是理想的一线药物，适用于几乎所有类型的惊厥或癫痫，包括局部或部分癫痫发作及颅内肿瘤引起的继发性癫痫。卡马西平和苯妥英也可选用。针对病因的治疗，如颅内肿瘤患者，应考虑应用皮质激素；高危患者应防治低血糖等治疗。抗惊厥药具体用法如下：①丙戊酸钠：200mg，3 次/日，每 3 天加量 200mg，通常维持 1～2g/24h。最大量 2. 5g/24h，特殊情况下也可应用栓剂。②卡马西平：100mg，2 次/日，从初始剂量开始每周增加 200mg，通常维持量 0. 8～1. 2g/24h，分两次服，最大剂量 1. 6～2g/24h；克拉霉素、红霉素等药可升高卡马西平血浆浓度。③苯妥英钠：150～300mg/d，通常维持量 300～400mg/d，最大剂量 600mg/d。克拉霉素、奥美拉唑、阿司匹林、硝苯地平、胺碘酮等药可升高苯妥英钠的血浆浓度。如患者因吞咽困难或处于终末期而不能口服药物，应考虑其他途径给药，如静脉应用苯巴比妥、咪达唑仑或氯硝西泮。

3. 护理

（1）遵医嘱给药物控制，监测患者生命体征，及时清除痰液和口腔分泌物，保持呼吸道通畅，做好口腔护理；如高热应予药物及物理降温；发现精神运动性发作，需严加监护，防止自伤及伤人；发作时不能强行喂食，应鼻饲。

（2）合并癫痫持续状态的护理：①防止口舌咬伤和舌后坠：牙关紧闭者使用开口器，口中放置牙垫，有舌后坠者使用舌钳将舌头拉出，给予鼻导管吸氧。②保持呼吸道通畅：将患者头偏向一侧，及时吸出口腔和鼻腔内的分泌物。解开患者的衣领，并发呼吸功能衰竭者可给予经鼻气管插管术，进行吸痰和人工辅助呼吸。③防止坠床和创伤：放置床档，防止患者在发作时坠床，用约束带约束患者，防止自伤，并发高热者给予物理降温，有条件的给予冰帽或冰毯降温。④强直期防护：注意防止颈椎压缩性骨折或下颌脱臼，可一手托着患者枕部稍用力，防止其颈部过伸，一手托下颌，以对抗其下颌过张。

（十八）精神错乱

精神错乱（谵妄）为一种非特异性的、大脑全球的功能失调，其特征是认知、情感、注意、觉醒与自我感知等功能出现波动性紊乱，可以急性发病，事先并无智能障碍，或者可在慢性智能障碍的基础上附加发生。急性精神错乱与意识蒙眬有关，会导致理解力障碍，其特点是注意力下降、定向力障碍、认知缺损，并伴有短期记忆力差，精力集中困难。临床上，住院的终末期患者精神错乱的发病率很高，可高达85%。通常认为精神错乱是可逆的，但疾病终末期的患者往往没有足够的时间让人看到症状改善。精神错乱应与痴呆相鉴别诊断，后者为慢性持续性的精神错乱，由不易逆转的原因引起。

1. 病因 对于终末期患者，导致精神错乱的病因往往是多重的，包括高钙血症、低血糖症、低钠血症、肝肾功能衰竭、原发或转移性脑肿瘤、脑血管意外、感染、缺氧、焦虑和抑郁等。还有一些药物也会引起精神错乱，如阿片类药物、皮质激素的应用与突然停药、苯二氮䓬类药物的应用与停药、地高辛、锂制剂、戒烟戒酒等。

2. 治疗

（1）治疗原则：尽量治疗可逆性病因，如电解质紊乱、缺氧、感染，改善肝肾功能，停用可能引起精神错乱的药物等；有时通过安抚患者，帮助患者适应环境，减轻心理的恐惧感，告知患者及家属这只是一时的症状，就可以达到很好的效果；当患者极度痛苦，或出现自伤或伤人的倾向时才考虑应用镇静剂。

（2）必要时应用药物治疗，要根据患者的年龄、性别、病情、耐受情况等调整药物剂量。失眠不能改善时可给予镇静剂；当发生谵妄时可考虑使用抗精神病药物，最常用的是氟哌啶醇1.5~5mg，最多3次/日，直至患者平静下来；左美丙嗪12.5mg，睡前服用或2次/日；也可服用氯丙嗪、利培酮、奥氮平等。左美丙嗪的镇静效果要优于氟哌啶醇；苯二氮䓬类药物（劳拉西泮、地西泮、咪达唑仑）也可用于控制精神激动和烦躁不安。对于上述药物无反应的严重病例，酌情应用苯巴比妥200mg，皮下注射，4次/日。

3. 护理

（1）试图让患者尽可能保持安静和放松，病室要安静、空气新鲜，布置力求简单，光线柔和，防止不良刺激；保持床位干净整齐，柔软舒适；每2小时更换体位一次，防止坠床或坠积性肺炎；减少探视患者的人员数，特别是陌生人。

（2）给予高热量、易消化的全流或半流饮食；昏迷患者给予鼻饲饮食；不能进食者给予静脉营养；供给充足的水分，每日摄入量不得少于2500~3000ml，并按医嘱输液及补充维生素和能量。

（3）注意口腔卫生，给予口腔护理；保持呼吸道通畅，分泌物过多时将患者头偏向一侧，用吸引器吸除；如发现舌后坠，可用舌钳将舌拉出；有抽搐时应防止骨折、咬伤唇舌、窒息、吸入性肺炎。

（十九）焦虑

焦虑是指一种缺乏明显客观原因的内心不安或无根据的恐惧，主观表现为紧张、不愉快，甚至痛苦以至于难以自制，严重时会伴有植物性神经系统功能的变化或失调。焦虑按照程度可分为正常、偏执和重度焦虑，在某些环境下产生焦虑是正常的。当焦虑的严重程度及持续时间超出了正常的预期范围时，即为病态，焦虑可以表现为急性和慢性。在慢性焦虑症的基础上可有惊恐发作。

1. 病因　在疾病终末期，多种原因可引起焦虑，包括躯体疼痛、症状控制不佳引起的恐惧和要孤独面对死亡等。

2. 治疗

（1）评估患者焦虑的可逆性因素：如疼痛和心理烦恼等。

（2）非药物治疗：倾诉疗法，为患者提供时间和机会表达他们的烦恼和焦虑，必须让他们将这些烦恼诚实的讲出来。放松疗法和各种辅助疗法，如芳香疗法及诸如催眠、放松及冥想等特殊干预，可以帮助患者改善认知状态及自控力。

（3）药物治疗：使用苯二氮䓬类药物，它是一种非常有效的药物，但长期应用会产生躯体依赖，停药时必须缓慢进行，不宜突然撤药。苯二氮䓬类药物可有效打断焦虑周期，恢复睡眠，治疗效果肯定，而不良反应轻微。具体药物如下：

①地西泮：为苯二氮䓬类最适合的一线药物，其半衰期较长，镇静作用较强，1～5mg，每日1次睡前服用。②劳拉西泮：为短效药，舌下含服可以快速起效，必要时可以重复给予。其抗焦虑作用较强，而镇静作用较弱，1～2mg，必要时口服。③咪达唑仑：用于急症镇静治疗，5～10mg，必要时皮下注射或口含。④普萘洛尔：可控制焦虑引起的震颤及心悸等躯体症状。⑤选择性5-羟色胺拮抗剂（SSRIs）：如帕罗西汀可以用于苯二氮䓬类无效的惊厥发作。

2. 护理　患者严重焦虑时，应将其安置在安静舒适的房间，避免干扰，周围的设施要简单、安全，设专人陪护；鼓励患者说出令他们苦恼或担心的事情，也许你不能化解他们所有的忧虑，但是倾听和支持将对他们有所帮助；尊重患者和家属的隐私，消除他们对疾病的任何误解；训练患者减缓并控制呼吸并协助患者应用抗焦虑药物。

（二十）失眠

失眠即睡眠失常，表现为入睡困难，断断续续不连贯，过早地醒来，醒后不能再继续睡，有睡眠不足，全身乏力，倦怠感觉。失眠是晚期癌症患者的常见症状，给患者造成了极大的身心痛苦。

1. 病因　广义地说，任何躯体的不适均可导致失眠，如疼痛、心衰、呼吸衰竭、睡眠呼吸暂停综合征等躯体疾病，酒精、尼古丁、咖啡因和皮质类固醇等药物因素，焦虑和抑郁等精神心理因素，均可引起失眠。

2. 治疗

（1）病因治疗：止痛、控制心衰、改善呼吸衰竭；避免使用引起失眠的药物；改善焦虑、抑郁等不良情绪。

（2）行为治疗：创造良好的睡眠环境，避免睡前饮用咖啡、茶或饮酒，避免吸烟等；进行放松训练及光照训练均有效果。

（3）药物治疗：理想的催眠药物应具有以下特点：迅速诱导入睡，不妨碍自然睡眠结构，白天无残留作用，不影响记忆功能，无失眠反跳，无成瘾性和无呼吸抑制作用等。常用治疗失眠的药物主要包括以下四类：

1）巴比妥类：曾经是有效的催眠药物，但其治疗安全范围较小，有呼吸抑制作用及过量致死作用，且易产生耐药性及依赖性，因此现在临床很少应用，只用于控制癫痫发作。

2）苯二氮䓬类：是目前使用最广泛的催眠药，可缩短入睡时间、减少觉醒时间和次数、增加总睡眠时间，但可改变睡眠结构、缩短慢波睡眠。不良反应包括精神运动损害、记忆障碍，长期应用会产生依赖性、耐药性及反跳性失眠，短效药物最易出现。长效药物则有抑制呼吸作用及白天残留作用，如地西泮 1~5mg，睡前服用；劳拉西泮 1~2mg，必要时口服。

3）新型非苯二氮䓬类药物：治疗失眠的首选药物，为选择性苯二氮䓬类受体激动剂，包括佐匹克隆、唑吡坦和扎来普隆等。这类药物催眠同时无抗焦虑、肌松及抗痉挛作用，不影响生理睡眠结构，可缩短入睡时间、减少觉醒时间和次数、增加总睡眠时间，经肝脏代谢，肾功能不全可不调整剂量。佐匹克隆 3.75~7.5mg，睡前服用；唑吡坦 5~10mg，睡前服用；扎来普隆 5~10mg，睡前服用。

4）褪黑素：是由松果体分泌的一种吲哚类激素，具有催眠、镇静、调节睡眠-觉醒周期的作用。

3. 护理 营造适合睡眠的良好环境，室内应安静、舒适、光线较暗、温度湿度适宜，避免不良因素的干扰；合理调配患者的饮食、娱乐、起居，嘱患者避免睡觉前饮浓茶、咖啡、吸烟等，有条件可晚间散步；了解患者的心理状况，及时开导安慰，消除紧张及焦虑情绪，保持心情舒畅。

（二十一）抑郁

抑郁是一种常见的心境障碍，可由各种原因引起，以显著而持久的心境低落为主要临床特征，且心境低落与其处境不相称，严重者可出现自杀念头和行为。晚期癌症患者中，至少 25%的患者有明显的情绪障碍。既往研究表明，抑郁症的发生率为 3%~69%。对于身体健康的人群，如果情绪低落持续 2 周，并且在一天大部分时间内出现以下症状至少 4 条即可诊断抑郁症：①对几乎所有活动的兴趣或乐趣减低；②精神运动性迟滞或激越；③自我评价过低，过度的、不恰当的罪恶感；④集中注意力或思考能力下降；⑤反复出现想死的念头或有自杀、自伤行为；⑥疲劳及无力；⑦体重明显下降或增加；⑧失眠或睡眠过多。

晚期肿瘤患者，具有上述⑥~⑧条是很普遍的。因此，是否将躯体症状作为诊断标准目前仍有争议，对疾病终末期的患者，目前没有统一的诊断标准，Edinburgh 抑郁量表可用于姑息治疗中的筛查。

1. 病因　迄今为止，抑郁症病因与发病机制还不明确，也无明显的体征和实验室指标异常，概括的说是生物、心理、社会（文化）因素相互作用的结果，比较常见的公认的病因假设包括：遗传因素、生化因素和社会-心理因素。

2. 治疗　抗抑郁药对疾病终末期患者疗效的相关信息很少，由于药物可能没有足够的时间显效，患者就死亡了，要评价抗抑郁药的疗效，需要 3 周，最好是 6 周，在用药最初 6 周内停药，戒断症状一般不会出现。有报道发现年轻的乳腺癌患者使用抗抑郁药的概率更高。精神兴奋药比经典的抗抑郁药起效快，但很少用于疾病终末期的患者。可选择的药物包括：

（1）皮质激素：可帮助轻度抑郁及情绪低落的患者恢复良好的感觉，但可能诱发精神病或抑郁症。如地塞米松 4mg/d，服用 1 周，改 2mg/d，继续服 1 周，患者的情绪可以改善。

（2）三环类抗抑郁药（TCAs）：起效可能需要几周的时间，阿米替林及度硫平相对丙咪嗪及氯苯咪嗪具有更强的镇静作用，该类药物均有抗胆碱作用，会引起高血压、口干等相关症状。使用时应逐渐加量，如阿米替林：25mg/次，2 次/日，以后递增至 150~300mg/d，维持量每日 50~150mg；度硫平 50~75mg，每晚口服；氯苯咪嗪 70mg，1~2 次/日，口服。

（3）选择性 5-羟色胺拮抗剂（SSRIs）：包括舍曲林、百忧解等，该类药物镇静作用较三环类抗抑郁药物小，几乎没有抗胆碱作用，且起效较三环类药物快。可能引起恶心、呕吐和头痛，偶尔可出现锥体外系反应。胃肠道不良反应呈剂量相关性，可增加胃肠出血的风险，与 NSAIDs 药物同时应用时应注意，如西他罗仑 20mg，最大剂量 60mg，1 次/日，每日晨服；舍曲林 50mg，最大剂量 200mg，1 次/日，每日晨服；百忧解 20mg，1 次/日。

3. 护理　加强与患者沟通，积极主动与其交谈，鼓励患者抒发自己的情感，转移患者注意力，阻断患者的负向思考，引导患者注意外界，鼓励患者树立治疗的信心；观察患者的精神状态、抑郁症状及治疗反应，注意患者有无自杀倾向等，防止发生意外，针对患者具体情况，制定预防措施；观察并协助患者服药，观察治疗期间的药物不良反应，控制患者疼痛，照顾患者饮食起居，确保患者睡眠。

（张玲玲）

三、常见并发症及急症的治疗

（一）脊髓压迫

脊髓压迫症（compressive myelopathy）是一组具有占位效应的椎管内病变。脊髓受压后的临床表现与受压部位、压迫性质及发生速度有关，脊髓、脊神经根及其供应血管受压超过代偿能力，最终会造成脊髓水肿、变性、坏死等病理变化，出现脊髓半切或横贯性损害及椎管阻塞，引起受压平面以下的肢体运动、感觉、反射、括约肌功能以及皮肤营养功能障碍，严重影响患者的生活质量。

1. 病因　脊髓压迫症病因在成人以肿瘤最为常见，约占1/3以上；其次是炎症，少见病因包括脊柱损伤、脊柱退行性变、颅底凹陷症以及脊髓血管畸形所致硬膜外及硬膜下血肿；在儿童则以椎管内肿瘤、外伤、感染和先天性脊柱畸形较为常见。

在癌症患者中脊髓压迫症的发生率为3%~5%，其中脊柱转移的患者中有10%会发生脊髓压迫症，在多发性骨髓瘤、前列腺癌、乳腺癌和支气管肺癌中发生率最高。发病机制有：髓内转移、硬膜内转移、硬膜外压迫、脊髓压迫（塌陷）和肿瘤播散，其中椎管内硬脊膜外压迫占到80%。硬脊膜下脊髓外的以良性神经鞘膜瘤为多，其次为神经纤维瘤和室管膜瘤。脊髓内肿瘤则以神经胶质细胞瘤常见。

2. 症状及体征　根据病程的发展，脊髓压迫症可分为三类，其临床表现也不同：①急性脊髓压迫症：数小时至数日出现脊髓横贯性损害，表现为病变平面以下弛缓性截瘫或四肢瘫。②亚急性脊髓压迫症：介于急性与慢性之间，出现持续性神经根痛，侧索受压出现锥体束征、感觉障碍及括约肌功能障碍。③慢性脊髓压迫症：缓慢进展，临床上髓外与髓内病变表现不同。髓外压迫病变通常表现为根痛期、脊髓部分受压期及脊髓完全受压期，三期出现的症状体征常相互叠加；髓内压迫病变神经根刺激不明显，可早期出现尿便障碍和受损节段以下分离性感觉障碍。

（1）神经根症状：神经根性疼痛或局限性运动障碍，具有定位价值。早期病变刺激引起的根性痛，沿受损的后根分布的自发性疼痛，有时可表现相应节段“束带感”，随着病变可由一侧、间歇性进展为双侧、持续性；前根受压可出现支配肌群束颤、肌无力和萎缩。

（2）感觉障碍：①传导束性感觉障碍：脊髓丘脑束受损出现受损平面以下对侧躯体痛温觉减退或消失，后索受压出现受损平面以下同侧深感觉缺失；横贯性损害上述两束均受损，表现为受损节段平面以下一切感觉均丧失。②感觉传导纤维在脊髓内存在一定的排列顺序，使髓内与髓外病变感觉障碍水平及顺序不同。髓外压迫的感觉障碍是由下肢向上发展；而髓内压迫的感觉障碍是自病变节段向下发展，鞍区感觉保留至最后才受累，称为马鞍回避。③脊膜刺激症状：表现为与病灶对应的椎体叩痛、压痛和活动受限，多由硬脊膜外病变引起。因此，感觉障碍对判断髓内外病变及脊髓压迫平面有重要参考价值。

（3）运动障碍：急性脊髓损害早期表现为脊髓休克，2~4周后表现为痉挛性瘫痪。慢性脊髓损伤，当单侧锥体束受压时，引起病变以下同侧肢体痉挛性瘫痪；双侧锥体束受压，则引起双侧肢体痉挛性瘫痪。初期为伸直性痉挛瘫，后期为屈曲性痉挛瘫。

（4）反射异常：脊髓休克时各种反射均不能引出，受压节段因后根、前根或前角受损出现相应节段的腱反射减弱或消失，锥体束受损则损害水平以下同侧腱反射亢进、病理反射阳性、腹壁反射及提睾反射消失。

（5）括约肌功能障碍：髓内病变早期出现括约肌功能障碍，圆锥以上病变双侧锥体束受累，早期出现尿潴留和便秘，晚期为反射性膀胱，而马尾及圆锥病变则出现尿、便失禁。一旦出现上述临床表现，提示预后很差，几乎是不可逆的改变。

（6）自主神经症状：自主神经低级中枢位于脊髓侧角，病变节段以下出现泌汗障碍、皮肤划痕试验异常、皮肤营养障碍和直立性低血压等表现，若病变波及脊髓 $C_8 \sim T_1$ 节段则出现 Horner 征。

脊髓压迫的部位一般胸椎占70%、腰骶椎占20%、颈椎占10%。损伤部位在 L_1（脊髓的较低末端）水平可表现为上运动神经元损伤体征，常伴有相应脊髓平面感觉异常，而 L_1 以下水平损伤，则会出现下运动神经元损伤的体征，表现为肛周麻木感（即马尾综合征）。如果脊髓多个部位受压，可出现不同的体征，神经系统体征比较混乱。

3. 诊断　诊断脊髓压迫症的基本步骤：首先要明确脊髓损害是否为压迫性的；其次确定压迫部位，是在脊髓内、髓外硬膜内或硬膜外病变，以及压迫的程度；最后确定病变性质。特别是对于乳腺癌、肺癌、前列腺癌的患者，更应高度怀疑肿瘤脊椎转移。具体方法如下：

（1）明确是否存在脊髓压迫：根据肿瘤疾病史、神经根症状、感觉运动障碍及括约肌功能等，神经系统检查阳性体征，脑脊液检查奎根氏试验阳性及 MRI 能提供最有价值的信息。

（2）脊髓压迫的纵向定位：早期的节段性症状对病变的节段定位有重大价值，如根痛、感觉障碍的平面、腱反射改变、肌肉萎缩、棘突压痛及叩痛等，脊髓造影和脊髓 MRI 也可帮助定位。如出现呼吸困难、发音低沉，表明病变位于高颈髓（$C_{1\sim4}$）；脐孔症阳性可见于 T_{10} 病变；圆锥病变（$S_{3\sim5}$）可出现性功能障碍、大小便失禁或潴留等。

（3）脊髓压迫的横向定位：定位脊髓压迫的病变位于髓内、髓外硬膜下或是硬膜外。患者的症状、体征及发展顺序对于横向定位很有帮助的若感觉运动障碍自压迫水平向远端发展，同时存在感觉分离现象，较早出现括约肌功能障碍等，表明压迫位于髓内可能性大；若早期有根痛，且出现脊髓半切综合征，则压迫位于髓外硬膜下可能大；若是急性压迫，根痛明显且有棘突叩痛，压迫常位于硬膜外。但仍需行脊髓 CT 或 MRI 进一步确定病变部位。

（4）脊髓压迫的方位：确定病变偏左或偏右对于确定手术显露范围有较大帮助，病变通常位于首先出现运动障碍或运动障碍较重的那侧。侧方压迫常表现脊髓半切综合征，患侧出现根痛或束带感；前方压迫出现脊髓前部受压综合征；后方压迫则出现病损水平以下深感觉障碍、感觉性共济失调等。

4. 处理　脊髓压迫后应尽早明确诊断并尽快去除脊髓受压的病因，给予积极的治疗。

（1）病因治疗：硬膜外转移肿瘤或淋巴瘤者应作放射治疗或化学治疗；髓内肿瘤者应

视病灶边界是否清楚予以肿瘤摘除或放射治疗；恶性肿瘤或转移瘤如不能切除，可行椎板减压术，术后配合放射治疗及化疗治疗。

（2）药物治疗：①糖皮质激素：脊髓急性损伤早期应用大剂量皮质激素可减轻瘤灶周围水肿。甲泼尼龙静脉内注射可改善损伤后脊髓血流和微血管灌注，使脊髓功能得到改善。诊断后 8 小时内给药，脊髓功能恢复最明显，24 小时内给药仍有治疗意义。②胃肠动力药物：如西沙必利能改善脊髓损伤患者的结肠和肛门直肠功能障碍，促进排便。

（3）康复治疗：①心理康复治疗：脊髓压迫解除至脊髓功能恢复往往需要较长时间，甚至不能完全恢复，患者可能出现抑郁情绪，或烦躁易激惹，医护人员应事先告知患者，让患者有思想准备，必要时加用抗焦虑或抗抑郁药物。②脊髓功能的康复治疗：康复治疗的目的是通过对患者功能的重新训练及重建，促进中枢神经系统的代偿功能，从而使患者恢复步行、恢复小大便功能，甚至生活自理，手包括按摩、被动运动、主动运动、坐起锻炼等功能训练；瘫痪肢体的理疗，可改善患肢的血液循环，延缓和防止肌肉萎缩。

（4）防治并发症及对症支持治疗：预防呼吸道感染及泌尿系统感染；长期卧床患者运动障碍不能自行翻身，合并营养不良者更容易并发压疮，合并感觉障碍者发生压疮概率明显增加，应有效预防压疮的发生；注意卧位姿势，避免压迫患侧肢体，肢体大关节应保持功能位置，给患肢各关节做简单的被动运动，预防关节挛缩。

5. 预后　脊髓压迫症的预后取决于以下因素：①病变性质：不能完全切除的髓内肿瘤和恶性肿瘤预后差；②脊髓受损程度：脊髓功能障碍的程度在解除压迫之前脊髓功能尚未完全丧失者，手术效果较好；③治疗时机：早期治疗解除压迫者预后好；④病变进展速度：急性压迫比慢性压迫预后差；⑤脊髓受压平面：高位压迫比低位压迫预后差；⑥解除压迫后神经功能恢复情况：较早出现运动或感觉功能恢复则预后较好，1 个月以上仍无脊髓功能恢复者则预后不良；⑦其他：出现屈曲性截瘫提示预后差，脊髓休克时间越长预后越差。

总之，脊髓压迫症 1 年总生存率约为 30%，治疗后能行走的患者可生存 8~9 月，而截瘫患者生存时间可能只有几周。治疗前能行走的患者 70%可保留相应功能，但发病时就截瘫的患者只有 5%可以恢复功能。不完全脊髓压迫患者的运动功能恢复较好，特别是马尾神经部分受损者，括约肌功能丧失是预后不好的指征。

6. 护理　肿瘤并发脊柱椎体转移、脊髓压迫症的患者，在搬动之前做好脊柱防护；定时翻身拍背，促进排痰，预防呼吸道感染；留置尿管患者加强护理，预防泌尿系统感染；长期卧床患者要避免软组织长期受压，特别是腰骶部、臀外侧和内外踝部，定时翻身，压迫处皮肤擦 30%~50%酒精后局部按摩。

（二）上腔静脉阻塞综合征

上腔静脉阻塞综合征（Superior vena cava obstruction，SVCO）是由于上腔静脉受到纵隔淋巴结压迫、右主支气管区域肿瘤的外压或上腔静脉内血栓形成而造成的一系列上腔静脉阻塞的临床表现。表现为头面部和胸背部水肿，颈部肿胀，颈静脉怒张，前胸壁见到扩张的浅表静脉侧支循环，症状严重者诉头晕和头痛等。

1. 病因　上腔静脉阻塞综合征病因以肿瘤最常见。

（1）肿瘤：常见病因是支气管肺癌占75%和淋巴瘤占15%，乳腺癌、结肠癌、食管癌和睾丸癌约占10%。

（2）上腔静脉血栓形成：包括上腔静脉血栓性静脉炎、结核性上腔静脉炎及导管插入引起的血栓形成等。

（3）上腔静脉外因素：胸腔手术后纵隔局部血肿或升主动脉瘤等压迫上腔静脉。

（4）心脏压塞：大量心包积液或胸腔手术后心包出血，心肌梗死后假性室壁瘤压迫右心房引起上腔静脉回流不畅。

（5）纵隔炎症：慢性纵隔炎或慢性纵隔淋巴结炎、纵隔脓肿和特发性纵隔纤维化等。

2. 症状和体征　主要为静脉压力增高的表现，包括咳嗽、呼吸困难、声嘶和喘鸣、气喘（喉头水肿、支气管梗阻或受压）、吞咽困难（咽部水肿）、头痛及意识障碍（脑水肿）、视力变化、头晕、面颈部和双上肢水肿等症状。体征包括结膜水肿、眼眶水肿、颈静脉非搏动性怒张、胸壁和上肢浅表侧支静脉扩张，周围静脉压升高，双上肢静脉压高于下肢，肘前静脉压常升至30~50cmH_2O。当胸部和上肢浅表侧枝静脉扩张表现有进展，则SVCO的症状可以确定，视盘水肿是晚期表现。

3. 诊断　有肿瘤病史，结合典型的体征和症状，上腔静脉阻塞综合征是很容易诊断的。当上腔静脉受压综合征表现不典型时，应借助于血管造影、核素静脉造影确定阻塞部位及病因。CT增强扫描是常选用的方法，MRI也可显示肿瘤、血栓和侧支循环。

4. 处理

（1）一般处理：患者应卧床，头高脚低位，氧疗，这样可减轻心脏输出，降低静脉压，减轻颜面及上部躯体水肿；吸氧可缓解暂时性呼吸困难；限制钠盐和液体摄入，以减少循环血量，并使水肿减轻；应用糖皮质激素，尚无更好的证据说明激素的治疗效果，但可以减轻水肿，也是淋巴瘤的抗肿瘤药物之一。地塞米松5~20mg，口服，3次/日；或5~10mg，静点注射，1~2次/日。泼尼松10~20mg/次，3次/日，口服。利尿剂可以减轻上腔静脉阻塞所致的水肿，常用呋塞米（速尿）20~60mg，口服或静脉给药；20%甘露醇250ml，快速静脉滴注，每日1~4次。脱水治疗还需警惕静脉血栓的形成。镇静剂和镇痛剂有助于减轻因呼吸困难和疼痛所引起的焦虑和不适，应通过下肢静脉输液，以避免加重症状及导致上肢静脉炎。

（2）抗凝治疗：适用于非恶性病因所致的有血栓形成的情况，或者用于配合恶性病因的放、化疗，有助于缓解症状。对于因静脉导管所致血栓形成的上腔静脉阻塞，抗凝治疗后即可使消除阻塞症状。抗凝治疗还可促进抗癌药物向肿瘤组织的运动，提高抗癌效果。

（3）放射治疗：对大多数恶性肿瘤所致的上腔静脉综合征，放射治疗是首选的治疗方法，且疗效显著。放射线可以在72小时内使肿瘤坏死，通常采用高能射线，照射野一般应包括原发灶、纵隔区、肺门和邻近的肺部病变，开始时一般用高剂量，300~400cGy/d，最好并用糖皮质激素及/或化疗，以迅速缓解症状，2~4 天后再减至常规量，200cGy/d，1 周 5 次，治疗总量应视肿瘤的病理类型而定。小细胞肺癌和恶性淋巴瘤以 3000~3500cGy/3~4 周为宜；肺鳞癌往往需给 5000~6000cGy/5~6 周方可达到较好的局部控制；几乎 90%的患者放疗 3 周内自觉症状可缓解。缺点在于放射治疗的瘤灶不是体内惟一的瘤灶，或照射不彻底容易复发。放射治疗本身可引起上腔静脉水肿，并发上腔静脉穿孔和后纵隔纤维化，临床中较少见。

（4）化疗：上腔静脉综合征常继发于小细胞肺癌、恶性淋巴瘤及生殖细胞瘤，上述肿瘤对化学治疗较敏感，可先予化学治疗。优点：避免放射治疗开始时引起的暂时性水肿导致病情一过性加重；病变广泛，放射治疗范围大的患者也可先做化疗；化疗时需注意要有明确的组织学诊断、避免上肢及锁骨下静脉给药，因为上腔静脉阻塞后，易并发血栓形成和静脉炎等情况。

（5）外科及介入治疗：一般不提倡外科手术，但对化疗、放疗不敏感的恶性肿瘤也可用外科手段作姑息性治疗，但效果往往不甚理想。通过股静脉插管放置上腔静脉内支架的介入治疗也是重症患者的治疗选择之一。

5. 预后　SVCO 预后一般与原发灶相关。良性病变合并 SVCO 经治疗后预后良好；恶性肿瘤合并 SVCO，如果不予治疗，病情迅速发展，数天即可导致死亡；晚期 SVCO 的患者预后很差，除非原发灶肿瘤对放疗或化疗敏感。

6. 护理　静脉输液治疗选择下肢静脉进行，以免加重上腔静脉阻塞，尽可能取头高位，控制液体入量；放化疗患者注意不良反应的及时处理；卧床休息为主，症状好转后可逐渐下床活动。

（三）窒息与急性呼吸道阻塞

人体的呼吸过程由于某种原因致呼吸停止，全身各器官组织缺氧、二氧化碳潴留而引起的组织细胞代谢障碍、功能紊乱和形态结构损伤的病理状态称为窒息。窒息是危重症最重要的死因之一。

1. 病因　①机械性窒息：因机械作用引起呼吸障碍，如缢、绞、扼颈颈部、用物堵塞呼吸孔道、压迫胸腹部、气管受到肿瘤压迫以及患急性喉头水肿或食物吸入气管等。②中毒性窒息：如一氧化碳中毒，大量的一氧化碳由呼吸道吸入肺，进入血液，与血红蛋白结合成碳氧血红蛋白，阻碍了氧与血红蛋白的结合与解离，导致组织缺氧造成的窒息。③病理性窒息：如痰液无力咯出、溺水和重症肺炎等引起的呼吸面积的减少。脑干损伤引起的中枢性呼吸停止。④空气中氧气减少所致的窒息（如被关进箱柜内，空气中的氧气逐渐减少等）。

2. 症状与体征　患者表现呼吸极度困难，口唇、颜面青紫，心跳加快而微弱，昏迷或者半昏迷状态，发绀，呼吸逐渐变慢变弱，继而不规则，到呼吸停止，心跳随之减慢而停止，瞳孔散大，对光反射消失。

3. 诊断　根据病史及典型的临床表现即可诊断。窒息与急性呼吸道阻塞有时一眼即可确定，但应询问病史，检查咽、喉、胸部，以探查病因，并应与下呼吸道阻塞及肺部疾病相鉴别，如病情允许，可行胸部 X 线片检查。急性呼吸道阻塞的诊断由于异物吸入气管时，患者感到极度不适，常常不由自主地以一手呈“V”字状紧贴于颈前喉部。气道不完全阻塞者可出现咳嗽、喘气或咳嗽微弱无力，呼吸困难，患者张口吸气后，可以听到异物冲击性的高啼声，皮肤、甲床和口腔黏膜、面色青紫、发绀。气道完全阻塞者因较大的异物堵住喉部、气管处，患者面色灰暗青紫，不能说话、不能咳嗽、不能呼吸，失去知觉，窒息，很快陷入呼吸停止。

4. 处理　尽快解除窒息的原因，如吸入性呼吸道阻塞的急救应立即行气管插管或气管切开术，迅速吸出分泌物或异物，恢复和保持呼吸道通畅，并应注意防止肺部并发症（肺不张、感染等）；血肿、组织肿胀压迫致呼吸道阻塞应从口腔或鼻腔插入任何形状的通气导管（如口咽导管、气管内插管），解除呼吸道阻塞，急救时也可用粗针行环甲膜穿刺术或环甲膜切开术，随后即行气管插管或气管切开术；肿瘤浸润或间接压迫大气管所致呼吸道阻塞，可在纤维支气管镜下行气道狭窄部位支架放入，以缓解症状；由于 CO 中毒而造成的呼吸障碍，则尽快脱离原环境并开始高压氧疗，治疗时要时刻监测患者的生命体征，必要时进行心肺复苏治疗。要避免患者吞咽过量或体积过大食物，进食时避免谈话或大笑，预防造成呼吸道异物的堵塞。

5. 预后　越早恢复正常呼吸功能者预后越好，一般来说，呼吸道阻塞超过 4 分钟以上脑功能恢复正常的可能性很小。

6. 护理　老年、重症肺炎患者要警惕痰堵窒息的危险，注意翻身拍背帮助痰液引流。

（四）突发出血

出血是指红细胞从血管内异常流出进入体腔或体表，约 20%晚期肿瘤患者存在出血，5%的患者死于出血，出血可由局部病变所致如消化性溃疡，也可并发于全身病变如血小板减少性出血等。常见肿瘤合并出血有呕血、咯血、牙龈出血、鼻咽部出血、便血、尿血、阴道出血和脑出血等，常伴烦躁不安、头晕目眩、乏力、心悸气短，甚至神志恍惚、四肢厥冷及大汗淋漓等。

1. 咯血

（1）病因：咯血最常见的病因为肿瘤如原发性支气管肺癌，约 1/3 的肺癌患者并发咯血，大咯血常见于中央型鳞癌或空洞形成的患者，无征兆致死性大咯血只占 3%；乳腺癌、结肠癌、肾癌肺转移患者也可引起咯血。其次为肺结核、肺栓塞、支气管扩张等呼吸系统疾病。凝血机制异常等全身性疾病，如各种原因引起的血小板减少、肝脏转移或肝脏病变引起凝血因子合成减少。

（2）症状与体征：咯血的临床表现和严重性与出血量有关，还与患者的自身情况及气道的清除能力有关。支气管肺癌病灶向管腔内生长者多为间歇或持续性痰中带血，表面糜烂严重者侵犯大血管者可出现咯血，肿瘤侵犯动脉可引起急性出血，常导致患者死亡；肺结核的咯血以合并结核病灶的扩散，特别是中到大量咯血，咯血后并发发热为结核扩散的表现；支气管扩张并发咯血一般为大量，少量咯血多无体征，中到大量咯血胸部可听到局限性哮鸣音和/或湿啰音，严重时可致窒息。

（3）诊断：首先要评估咯血原因。患者有支气管肺癌及其他肺部疾病或全身凝血机制障碍的病史，咳嗽后自口腔咯出血，需除外鼻咽喉部位的出血和呕血。体征：咯血量多时可有心率加快，病变肺部局部湿啰音。胸部相关影像学提示肺癌等病变；支气管动脉造影可见局部血管迂曲扩张。

（4）处理

1）一般处理：密切监测神志、血压、呼吸、心率及血氧饱和度等生命体征。卧床休息，尽量患侧卧位，保持气道通畅；温凉饮食；窒息者，头低脚高位，迅速清除口、咽、鼻部血块；必要时气管插管或气管切开；控制感染，频发或剧烈咳嗽者予镇咳，可待因15~30mg，3次/日；查血常规、凝血功能及血型等，做好输血准备。

2）药物止血：①垂体后叶素：6~12U加入生理盐水，持续静脉滴注，高血压患者注意血压情况。②止血芳酸：1g，口服，3次/日，血止后继续使用1周停药；只有第2周期治疗后复发才可长期治疗，500mg，口服，3次/日。③注射用凝血酶1U，皮下或静脉注射q12h。

3）介入止血：①支气管镜：对药物治疗效果不佳的顽固性咯血，应及时行支气管镜检查，明确出血部位，清除气道内的陈旧性出血及局部止血，如支气管灌洗，局部用药，气囊填塞。②选择性支气管动脉栓塞术：大咯血或反复咯血者，晚期肺癌侵犯纵隔和大血管者。

4）手术治疗：适应证：24小时咯血量>1500ml或一次咯血>500ml；有窒息先兆；病变局限者。禁忌证：两肺广泛弥漫性病变、心肺功能代偿不全和晚期肺癌。

5）护理：注意观察咯血量及生命体征。咯血量大时嘱患者勿紧张，勿吞咽，侧卧位，负压吸引设备床旁备用；积极完善输血前准备及支气管动脉栓塞术前准备；支气管动脉栓塞术后注意观察下肢动脉循环情况及体温等生命体征。

6）预后：恶性肿瘤并发的咯血需积极治疗原发病，大咯血者预后差。良性疾病合并咯血预后较好。

2. 消化道出血

（1）病因：约2%的肿瘤患者出现呕血，如胃癌、食管癌等；其他原因：使用对消化道刺激的药物如非甾体抗炎药物、化疗后胃肠道黏膜损伤等；一般后者出血量较小，前者出血量一般较大。直肠出血与局部肿瘤或放疗有关，盆腔放疗后直肠黏膜急性肿胀可出现血性腹泻。

（2）症状与体征：恶心、呕血，呕血多为咖啡色样；出血量大时可为鲜红色，胸骨后或上腹部不适或伴疼痛，呕血后可排柏油色黑便。下消化道出血多为暗红色或鲜红色血便，直肠恶性肿瘤患者有里急后重感。体征：剑突下或上腹部可有压痛；胃癌有时可触及肿块；出血量大时肠鸣音活跃；直肠指检血染指套多为直肠癌。

（3）诊断：有咖啡色呕吐物及黑便或排血便者，完善以下检查可确诊。①胃镜：既可明确诊断又可实施镜下治疗，是首选检查手段，胃对有活动出血的患者，生命体征基本稳定，可行胃镜检查。②选择性动脉造影：对出血部位和病因诊断具有极高价值，适应证包括急诊内镜检查失败或隐匿性出血，或不能接受急诊内镜检查，或出血量大拟行栓塞治疗者。③X 线钡餐：适用于胃镜未发现病灶的少见疾病如胃黏膜脱垂、食管裂孔疝等。④结肠镜检查：腹部 CT 等影像学检查确定病变在结肠，患者生命体征稳定后应行结肠镜检。⑤乙状结肠镜、直肠镜、肛门镜：鲜红色血便，怀疑下段结肠、直肠、肛门出血可选用。

（4）处理

1）一般处理：卧床休息，观察神志、脉搏、血压等生命体征。注意呕血及/或血便量；吸氧、禁食水；开放静脉通路，完善输血前准备，给予扩容、输血治疗；输液：快速输入盐水、代血浆，收缩压<90mmHg，HR>120 次/分，宜红细胞成分输血，输血目标是血红蛋白≥80g/L。

2）止血对症治疗：①垂体后叶素：6~12U 加入生理盐水，0.1~0.4U/min 开始，后依据情况调节持续静脉滴注，高血压患者注意血压情况；②去甲肾上腺素：氯化钠稀释液口服或胃镜下喷洒止血；③注射用血凝酶 1U，皮下或静脉注射，Q12h；④其他治疗：处理门脉高压出血，肝炎后肝癌合并食管胃底静脉曲张破裂可用三腔双囊管压迫止血；⑤抑酸药物的应用：选用 H2 受体拮抗剂或质子泵抑制剂。患者烦躁不安时，可用咪达唑仑镇静，初始剂量 2~5mg，缓慢静滴。

3）介入治疗：内镜下止血治疗。选择性动脉造影后栓塞止血。

（5）护理：安静卧床，保暖，避免搬动，呕血时应立即将患者头偏向一侧，以免血液呛入气管而造成窒息；给予精神安慰，解除患者恐惧心理；在呕血、恶心、呕吐和休克的情况下应禁食；待上述症状缓解后，出血停止 24 小时后从胃管内注入流质饮食；严密观察体温、脉搏、血压，记录 24 小时出入液体量，尿比重等。

（6）预后：消化道恶性肿瘤合并的上消化道出血预后一般较差，化疗后合并消化道黏膜损伤并发的上消化道出血预后稍好。

（五）深静脉血栓形成

肿瘤患者形成深静脉血栓（Deep Vein Thrombosis，DVT）的风险很大，而血栓形成也会加重肿瘤的进展。研究表明，姑息治疗的患者存在高凝状态，在姑息治疗的肿瘤患者中 DVT 发生率为 52%。DVT 常发生于下肢深静脉，表现为腿痛、下肢无力、肿胀、压痛、皮肤发绀以及皮下静脉曲张。美国每年约有 50 万人患此病，我国尚无统计结果，但并不少见。

1. 病因　血液的高凝状态、血管壁损伤、血流缓慢是静脉血栓形成的三大因素。深静脉血栓形成常是各种因素综合作用的结果，而其中血液成分改变导致高凝状态是最重要的原因。恶性肿瘤血栓形成的原因：①淤滞：患者虚弱及运动减少、肿瘤压迫静脉、下肢水肿造成外源性压迫；②内皮损伤：近期手术治疗、肿瘤直接浸润静脉、中心静脉置管术等形成血管内皮损伤；③高凝状态：患者脱水、组织因子或肿瘤促凝因子、血小板活性增加、化疗药物引起的高凝状态改变等。此外高血压、高脂血症、糖尿病患者也易并发静脉血栓形成。

2. 症状与体征　因血栓的严重程度不同，其症状及体征也有所差别。如出现肢体的红肿热痛，应怀疑深静脉血栓，但不能确诊；有些患者并无症状，但可能导致肢体缺血坏死。远端的血栓（膝盖以下）引起肺栓塞的可能性不大，只有约 20% 的腓肠肌静脉血栓会形成近端血栓。患侧下肢肿胀、疼痛和浅静脉曲张是下肢 DVT 的三大症状，疼痛多为坠痛或钝痛，浅静脉曲张多为慢性期侧支循环建立的表现。根据下肢肿胀的平面可初步估计静脉血栓的上界，小腿中部以下水肿病变在腘静脉；膝关节以下水肿疼痛为股浅静脉；大腿中部以下水肿为股静脉；臀部以下水肿为髂总静脉；双侧下肢水肿者病变部位在下腔静脉；锁骨下静脉置管或上肢 PICC 后可并发上肢静脉血栓，表现为患侧肢体肿胀、疼痛。

3. 诊断　结合患者存在血栓形成的高危因素，下肢肿胀、疼痛和浅静脉曲张，甚至坏疽及全身休克等，以及下肢周径明显变大可诊断本病。定期测量肢体周径可早期发现静脉血栓，测量小腿周径在髌骨下缘 10cm 处，测量大腿周径在髌骨上缘 15cm 处。下列辅助检查可辅助诊断：①血管彩色多普勒检查：无创性、无放射性、易于重复，血管腔内血栓区可见实性回声，血流充盈缺损。②D-二聚体：血栓前其定量就上升明显，因有较高的假阳性率，影响在肿瘤患者中的使用。③磁共振：无创性检查、良好显示下肢血管。④多排螺旋 CT 静脉造影：有创性检查、有放射性，不是首选检查，在超声多普勒不能显示时有意义。

4. 处理　治疗目的是减轻症状，防止血栓进一步进展。

（1）一般处理：抬高患肢；加压包扎患肢，减轻静脉高压症状；给予非甾体抗炎药控制肿胀引起的疼痛。

（2）维生素 K 拮抗剂——华法林：尽管华法林在静脉血栓的治疗中已经应用很长时间了，但在使用中应高度谨慎。在晚期肿瘤患者中应用华法林存在以下问题：出血风险高，在血小板减少及肝转移患者中出血的风险更高，与其他药物相互反应，维持国际标准化比值（INR）困难，需反复检测 INR 会增加患者的经济负担等。华法林治疗窗窄，易受多种药物影响。

（3）低分子肝素：低分子肝素在姑息治疗中具有优势，它不需要监测抗凝水平，与其他药物无反应，生物利用度高，起效快，严重出血并发症少，相对安全，肿瘤进展或持续静脉血栓高危者建议长期使用。以下患者首选低分子肝素治疗而不是华法林：华法林治疗后继续发生血栓者、有肝转移者、静脉穿刺困难者、常规治疗不能控制症状者、对反复INR检查有经济负担者。

（4）普通肝素：高度可疑或者一旦确诊静脉血栓应立即开始。使用过程中应监测APTT及血小板数目，长期使用易致骨质疏松，普通肝素至少应用5天，并在治疗第1天开始应用华法林，INR稳定且>2.0时停用肝素。

（5）抗凝治疗的时间：只要形成静脉血栓的危险因素存在，就应持续抗凝治疗。在肿瘤患者中，血栓形成的危险随肿瘤的进展而增加，理论上抗凝治疗应持续进行，如恶性肿瘤患者下肢急性深静脉血栓至少用3~6个月的华法林或低分子肝素抗凝治疗；恶性肿瘤并发肺栓塞者至少用6~12个月的华法林或低分子肝素。

（6）其他治疗：溶栓治疗：尿激酶静脉溶栓治疗，疗效有限，临床使用少。为预防静脉血栓脱落致肺栓塞可在下腔静脉处放置滤网，但对于晚期肿瘤患者放置滤网后再发生血栓的风险或许更高。当药物治疗无效时，在全面评估患者病情后可行血管切开取栓术。

5. 护理　卧床休息，抬高患肢；严禁按摩，防止血栓脱落；急性期后可下地活动，禁止剧烈活动；抗凝治疗期间注意观察有无出血等并发症；协助患者床上排尿便，注意保持大便通畅。

6. 预后　静脉血栓治疗效果不理想，常遗留下肢深静脉阻塞或静脉瓣膜功能不全，表现为下肢肿胀、继发性静脉曲张、皮炎、色素沉着和淤滞性溃疡等。

（六）恶性肠梗阻

恶性肠梗阻（Malignant Bowel Obstruction，MBO）是指原发性或转移性恶性肿瘤造成的肠道梗阻，是晚期癌症患者的常见并发症。常规手术无法解除，患者既要承受呕吐、腹痛、腹胀、无法进食等折磨，还要承受因治疗无望所致的精神痛苦。但是采用合理的治疗措施，还是可以有效缓解症状，改善患者的生活质量。

1. 病因　国外研究发现：晚期原发性或转移性肿瘤并发肠梗阻的发生率为5%~43%，最常见并发肠梗阻的原发肿瘤为卵巢癌，其次为结直肠癌和胃癌。我国胃癌发病率为消化道肿瘤的首位，胃癌并发肠梗阻更常见。梗阻通常为多部位，或腔内阻塞或周围腹腔病变压迫，多为实际梗阻，而不是动力病变引起的功能性肠梗阻。从发病机制上可分为癌性和非癌性两大类。

（1）癌性病因：癌症播散造成的小肠梗阻，原发肿瘤合并的结肠梗阻很常见。恶性肿瘤导致的机械性肠梗阻合并肠道炎性水肿、便秘、恶病质及化疗药的神经毒性药物等因素，从而使病情进一步复杂及恶化。

（2）非癌性病因：如手术或放疗后可出现肠粘连、肠道狭窄及腹内疝，年老体弱者粪便嵌顿。非癌性原因所致的MBO发生率占MBO的3%~48%。

2. 症状与体征 恶性肠梗阻大多缓慢发病，为不全性肠梗阻，常见症状包括恶心、呕吐、腹痛、腹胀、肛门排便排气消失等，初始症状通常为间歇出现可自发缓解的腹痛、恶心、呕吐和腹胀，症状发作时仍有排便或排气，上述症状随病情进展而逐渐恶化为持续性。症状与肠梗阻的部位及程度相关，低位肠梗阻停止排便、排气更突出，高位肠梗阻则恶心、呕吐症状明显。体征：腹部可见肠型，触诊可有腹部压痛，肠鸣音常亢进或消失；心率加快是低血容量与严重失水的表现，绞窄性肠梗阻，心率加快更明显；体温升高是肠管绞窄或肠管坏死的征象。

3. 诊断 有恶性肿瘤病史；既往曾行腹部手术、放疗或腹腔内灌注药物治疗；间歇性腹痛、腹胀、恶心、呕吐等症状，伴或不伴肛门排气或排便；腹部体检可见肠形、腹部压痛、肠鸣音亢进或消失；腹部CT或立位X线腹部平片可见肠管明显扩张和多个液平面等。

4. 处理

（1）治疗目标与原则：目标是改善生活质量，原则是进行个体化姑息治疗。应根据患者疾病的阶段、预后估计、全身状况以及患者意愿，认真评估抗肿瘤治疗的可能性，进而确定其治疗策略。

（2）手术治疗：主要目的是缓解患者的症状，改善生活质量；次要目的是延长生存时间。适应证：粘连引起的机械性梗阻、局限肿瘤造成的单一部位梗阻、对进一步化疗可能会有较好疗效的患者（化疗敏感者）。绝对禁忌证：影像学检查证实腹腔内广泛转移，严重的胃肠运动功能障碍；一般情况差，营养状态较差；高龄；既往腹腔或盆腔放疗。可选择的手术方案：松解粘连、肠段切除、肠段吻合、胃肠造瘘和消化道内支架置入等。如无手术指征，肠梗阻治疗应根据患者症状以综合治疗为主，避免只满足于单纯胃肠减压的方法来缓解梗阻，单纯胃肠减压在80%的患者中效果不明显且可增加患者痛苦。对于预期存活仅几周或几个月的患者，应注意权衡手术相关死亡率、发病率与生存质量间的关系。不完全梗阻或主要为功能性的梗阻能缓解，可首先使用药物治疗

（3）药物治疗：控制症状为治疗目标。药物治疗的剂量和给药途径需个体化，尽量避免口服用药。常用的药物治疗方法如下：

①减轻肠壁水肿：地塞米松5~10mg，静脉注射。如果使用3天后有效果，则考虑继续应用减量的口服激素；无效则停用。

②刺激肠蠕动：甲氧氯普胺30~120mg/24h，肌内注射，应用时监测肠绞痛有无加重，如梗阻无缓解则停用。完全性肠梗阻或上述方法24~48小时无缓解时，治疗的重点是对症治疗而不是基础病因治疗。

③恶心呕吐：赛克力嗪（苯甲嗪，抗组胺药）100~150mg/24h，持续皮下注射；氟哌啶醇3~5mg/24h持续皮下注射。

④绞痛：溴化东莨菪碱40~100mg/24h，持续皮下注射；同时强阿片类镇痛药，如芬太尼透皮贴或吗啡皮下注射镇痛。

（4）其他治疗：如果经上述治疗患者症状仍无缓解，可考虑以下治疗：

1）减少肠道分泌或刺激其重吸收，并减弱肠动力：奥曲肽300~600μg/24h，持续皮下注射。

2）胃肠减压：如呕吐无缓解、呕吐物为肠内容物，可置入鼻胃管并接通负压引流。长期使用胃肠减压仅限于药物治疗不能缓解症状而又不适合胃造瘘手术的患者。

3）全胃肠外营养：主要目的是维持或恢复患者的营养，纠正或预防与营养不良相关的症状。选择性用于行为状态（KPS）评分>50，预期生存时间>2个月，肿瘤生长缓慢、可能因为饥饿而非肿瘤扩散而死亡者。

4）细胞毒性化疗药：KPS>70的患者并发恶性肠梗阻，可单用替吉奥60mg，2次/日，口服；或用卡培他滨每次1250mg/m^2，2次/日，口服，连用14天，21天重复。患者情况好转后可尝试联合化疗。

5. 护理　密切观察患者恶心、呕吐情况，年老体弱者易并发吸入性肺炎和窒息；注意水电解质平衡紊乱；手术及放置支架后观察疼痛、粪便，了解有无出血等并发症；注意观察心率、体温等生命体征，发生绞窄性肠梗阻时心率明显加快并发热。

6. 预后　恶性肠梗阻的患者预后一般较差，姑息性的手术可能改善某些患者的生活质量。

（七）颅内高压与脑疝

颅内压是指颅腔内容物对颅腔壁产生的压力。由于存在于蛛网膜下腔和脑池内的脑脊液介于颅腔壁和脑组织之间，并与脑室和脊髓腔内的蛛网膜下腔相通，所以脑脊液的压力就可代表颅内压。

1. 病因　凡能引起颅腔内容物体积增加的病变，均可能引起颅内压增高。常见病因如下：

（1）颅内占位性病变：颅内肿瘤、血肿、脓肿、肉芽肿、囊肿等，既占据颅腔内容积，又阻塞脑脊液循环通路，还可造成继发性脑水肿，导致颅内压增高。

（2）颅内感染性疾病：各种脑炎、脑膜炎、脑寄生虫病，刺激脑室内脉络丛分泌过多的脑脊液；感染产生的毒素还造成细胞毒性及血管源性脑水肿；感染所致的炎症渗出、寄生虫性肉芽肿还有占位作用，引起颅内压增高。

（3）颅脑损伤：任何原因引起的颅脑损伤而致的脑挫裂伤、脑水肿和颅内血肿均可使颅内压增高。急性重型颅脑损伤早期即可出现颅内压增高。

（4）脑血管性疾病：缺血性和出血性脑血管疾病，以出血性脑血管病为主。

（5）脑积水：由于各种原因所致脑室系统内的脑脊液分泌过多或吸收障碍，脑脊液在脑室系统和蛛网膜下腔内不断增加，继而脑室扩张，出现颅压增高。

（6）脑缺氧：各种原因造成的脑缺氧如窒息、麻醉意外、CO中毒、肺性脑病、癫痫持续状态、重度贫血等，继发脑水肿致颅内压增高。

（7）中毒：铅、锡、砷等重金属中毒；某些药物如四环素、维生素 A 过量等；全身疾病如尿毒症、肝性脑病、糖尿病昏迷等；水电解质酸碱平衡失调等，均可引起脑水肿，促进脉络丛分泌脑脊液，损伤脑血管的自动调节作用，形成高颅压。

2. 症状及体征

（1）头痛：最常见，发生率为 80%~90%，晨起头痛是其特点，持续发作、阵发加剧，一般颅内压越高头痛越明显，多为弥漫性钝痛，急性颅内压增高者，头痛极为剧烈。头痛是疾病致颅内敏感结构如脑膜、脑血管、静脉窦和神经受到刺激所引起，病变部位与头痛部位常不相关，少数患者颅内肿瘤发展到晚期，颅内压高而无头痛，也不可忽略。

（2）呕吐：呕吐不常见。典型表现为喷射性呕吐，或可不伴恶心，与饮食关系不大，与头痛剧烈程度有关。急性颅内压增高头痛剧烈，伴喷射性呕吐，呕吐后头痛缓解，位于后颅窝及第四脑室的病变较易引起呕吐。颅后窝肿瘤以呕吐为首发症状而误诊为胃肠道疾病的不少见，应引起重视。

（3）视盘水肿及视力障碍：是颅内压增高最客观的重要体征，发生率为 60%~70%，颅内压增高到一定程度后才出现视盘水肿。虽然有典型的眼底所见，但患者多无明显自觉症状，多为一过性视物模糊或短暂的视力丧失，伴或不伴色觉异常，这些视觉症状只持续数秒，少数可达 30 秒左右，称为弱视发作，常见于慢性颅内压的增高晚期，与头痛程度平行。如果弱视发作频繁时提示颅内压的增高持续存在，明显视力减退前，常出现一过性黑蒙，即阵发性眼前发黑或觉视物昏暗而不清晰，瞬间又恢复正常，这是将出现持续视力障碍的信号。随着疾病的进展可继发性视神经萎缩，视力逐渐下降，最终导致视力永久性丧失。此外，眼球外展麻痹，引起斜视、复视，也常为颅内压增高的症状，它的出现和发展与脑瘤的部位、性质、病程缓急有关。

（4）全身性血管加压反应：当颅内压增高到一定程度，脑灌注压下降，脑血流量减少，脑组织严重缺血缺氧，脑血管自动调节功能丧失。脑血流量减少触发机体自主神经系统调节反射，全身周围血管收缩，血压升高，心搏出量增加，呼吸节律减慢，呼吸深度增加，肺泡内气体充分交换，可改善缺氧。这种颅内压增高后，心率脉率减慢、呼吸减慢加深和血压升高的三联反应，即全身性血管加压反应或称库欣三主征。严重颅内压增高者脉搏<50 次/分，呼吸<10 次/分。生命体征变化是颅内压增高的危险征兆，要警惕脑疝的发生。

3. 诊断　结合脑肿瘤、脑炎等病史，出现头痛、呕吐及视盘水肿者，考虑颅内压增高，进一步进行下列辅助检查可明确诊断。辅助检查的目的在于寻找可改善的病因、危险因素以及判断预后，以便指导治疗。

（1）头颅 CT 和 MRI：头颅 CT 可排除一过性脑缺血发作类似表现的颅内病变，是发现颅内病灶的最有效手段。脑、脊髓含脂肪成分高，成像效果好，而转移性肿瘤含脂肪低，故脑 MRI 常用于确定有无脑转移性肿瘤，并对鉴别肿瘤、脑出血、脑积水及脑水肿有一定帮助。

（2）DSA（数字化脑血管造影）：对脑内血管图像显示清晰，是诊断颅内外动脉血管病变的金标准，但价格较昂贵，且有一定风险，严重并发症的发生率0.5%~1.0%。转移性肿瘤常由于血供丰富可形成肿瘤着色图像，有利于了解脑内血管走向或断流等改变；颅内高压急性增高而又需此检查查明病因者，可在脱水降颅压后在患者情况稳定时进行。

（3）腰椎穿刺及测压：成人一般在L_3~L_4、L_4~L_5间隙穿刺测压，若压力>180cmH_2O即可确诊颅内高压。留取脑脊液作常规、生化和病理细胞学检查，必要时送细菌培养及病毒方面的检查。穿刺前可先脱水治疗，并做眼底检查，对有视盘水肿者穿刺放液应慢，穿刺结束前再次测压。疑有脑疝形成者，不宜或暂缓做腰穿。

鉴别诊断：头痛时应区别是否为颅内压增高引起的头痛，如三叉神经痛、偏头痛、高血压脑病等；对发病突然、迅速昏迷而局灶体征不明显者，应注意与引起昏迷的全身性疾病如中毒（酒精中毒、镇静催眠药物中毒、一氧化碳中毒）及代谢性疾病（低血糖、肝性脑病、肺性脑病和糖尿病酸中毒等）鉴别。

4. 处理

（1）一般处理及处理原则：急性颅内高压患者应绝对卧床休息，抬高床头位置15~30度，避免颈部衣带过紧、头部位置不正和患者躁动不安现象；生命体征不稳者，心电监护，并密切观察病情变化；呕吐时将患者的头颈保持侧位以防误吸；保持气道通畅，防低氧血症和高碳酸血症，及时吸氧；呼吸停止者立即进行人工呼吸、气管插管及气管内加压吸氧，并同时给予脱水剂及呼吸兴奋剂；心跳、呼吸同时停止者，应立即进行心肺复苏。

（2）内科治疗：①脱水降颅压：糖皮质激素为治疗脑转移癌继发性脑水肿极其重要的有效药物，常用药物有地塞米松，甲泼尼龙，临床疗效较快，可维持6~48小时，可使60%~80%的患者临床症状缓解。一般用量为地塞米松10~20mg/d（其他糖皮质激素可按药效折算），连用3天，对一般用量无效者可加倍。对有消化道溃疡病、糖尿病、高血压疾病者应慎用，合并消化道溃疡者可加用H2受体拮抗剂或质子泵抑制剂。②渗透疗法：应用渗透性利尿剂以减少脑细胞外液量和全身性水分，常用药物有甘露醇或甘油果糖，需快速静脉滴入。这类药物进入血管后随血管内与细胞外间隙出现的渗透压梯度差，使水顺利地由脑细胞间隙透过血脑屏障返回血管，并随渗透性利尿剂由肾排出。颅内压随脑细胞间隙水分减少而降低，改善脑血流，一般在用药后15~30分钟内可改善症状和体征，2小时左右作用最强，但4~6小时后颅内压可再次增高，因此应根据病情每6、8或12小时再给药1次。在渗透疗法时应适当限制液体入量，为配合渗透性利尿剂可加用利尿剂呋塞米。③积极治疗原发病：积极查明引起颅内压增高的病因，包括高血压、颅内出血、颅内肿瘤和脑膜炎等，在治疗颅内高压的同时应积极处理原发病。

（3）外科治疗

1）脑室外引流术：可在短期内有效地降低颅内压，暂时缓解病情，脑积水患者效果显著。

2）减压术：小脑幕切迹疝时可作颈肌下减压术，枕骨大孔疝时可作枕下减压术。这种减压术常造成脑组织的大量膨出，对脑的功能损害较大，故非迫不得已不宜采用。

3）脑脊液分流术：适用于有脑积水的病例，根据具体情况及条件可选用脑室脑池分流术、脑室腹腔分流术、脑室心房分流术等。

4）内减压术：在开颅术中遇到脑组织大量膨出，无法关闭脑腔时，不得不做部分脑叶切除以达到减压目的，不常用。

（4）颅内高压的并发症——脑疝：颅内压高到一定程度，机体调节机制失代偿，部分脑组织从压力较高向压力低的地方移位，通过正常生理孔道而疝出，压迫相应脑组织，出现特有的临床表现并危及生命。急性和慢性颅内压增高者均可以引起脑疝，前者发生较快，数小时就可出现，后者发生缓慢。依脑疝发生部位可分为：

1）小脑幕切迹疝：表现为剧烈头痛及频繁呕吐，伴烦躁不安。意识改变表现为嗜睡、浅昏迷甚至昏迷，两侧瞳孔常不等大，患侧眼睑下垂、外斜等。若脑疝继续发展，则出现双侧瞳孔散大，光反应消失；患侧大脑脚受挤压可造成病变对侧偏瘫，表现为对侧肢体的自主活动减少或消失，肌张力增高、病理反射阳性；脑疝的继续发展使症状波及双侧，引起四肢肌力减退或间歇性地出现头颈后仰，四肢挺直，躯背过伸，呈角弓反张状，称去大脑强直，是脑干严重受损的特征性表现。患者的生命体征紊乱：血压、脉搏、呼吸、体温的改变；血压忽高忽低，呼吸忽快忽慢，有时面色潮红、大汗淋漓，有时转为苍白、汗闭，体温可高达41℃以上，也可低至35℃以下，最后呼吸停止，最后血压下降、心脏停搏而死亡。

2）枕骨大孔疝（小脑扁桃体疝）：表现为剧烈头痛，反复呕吐，生命体征紊乱和后颈部及枕部疼痛，颈肌僵直，强迫头位嗜睡，呼吸衰竭发生较早，表现为呼吸深慢或突然停止甚至昏迷，意识改变出现较晚，双侧瞳孔散大，或形状变化，瞳孔对光反射迟钝或消失。

3）大脑镰下疝：大脑镰下疝引起患侧大脑半球内侧面受压脑组织软化坏死，对侧下肢轻瘫，排尿障碍等症状。

结合原发病及颅内高压病史，一旦出现头痛、呕吐加重，甚至意识障碍、生命体征及瞳孔改变，情况紧急，病情凶险，迅速做出脑疝判断。脑疝是颅压高的晚期并发症，因此预防脑疝发生最为重要。脑疝时应积极大力抢救：吸氧、实时心电监测、大剂量脱水药、脑保护剂、对症支持治疗，并尽可能地迅速去除病因。如为大脑镰疝，应立即输注甘露醇、激素；如为小脑扁桃体疝，应立即人工辅助呼吸，紧急做侧脑室穿刺放脑脊液。并尽快查明病因，手术切除病变或行减压术。

5. 护理　避免一切能够加重或促发颅内高压的不利因素，如咳嗽、搬动患者等；密切注意生命体征、意识状态、排便情况、瞳孔大小形状及对光反射的变化；并发肢体偏瘫及意识障碍患者要注意及时翻身、使用防压疮气垫床减少压疮、坠积性肺炎的形成。

6. 预后　良性病变如脑炎、脑膜炎、脑脓肿等经积极的抗感染治疗后预后良好，后遗症极少，但如果未及时诊治，颅内高压症状持续时间长，会影响预后，可能出现后遗症。原发脑恶性肿瘤或转移性脑肿瘤一般预后差，疾病进展迅速及行成脑疝者预后更差。

（八）恶性胸腔积液

恶性胸腔积液是指由于发生胸腔的恶性肿瘤或转移至胸膜的病变引起胸腔液体异常增多的现象。恶性胸腔积液是癌症晚期的并发症，表明恶性肿瘤已有远处转移。治疗上临床多采用单纯引流积液、腔内注射化疗药物、放置闭式引流管、体腔循环热灌注等手段。

1. 病因　几乎所有的恶性肿瘤都可以引起胸腔积液，最常见的是肺癌、乳腺癌、卵巢癌、淋巴瘤、胸膜间皮瘤等，发病原因主要是胸膜转移结节侵犯和阻塞毛细血管和淋巴管所致，故胸腔积液中含有大量蛋白质和血液有形成分，血性胸腔积液约占75%。

2. 症状与体征　少量胸腔积液无胸闷、喘憋、呼吸困难等症状，多量胸腔积液或进展迅速会出现胸闷、咳嗽、喘憋、心悸、呼吸困难、不能平卧。恶性胸腔积液常呈进行性加重。体征：患侧胸廓饱满，触诊语颤减弱，叩诊呈浊音或实音，听诊呼吸音减低或消失，语音传导减弱，同时有原发肿瘤的某些体征。

3. 诊断　肺癌患者出现胸闷、呼吸困难及胸腔积液体征时要考虑胸腔积液。对恶性胸腔积液做胸部X线片是最基础的检查，肋膈角变钝提示有少量积液；大量胸腔积液常伴有肺不张和纵隔向健侧移位。超声检查对确定胸腔积液的含量、胸腔积液是否包裹、判断穿刺进针方向和进针深度等均有重要意义。胸腔穿刺引流积液既可缓解症状又可辅助诊断，临床常用。恶性胸腔积液大多为血性，呈渗出性，离心后的胸腔积液沉渣涂片细胞学检查常可找到恶性肿瘤细胞，细胞学建议多次送检以提高阳性率。当细胞学检查无法诊断时，患者一般情况允许可通过胸腔镜行胸膜活检，90%以上可得到明确诊断。

4. 治疗　所有胸腔积液的患者应首先接受胸腔积液引流，并根据胸腔积液的性质及患者的预后决定进一步的治疗方案。恶性胸腔积液的胸腔内用药，其不良反应较全身用药轻，腔内用药的出发点在于排除胸腔积液，恢复受损的呼吸循环功能，并试图直接杀灭癌细胞或/和造成胸膜无菌性粘连，闭锁胸膜腔以防胸腔积液的复增。常见的治疗方法如下：

（1）胸腔引流：①胸腔闭式引流术：是目前治疗恶性胸腔积液最常用、最有效的方法之一，其疗效与胸膜固定术相似。胸腔闭式引流术的适应证为胸腔积液产生时间不足3个月、有压迫症状的中至大量胸腔积液、纵隔向健侧移位、无明显胸膜增厚及估计肺不张引流后能复张的患者，尤其适合总体健康状态不佳无法接受或拒绝接受胸膜固定术患者。胸腔闭式引流术分为胸腔细管插管闭式引流术和胸腔粗管闭式引流术两种。胸腔细管插管闭式引流术是目前治疗恶性胸腔积液最常用及合适的方法，其硅胶管的外径仅为3~4mm，适合注射各种药物，创伤小、感染机会小，适于恶性胸腔积液尤其是胸腔积液量大者，不适合于胸膜增厚较明显者。首次引流量应限制在1500ml以内，速度不能过快，以免造成复张性肺水肿。胸腔粗管闭式引流术适用于积液生长较快、液体黏稠度较高、已形成液气胸及需反复引流者，由于引流管管腔较大，胸腔积液易引流、不易阻塞。缺点是损伤大、易感染、局部疼痛比较明显，拔管后胸腔内液体容易从胸部插管处外溢。②胸腔穿刺术：反复的胸穿抽液可产生胸壁种植及侵犯，并导致蛋白质及电解质的大量丢失，感染机会增多，甚至造成气胸、血胸、包裹性积液等并发症，加速病情恶化。恶性胸腔积液者很少进行。

（2）胸膜固定术：胸膜固定术是治疗顽固性恶性胸腔积液与气胸的有效方法。胸膜固定术通常通过胸腔完全排液后向胸膜腔内注入药物（硬化剂），导致胸膜炎症与纤维化，使胸膜腔闭合不再积存积液。胸膜固定术主要用于根治性治疗无效但总体健康状况良好的伴顽固性恶性胸腔积液的患者。胸膜固定术经常使用的硬化剂有滑石粉、四环素及其衍生物及多种化疗药物等。首次采用滑石粉胸腔内用药治疗恶性胸腔积液，是在 1935 年，至今已有 70 余年历史，滑石粉以其价格低廉、应用方便、疗效肯定等特点，是较理想的黏着剂，应用最为广泛。目前滑石粉仍是最常用且最有效的硬化剂，有效率可达 93%。四环素也是较常用的硬化剂，具有价格低、毒性小、耐受好、不影响抗癌药物和兼有抗菌作用等特点。四环素治疗恶性胸腔积液的机制可能是因为四环素刺激间皮细胞释放对成纤维细胞有活性的生长因子样物质而致胸膜粘连，有效率达 70%~85%。

（3）局部化疗：通过胸腔内化疗可以刺激胸膜造成化学性胸膜炎致胸膜粘连，起到胸膜固定术的作用，还可通过化疗药物直接杀灭癌细胞，达到消除胸腔积液的目的。主要药物有：①顺铂（DDP）：是一种广谱、高效的化疗药物，渗透力强，胸腔给药不良反应小。顺铂胸腔内灌注是目前治疗恶性胸腔积液首选且有效的方法之一，胸腔积液内药物浓度是血浆的 12~20 倍。胸腔排尽胸腔积液后，将 DDP40~60mg/m^2+生理盐水 150~200ml 溶解后注入患者胸腔，1 次/周，3 次为一疗程，总的疗效为 60%~80%。具有疗效好，毒副反应少，耐受性好等特点。②卡铂：卡铂是第二代铂络合物，其抗癌活性与顺铂类似，但不良反应较少。可引起靶细胞 DNA 的链间及链内交联，阻止其螺旋解链，从而破坏 DNA，抑制肿瘤细胞的生长，可直接杀伤癌细胞。其腔内注射治疗胸腔积液的有效率约 50%~80%，常用剂量为 300~500mg+生理盐水 20ml 腔内注射。③博来霉素：它是一种抗癌抗生素，其控制胸腔积液的作用主要和其具有类似硬化剂的作用有关。常用剂量为 45~60mg，增大剂量可使疗效提高，但也可相应增加其毒性。临床观察有效率 60%~80%。

（4）生物反应调节剂：生物反应调节剂及生物免疫治疗在恶性胸腔积液中的应用是目前研究的热点之一，其作用机制是刺激胸膜腔内产生炎症并导致间皮细胞纤维化，以致胸膜固定。常用的生物反应调节剂有：①白细胞介素-2（IL-2）：能够显著地增强 T 细胞、B 细胞、巨噬细胞、NK 细胞的免疫功能，又能诱导新型的杀伤细胞 LAK 细胞和激活肿瘤浸润性淋巴细胞（TIL），并与其他多种细胞因子之间有协同增强免疫功能的作用。胸腔内每次注入 IL-2 200 万~300 万单位，1~2 次/周，连用 2~3 周，其有效率为 70%~90%。②干扰素：具有激活自然杀伤细胞和吞噬细胞的功能，常和化疗药物合用，可以显著提高疗效，用量常在数十万单位至上百万单位不等，其有效率为 64. 29%~89. 4%，有效缓解时间 2~14 个月，平均缓解期为 6. 5 个月。③短小棒状杆菌：是用于胸膜固定术最早、应用最广泛的生物制剂，它主要作用于胸液中的T淋巴细胞，能促进T淋巴细胞DNA的合成，使其产生淋巴因子，淋巴因子可激活单核细胞和巨噬细胞，使之黏附于肿瘤细胞表面，增强其对肿瘤细胞的杀伤力，从而发挥抑制肿瘤作用。此外，短小棒状杆菌还通过刺激胸膜组织中大量的巨噬细胞，产生化学性炎性反应而使胸膜纤维化、粘连，最大限度地减少、阻止胸液的渗出。常用剂量为7～14mg，溶于生理盐水40～60ml中注入胸腔，有效率可达84%～90%。

5. 护理 胸腔穿刺引流后观察胸腔积液的外观及量，注意有无气胸等并发症；每日记录胸腔积液的引流量，并做好化验送检；胸腔内用药后注意监测药物反应，发现异常及时告知医生；胸腔内用药后叮嘱患者改变体位以利药物与胸膜的充分作用。

6. 预后 胸腔积液的预后依原发肿瘤的不同而定；恶性胸腔积液的某些物质含量与肿瘤患者的预后直接相关，如胸腔积液的pH值低于7.2，葡萄糖含量低于3.36mmol/L者的生存期仅数月。

（九）恶性腹腔积液

1. 病因 恶性腹腔积液有多种病因，主要是侵犯至腹膜的肿瘤组织、低蛋白血症使液体渗出增加，腹腔静脉和淋巴管阻塞致回流障碍等使腹腔内液体增加。常见于妇科肿瘤如卵巢癌，消化道肿瘤如胃癌、肝癌和结直肠癌，多为血性腹水，且多发生在疾病的晚期。

2. 临床表现 除了原发恶性肿瘤的临床表现外，腹腔积液可造成患者食欲不振、进行性腹胀，严重者呼吸困难及行动不便。体格检查：腹围增加，移动性浊音阳性，伴或不伴下肢水肿，肠鸣音多减弱。

3. 诊断 对腹腔积液患者，CT检查不但可确定积液的存在，而且可了解腹腔肿块、腹膜后淋巴结情况以及腹部脏器的形态结构变化等。超声检查不但可以确定腹腔积液的含量，而且可帮助确定穿刺的部位、进针位置和进针深度。血性胸、腹腔积液大多为恶性，涂片细胞学检查常可找到恶性肿瘤细胞。当用细胞学检查无法诊断时，必要时可通过腹腔镜做腹膜活检明确诊断。

4. 处理 限制液体入量，一般1500ml以内。腹腔穿刺引流术兼有诊断及治疗的价值，应首先进行。引流腹腔积液是减轻症状、缓解腹压对肾脏血管压迫的重要措施，但腹腔内局部用药要慎重，防止因化学性炎症致肠粘连，并发肠梗阻。对顽固性腹腔积液，首先应处理可能的诱发因素，如低蛋白血症，可适当输注白蛋白或血浆，以提高胶体渗透压，改善肾脏灌注，有利于利尿剂发挥作用。利尿剂可适当间断应用。腹膜-静脉分流术对顽固性恶性腹水有一定效果。

5. 护理 腹腔穿刺后注意患者生命体征的改变；腹腔积液引流要间断，避免快速引流导致的血压下降；定期测量腹围及体重，记录引流量，观察引流液外观；饮食上指导患者补充足够蛋白质，限制钠盐及水分。

6. 预后 恶性腹腔积液患者的预后差。

（十）恶性心包积液

恶性心包积液是指恶性肿瘤细胞侵犯心包膜而继发的心包腔内液体增多，是很多常见恶性肿瘤终末期的合并症。

1. 病因　正常心包腔内液体量约30ml，在心脏舒张及收缩时起润滑作用，心包内液体超过50ml，即考虑心包积液。恶性肿瘤直接扩展或经淋巴或/和血行转移形成肿瘤病灶，可浸润心包膜或/和心肌引起心脏的淋巴和静脉系统回流受阻，导致心包内液体滞留。常见的原发肿瘤为支气管肺癌、纵隔肿瘤和乳腺癌。

2. 症状与体征　心包积液所引起的症状主要由心排出量下降和静脉系统充血所致，症状的轻重又与起病的急缓有密切关系，急性者心包积液量较少（<250ml）时即可出现较重的症状，而慢性者即使心包积液量较大（>1000ml）其症状仍可较轻。初期积液量少时多表现为劳力性呼吸困难，随着积液量增加及肺部充血，呼吸困难的症状逐渐加重，甚至出现端坐呼吸；另外因心排血量减少会出现乏力、眩晕、纳差等全身症状；后期积液量增加影响心脏舒张，出现血压下降、双下肢水肿和静脉压升高等。15%的患者可发展成心脏压塞症（表现为静脉压升高、动脉压下降和出现奇脉等）。

3. 诊断　有恶性肿瘤疾病史尤其是支气管肺癌，出现劳力性呼吸困难及双下肢水肿、全身乏力等时，要警惕心包积液，通过以下检查即可诊断。

（1）一般检查：胸部X线片检查常可见心影变大或肺部占位，但积液<250ml时，胸片常难于发现异常；大量积液时，其心影呈烧瓶状或梨形。胸部透视若有心包积液，可见心脏搏动减弱或缺如征象。CT或MRI检查均为最灵敏检查，不仅可发现其他检查难于明确的心包积液，还可发现转移灶部位。心电图：一般为心动过速或/和期前收缩，以及心电交替，心电交替多出现在大量心包积液的患者中，为预后不良的征象。超声波检查：超声心动为最简便、最有价值的检查方法。心包壁层及心外膜层增厚（>3mm）回声明显增强；两层间有较低或强弱不等的回声，有这两点即可明确心包积液的存在。

（2）特殊性检查：诊断性心包穿刺引流术，恶性心包积液常为渗出性，多为血性。血性心包积液送检细胞阳性率较高，尤其肺癌患者可达80%~90%。但阴性并不能排除恶性心包积液。心包穿刺术有一定危险性，最好在心电监护及心脏彩超引导下进行，穿刺点通常选在剑突与左肋缘间，针尖向左肩方向，针尖斜面向上或选左第5肋间锁骨中线外，心尖浊音界内2cm，以避开胸膜针尖向第4胸椎，针尖斜面向胸骨中线；穿刺回抽出心包积液后，沿穿刺针侧孔放入导丝并拔出穿刺针，然后沿导丝放入引流管，退出导丝后，接通引流袋；引流应间断会缓慢进行，以免发生复张性肺水肿。

4. 处理　恶性心包积液的治疗取决于其临床表现。建立静脉通道，血压低下者加用升压药，对呼吸困难者予吸氧；如出现心脏压塞症，心包穿刺引流为挽救生命的措施应尽快进行。

（1）心包穿刺和导管引流术：心包穿刺的适应证：发绀、呼吸困难或休克样综合征、意识障碍、周围静脉压升高至 1.27kPa 以上、血压下降至 2.67kPa 以下、测定奇脉压改变已超过脉压 50%以上。心包穿刺和导管引流术：治疗性心包穿刺和导管引流术的基本操作与诊断性心包穿刺相同。单纯积液引流治疗对一些患者可得暂时疗效，但心脏压塞症常可在 48~72 小时内复发，因此须综合应用其他治疗手段。

（2）心包内局部治疗：心包内积液引流尽后注入硬化剂，目的在于使心包壁层与脏层粘连。常用的药物有顺铂 40~60 mg、博来霉素 40mg、氟尿嘧啶 500~750mg、丝裂霉素 6~8mg、噻替哌 20~30mg，加入生理盐水 100~150ml+地塞米松 5~10mg 注入心包腔内，1~2 次/周，共 2~3 次。注射后嘱患者翻身，半小时一次，翻身 6 小时，以免局部粘连形成缩窄性心包炎。约有半数患者可明显减少心包积液的产生，其不良反应有恶心、轻度胸痛及一过性发热。

（3）全身化疗：对化疗敏感的肿瘤且心包积液发展缓慢者，全身化疗后可获得肿瘤缩小及心包积液产生减少，而缓解恶性心包积液的临床症状。对小细胞肺癌、恶性淋巴瘤及乳腺癌，常可取得完全缓解或部分缓解的疗效。

（4）放射治疗：临床上很少采用。由于心脏的放射耐受剂量为 35~40Gy，恶性心包积液常用治疗剂量为 25~35Gy。

5. 护理　心电实时监测心率、血压等生命体征，注意出入量的平衡；引流心包积液要间断，避免急性肺水肿的发生；大量心包积液时卧床休息，吸氧。

6. 预后　恶性心包积液多为恶性肿瘤终末期的合并症，预后很差。

（十一）高钙血症

高钙血症是肿瘤内科急危重症之一，约 10%的癌症患者发生高钙血症。血钙浓度超过 2.6mmol/L 者，排除高蛋白血症引起的假性高钙血症，以及甲状旁腺腺瘤、内分泌疾病如甲亢、嗜铬细胞瘤等疾病并发的高钙血症。

1. 病因　部分恶性肿瘤细胞可直接转移至骨骼，促进破骨细胞活性，使骨钙重吸收增多（骨质溶解）；骨质的钙释放主要是由于骨转移产生一些局部活性物质：细胞因子（特别是白介素，肿瘤坏死因子及刺激前列腺素释放的其他因子），或异位甲状旁腺激素相关蛋白（PTHrP）等因子而引起。引起高钙血症常见肿瘤为多发性骨髓瘤、乳腺癌、肺癌、肾癌和前列腺癌等。

2. 症状与体征　多数患者无明显症状，仅抽血检查时偶然发现。根据病因、高钙程度以及发生速度，临床表现因人而异。

（1）神经肌肉系统：明显高钙者可出现明显精神症状，如疲乏无力、注意力不集中、失眠、抑郁、神志不清甚至昏迷。

（2）心血管系统：高钙血症可使心肌兴奋性增加，患者容易出现心律失常及洋地黄中毒。高钙血症引起的心电图异常为 QT 间期缩短，许多患者还可合并高血压。

（3）胃肠系统：恶心、呕吐以及便秘十分常见，主要因胃肠动力受影响所致。许多患者合并有消化道溃疡及胰腺炎，因为钙可促进胃泌素和盐酸的分泌以及钙盐经常阻塞小胰腺管等。另外，高钙本身促使胰蛋白酶原转变成胰蛋白酶也是原因之一。

（4）泌尿系统：可有烦渴、多尿等症状。肾小球滤过率常轻度降低，多由高血钙造成入球小动脉收缩以及多尿致使细胞外液量减少等引起。高钙血症导致尿液浓缩能力下降。长期高钙血症可引起肾钙化等而导致肾功能衰竭。

（5）骨骼系统：甲状旁腺功能亢进可有骨痛、畸形以及病理性骨折等；患者常合并轻度贫血，可能因骨骼受累所致；钙盐沉着于皮肤、结膜等可引起瘙痒、结膜炎，在关节可出现类似痛风的症状。

（6）体格检查：除原发肿瘤的体征外，高钙血症的主要体征为情绪低落、腱反射迟钝、痛觉减弱、肢体近端肌群无力、步态不稳等。

3. 诊断　高钙血症的诊断可根据恶性肿瘤病史、原发肿瘤的体征及高钙血症的上述临床表现、血钙浓度等确定。碱性磷酸酶明显增高能辅助确定转移性病变。部分恶性肿瘤合并高钙血症患者血清甲状旁腺素（PTH）升高。恶性肿瘤可见骨转移灶，多发性骨髓瘤可见多个圆形边缘清楚的骨质缺损。高钙血症患者心电图可表现为QT间期缩短，T波低平及P-Q间期延长。

4. 治疗　恶性肿瘤并发高钙血症确诊后，在积极治疗原发肿瘤的基础上，急性期可做如下治疗：

（1）容量扩张：注射生理盐水1000~2000ml，可使尿钙排出增加，暂时使血钙下降，但难以达到理想缓解。如有心血管疾病者应注意容量负荷用量。

（2）袢利尿剂：应用呋塞米20~40mg，静脉注射，可快速阻断钠重吸收而导致排钙增加，同时及时补充水分。

（3）糖皮质激素：泼尼松10~30mg/d，口服，对骨髓瘤患者特别有效。

（4）降钙素（鲑鱼降钙素或鳗鱼降钙素）：一般采用4U/kg或50U，皮下或肌内注射，q12h，注射前需做皮试。

（5）双膦酸盐：双膦酸盐抑制破骨细胞的活性，从而抑制骨重吸收，应用双膦酸盐平均2~3周后，70%~80%的患者有效。唑来膦酸可在较短的时间内达到止痛效果，且持续时间更长。患者应用双膦酸盐后可能会出现短暂的发热和骨痛，也可能出现低钙血症，故需监测血钙浓度。用法：帕米膦酸二钠90mg加入0.9%生理盐水500ml中，静脉滴注2小时，或唑来膦酸4mg加入0.9%生理盐水中，静脉滴注15分钟，每28天重复，效果可持续1个月。

（6）血液透析：使用低钙透析液进行透析，血钙水平在透析后2~3小时可以降低，但效果是暂时的。本法对于肾功能不全合并高钙血症者尤为适用。

（7）钙敏感受体激动剂（西那卡塞）：适用于各种高钙血症，原发和继发性甲状旁腺功能亢进，不仅可以降低PTH，还可增加尿钙排泄，降低血钙水平。

5. 护理 容量扩张治疗期间注意观察意识状态及生命体征改变，以免并发心功能衰竭。利尿期间注意电解质紊乱及低血容量休克。

6. 预后 预后因疾病原因而不同。继发于恶性肿瘤预后较差，继发于甲状腺旁腺亢进预后一般较好。

（刘宁红）

第五节 终末期癌症患者的心理关怀

终末期是癌症发展中一个相当特殊的阶段，疾病逐渐恶化，死亡越来越近。癌症发展到了终末期，死亡逐渐临近，此时患者对死亡的恐惧和生的渴望非常强烈，产生了一系列复杂的心理反应，以适应患了不治之症和死亡临近的现实。患者从进入治愈无望、逐渐衰竭的临终状态，到生命活动停止，所经历的时间少则几小时，多则半年。此间，他们在承受生理痛苦的同时，往往在心理上经历剧烈的痛苦和波动，需要医护人员给予特殊的心理关怀。

一、癌症患者诊断过程中的心理反应

癌症患者诊断过程中的心理反应与患者的性格、知识背景、病情严重程度、对预后的判断等因素有关，不同的患者在病程的不同阶段可有不同的心理反应。

（一）诊断早期的心理反应

患者在得知自己可能患上癌症而尚未确诊时，其心理反应往往表现为否认、怀疑和恐惧。否认是癌症患者常用的一种心理防御方式，表现为不承认癌症的诊断，拒绝接受残酷的现实，照常工作和学习，以此来维持自己的心理平衡；怀疑主要表现为怀疑医生的诊断是否正确，家属是否隐瞒了真相等；恐惧，主要是对疾病和死亡的恐惧以及对治疗性毁损的恐惧。总之，焦虑、恐惧伴随着希望，构成了早期诊断阶段中患者的心理和情绪特点，患者在震惊、疑虑、沮丧等复杂的情绪状态下，常会出现饮食、睡眠和日常活动模式的暂时性失调。

（二）确诊阶段的心理反应

从诊断早期进入确诊阶段以后，大多数患者产生自怜和怨恨的情绪，即怜悯自己的不幸，怨恨为什么偏偏自己得了癌症，特别是那些平时体质较好，较年轻的患者，这种情绪更为强烈。有的患者在确诊自己患了“绝症”之后，全部的心思都集中在诊断和相关的事情上，认为疾病是一种惩罚，产生负罪感、情绪陷入低沉、悲伤不已，甚至悲观绝望，处在这种焦虑抑郁状态下的患者，睡眠和饮食开始不规律，加之癌症带来的恐惧，可能会产生轻生的念头。虽然癌症患者的自杀率不高，但医务人员仍不应疏忽，特别是对于有严重抑郁反应、有过自杀企图或与人谈过自杀问题以及缺乏充分社会支持的患者应加以注意，谨防自杀。也有部分患者，认识到自己既然患了癌症，就应积极配合医生的治疗措施，想方设法尽力延长自己的生命。此外，癌症患者由于受悲观、自怜、怨恨和绝望等情绪的影响，常常会在短时间内出现行为方式的明显改变。例如，原先比较开朗、健谈的人可能会变得沉默寡言；原先比较温和、讲理的人可能会变得脾气暴躁、蛮不讲理，甚至怀有敌意，让医务人员和家属充当出气筒，无休止地发泄怨恨和牢骚、伤害他人的感情。到了晚期阶段，患者的心理反应会从否认、愤怒、不甘、绝望，逐渐转向停止挣扎，最终坦然面对现实，迎接死亡的到来。

有研究显示，50%的患者对癌症诊断的危机表现出的心理反应属正常范围。诊断过程中出现的正常的心理反应一般持续7~14天后会自然消退，尤其是在良好的医患关系中，医疗措施及家庭社会的支持下患者很快地自我调整，不需药物来控制症状。少数这种正常的心理反应较重时，可适当应用小剂量抗焦虑药物和催眠药，用药时间不宜过长，1~2周左右，以免出现镇静类药物的依赖。如果患者存在某些易感因素，其适应癌症危机的表现超过了正常的心理反应，就应作出恰当的精神病学评估，以采取进一步治疗措施。

二、终末期患者的心理反应

（一）终末期患者的心理过程

库伯勒·罗斯在她的《论死亡和濒死》一书中，将临终患者的心理过程概念化为五个阶段：否认、愤怒、协商、抑郁和接纳。就是说，当一个人从得知自己患了不治之症开始，到疾病发展至晚期面临死亡之时，其心理发展大致会经历这五个阶段。

1. 否认阶段　多数患者在开始得知自己患了不治之症时，最初的反应多为否认的态度，不敢正视和接纳现实，不接受临近死亡的事实。怀着侥幸的心理，四处求医，希望先前的诊断是误诊；听不进对病情的任何解释，同时也无法处理有关问题或作出任何决定。这种反应是由于患者尚未适应自己病情的严重性，暂时无法面对现实而产生的，这个阶段持续时间一般不长，多数患者很快停止否认，但也有极少数患者一直持否认态度。如果否认持续时间过长以致影响正常的治疗，就需要应用心理干预来帮助患者面对现实。

对疾病和死亡的否定，通常只是一种暂时的心理防御反应，是个人对令人震惊的坏消息的缓冲，过不了多久，就会由部分否定、部分接受所代替。如果持续地对死亡加以否定，可能会起到一些缓解临终心理痛苦程度的作用，但这种情况并不多见，因为这完全是一种自我屏蔽的效果。

2. 愤怒阶段　当终末期患者知道自己的病情和预后是不可否认的事实时，随之而来的心理反应就是愤怒和怨天尤人了。他们想不通得绝症的人为什么偏偏是自己而不是别人，会抱怨工作和生活中的不如意，认为那是造成他们患病的原因；或者对诊断和治疗过程吹毛求疵，认为就是这些误诊或漏诊加重了自己的病情；患者常常迁怒于家属和医护人员，无缘无故地发脾气，对身边的人挑剔、抱怨，甚至恶语相向。从医护人员的角度看，处于愤怒期的患者很难与之沟通思想，所给予患者的照护很难得到患者的满意。

3. 协议阶段　又称“接受与尊医行为阶段”。患者接受现实是一种延缓死亡的企图，是人的生命本能和生存欲望的体现。当愤怒渐渐平息，求生的欲望会使临终患者内心充满挣扎，面对不可避免的死亡会心有不甘，千方百计地想延长生命，或是希望免受死亡的痛苦与不适。患者常表现为：祈求神灵保佑自己康复、祈求出现奇迹让自己的绝症消失、祈求亲人和医护人员想尽一切办法挽救自己的生命和减轻痛苦。此时患者积极配合，尽力执行医嘱，渴望医学出现奇迹，使疾病获得好转。这个阶段长的达几个月，短的只有几天。

4. 抑郁阶段　虽然患者积极配合治疗，但疗效仍不令人满意。身体某些功能的减弱或丧失没有得以控制，病情恶化，躯体日渐衰弱，患者开始意识到死亡将至，生的欲望不再强烈，这时他的愤怒和挣扎，会渐渐转变成绝望。疾病的恶化、身体功能的丧失、频繁的治疗，经济负担的加重、地位的失去等，都会使临终者产生巨大的失落感，变得沮丧、消沉、无助、万念俱灰，并导致抑郁。处于抑郁阶段的临终患者，有的表现为对周围事物的淡漠，语言减少，反应迟钝，对任何东西均不感兴趣；有的深深的悲哀，哭泣；有的急于安排后事，留下遗嘱；有的为了逃避痛苦希望快点结束生命。临终患者的抑郁心理表现，对于他们实现在安详和宁静中死去是必需的，也是有益的，因为只有经历过内心的剧痛和抑郁的人，才能达到接纳死亡的境界。

5. 接纳阶段　按照弗洛伊德的“死亡本能”学说，“接纳死亡”这一现象或多或少存在于一个人的生命过程中。经过上述四个阶段以后，患者的愤怒、讨价还价、沉闷不语等均不能发挥作用，疾病仍就恶化，身体状态每况愈下，他们失去了一切希望与挣扎的力量，于是不得不接受死亡即将到来的现实。在这个阶段中，如果患者得到很好的照顾，他们会逐渐适应现实，情绪逐渐恢复正常，能以平和的心态去承受死亡这个事实。患者往往表现出惊人的坦然，他们不再抱怨命运，也不显示淡漠的情绪，重要的事情已经安排妥当，接纳死亡，等待与亲人最终的分别。患者通常表现为疲倦和虚弱，喜欢休息和睡眠，并希望安静地离开这个世界。

接纳死亡说明一个正在走向死亡的人的“超脱现实”、“超脱自我”的需求压倒了一切，于是接受了死亡的到来，这种“接纳”与“无能为力”和“无可奈何”的无助心理，具有本质的区别，因为它代表了人的心理发展过程的最后一次对自我的超越，是生命阶段的成长。

对于库伯勒·罗斯临终心理发展理论，一些学者认为临终患者心理发展的个体差异实际很大，即使有些患者五种心理表现都存在，但其表现顺序也不一定是按照上述顺序出现的，前后可能有所颠倒。例如有些人可能先是接受，然后又否认；另一些人则可能从接受到否认不断反复；有些人则可能一开始就表现为愤怒或接纳等，甚至有的患者心理发展停留在某一阶段，一直到生命的终点。濒死的人很少会按照一个规律的、有明确分期的顺序发展。另外，也有学者指出这五个阶段的过渡转变，有的可能只需几分钟，有的也可能需要数个月，视患者过去的生活经验及个性而决定。生病前曾遭遇失去亲人、爱人者，会较快由否认阶段转变到接纳阶段，而无法表达或被阻止表达内心感觉的人，通常都停留在早期否认或愤怒阶段，直到有人支持他，让他表达出内心的感觉为止。

除了比较权威的库伯勒·罗斯临终心理发展理论之外，心理学家威斯曼在对晚期癌症患者的心理过程进行研究后，将其归纳为4个阶段：

1. 存在可怕境况阶段　即患者在得知自己的病情后因感觉这种灾难的严重性、可怕性和不可避免性，从而感到震惊和恐惧。

2. 缓和顺应阶段　此时的患者心态既要求身体舒适，还关心家庭其他成员的状况，尽自己义务和责任，从而维护自我价值。

3. 衰退恶化阶段　随着疾病的恶化和体质的衰弱，患者意识到死亡即将到来，此时他们会根据自己的意愿和能力对力所能及的事情进行适当安排。

4. 濒死阶段　此时因疾病已治愈无望，患者体力精力已极度衰弱，被迫放弃一切活动，唯求解脱，平静接受死亡。

（二）终末期患者的心理需要

美国心理学家马斯洛把人的需要由高到低分为五个层次：即自我实现的需要、尊重的需要、社交的需要、安全的需要和最基本的生理需要。终末期患者也不例外，他们大致会有下述几种心理需要：

1. 维护自己尊严的需求　人习惯于有尊严地生活。终末期患者也希望维持自己形象的完整、保持自己的尊严，认为自己的形象如果不能像往常一样，就会影响到自己被对待的方式；也会影响到患者对自己的肯定，因此终末期患者会认为维持自己形象的完整不但是自己自尊的来源，也成为让他人尊重的依据。尽管这是较高层次的需要，对于终末期患者尤其是成年患者来说，这种保持和维护自己尊严的心理活动往往占主导地位。

2. 强烈执着与爱恋的需要　终末期患者会认为自己过去所拥有的财富、事业、家庭、朋友，都会因死亡的来临而消失不见，这种强烈的被剥夺的体会，让他们觉得人生在世最后终究一场空，从而产生强烈的失落感，终末期患者在感到失落的同时，对人间一切便会产生难以割舍的执着与爱恋，所以有时会让亲人感到过度的感情压力。

3. 不被遗弃的需求　虽然终末期患者有时会有静一静的想法，不过基本上终末期患者并不希望这种静一静被误解为喜欢孤独，他们十分担心被亲人遗弃，使自己陷入孤独，只是心中又不想因为害怕孤独而造成亲人情感上的负担与不舍，这种又想又怕的反应是家人在提供爱心的支持与关怀时应特别注意的地方。

4. 参与的需求　因为终末期患者本身原有他自己的独立自主性，也有他自己的贡献价值所在，当然不希望由于生病就成为亲人的负担，完全失去自己的自主能力，这时亲人应顺从照顾患者的想法、方式到行动，让患者自己产生参与感，这样才能使终末期患者体验积极的自我肯定。

三、终末期患者的心理治疗和护理

（一）心理治疗概述

大量的临床实践证实了心理因素在致病和治病中的作用。按照生物-心理-社会三位一体的新医学模式和护理程序的要求，临床医生和护士不仅要了解社会心理因素对健康和疾病的重要影响，更要掌握心理治疗和心理护理的基本技术，用以帮助患者改变非适应性的心理和行为状态。

心理治疗是指医务人员在心理学的理论、原则的指导下，应用心理学的技术，以良好的医患关系为基础，通过言语和非言语的沟通方式和某些仪器给患者以心理上的训练和指导，改善他们的情绪，纠正异常行为，减缓致病性心理因素所致的心身症状，以促进身体和心理康复的治疗方法。心理治疗和护理技术依据不同的理论而有不同的流派和方法，大致分类如下：

1. 根据心理治疗所依据的理论分类　有精神分析疗法、行为主义疗法、人本主义疗法、中医疗法和宗教心理疗法等。

2. 根据治疗的主要目标分类　有支持患者脆弱情感的精神支持疗法、提高患者自信心的自信心训练法、纠正错误认知和非理性思维的认知疗法、改善人际交往能力的人际关系疗法等等。

3. 根据治疗对象的多少分类　可分为个体治疗、家庭治疗、婚姻治疗和团体治疗等。

4. 根据治疗运用的工具和形式分类　可分为催眠疗法、诗文阅读疗法、绘画疗法、雕塑疗法、音乐治疗、舞蹈治疗、体育治疗、游戏疗法、工作疗法、森田疗法、旅游疗法、生物反馈治疗、厌恶疗法等。不同的心理治疗技术适用于不同的病症，在实际治疗工作中灵活机动地将各种心理治疗方法进行整合运用是目前心理治疗实践的总趋势。

心理治疗的作用在临床实践中不可忽视，但也存在局限性。对于多数中重度的焦虑、抑郁患者，心理治疗不能代替精神药物治疗，而是在使用抗焦虑抑郁药物的前提下，起到辅助治疗的作用。心理治疗的作用在于：

1. 心理治疗者通过倾听、解释和指导，提供必要的心理支持和帮助，使患者在面临自己无法应付的矛盾危机而悲观、焦虑时，承受能力和适应能力得以提高和增强。

2. 心理治疗者帮助患者认识和改变非适应性的认知和行为，正视现实，增强对现实环境的适应能力和对挫折的耐受性。

3. 情绪调节和疏导作用：让患者倾诉心中的疑虑、烦恼和痛苦，疏泄压抑的情绪，调动积极情绪，以促进心身疾病的缓解。

4. 帮助患者认识自身的不健康行为，培养与环境相适应的行为方式。

现代心理治疗技术既有一定的专业性，又扎根于民众日常生活的土壤之中。大凡有助于提高心理素质、维护心理健康、促进心理平衡的生活态度、认知与生活方式和活动，都可以看成是具有心理治疗功能的技术。因此，心理治疗任务的承担者不仅限于接受过系统培养的心理学专业人员，临床各科医生护士、患者亲友等，都可以在对患者的心理帮助中发挥作用。

（二）心理治疗的目标

终末期癌症患者往往要经历着复杂的心理变化，心理痛苦程度深，情绪处于不稳定状态，恐惧、焦虑、抑郁、怨恨、惋惜、悲观和绝望等情绪可能使患者感到度日如年。因此，有必要通过有效的心理治疗手段帮助患者稳定情绪，减少或消除各种负面情绪的不良作用，缓和其内心的矛盾冲突，使患者的心理状态得到调整而改善临终阶段的生活质量，平静坦然地度过生命最后的时光。

此外，针对晚期癌症的一些治疗措施，特别是化学治疗、放射治疗及介入治疗等，也会产生一些不良反应，会给患者的生理和心理增加负性影响，此时也需要不断的调整患者的心理状态，积极地配合治疗，才能取得更好的治疗效果。通过放松技术等心理治疗手段来帮助患者缓解和应付治疗中的不良反应是十分必要的。如果让患者预先有所准备并明确不良反应，常常可使患者在发生时易于接受，尤其是对于那些治疗过程中可能出现的、带有严重心理后果的令人痛苦的症状，如恶心、呕吐、厌食、中枢神经系统的影响、脱发、疲劳和虚弱等，不仅要在不良反应产生之前预告患者，而且要在每当不良反应出现之时设法控制和解除患者的焦虑情绪，以增加其对不良反应的耐受力。

对临终者进行心理干预的主要目的在于：疾病应对中的支持和改善生活质量，即提供高质量的舒缓性的照护，帮助临终患者减轻疼痛和各种不适症状，从心理和精神的不安与痛苦中解脱出来，促使生命最后阶段的顺利超脱。具体目标有：①减少情绪症状如焦虑和抑郁。②支持患者将应激性情感如愤怒、恐惧、暴怒和失望用言语表达出来。③学习应对疾病的行为技巧。④学习重新过正常的生活。⑤减少家庭或伴侣关系中的情绪应激。⑥解除对死亡开展讨论的禁忌。⑦学习放松技术以减轻失眠、疼痛和恶心等躯体不适。

（三）心理关怀中的沟通技巧

1. 陪伴和触摸　日常相处中，多利用身体接触去表达关怀和亲密的感觉，如轻抚面和手、拍拍肩膀等。家属可帮助患者按摩。由于患者的皮肤较干燥，可用些润肤露令按摩的过程更舒适，在按摩的过程中，可传达的爱心远比技巧更重要，患者不但觉得舒服，更能感受到亲人的关爱。而临终者在走过生命最后旅程的道路上难免会感到孤独不安，此时特别需要身边有人陪伴，陪伴者即使不说话，只要静静地待在临终者身边，就能给临终者极大的安慰和支持。触摸，也是和临终患者进行心理交流的好方式，因为重病的患者往往期待被别人触摸，期待被看成活人而非患者。轻轻地触摸临终患者的手，常常会使患者感到温暖、舒适和安全，其心理护理效果有时甚至不亚于语言。

2. 倾听　过多消极情绪的积聚会造成身体的进一步损害，应鼓励患者把愤怒、恐惧、悲哀、绝望等负性情绪倾诉、表达出来，因为倾诉是一种释放，可使负性情绪得以减轻。

当患者述说的时候，陪护者应该坐下来，给患者足够的时间，让他们充分表达和倾诉内心的感受，这样会使他们感到舒适，即使患者诉说的内容无意义，也要保持耐心，专注地倾听，适时地表达对其感受的认同，让其感到被关心、理解和支持。事实证明，给患者倾诉的机会本身就是帮其消除焦虑抑郁的一种好办法。也可播放患者喜欢的音乐、或令患者放松的轻松音乐。

3. 肯定　有些患者认为癌症是对自己的一种惩罚，会追悔往事，自责内疚，从而使负性情绪加重。医护人员和家属应该多肯定临终者积极的方面，对患者自认为“有愧”的方面表现出接纳的态度，让他们体验到自己既往生命的价值感和效能感，使其能够坦然地面对现实和迎接死亡的到来。

4. 告知　如果临终者没有被告知面临死亡的实情，没能为自己的死亡做好充分的准备，没能对生命中的种种关系做一个郑重的告别，必然会留下终身遗憾。临终者如果发现亲人试图回避他面临死亡的实情，会以为那是因为亲人无法面对这一事实，因而加重情感负担和焦虑。因此，面对临终患者，医生和家属有责任引导患者认识死亡、坦然面对和接受死亡，让其能够有机会安排好后事。在告知实情的时候，需要根据临终者的心理承受能力，逐步地、有所缓冲地传达相关信息，同时密切注意临终者的情绪反应并给予相应的安抚。

5. 运用身体语言　医护人员与患者交流时，要注意自己的姿态、目光、面部表情等身体语言的运用，交谈时用恰当的声调说话，语速适当，保持善意的目光接触，面带微笑，使临终者感到被尊重、被关心和被接纳，这样才能让患者敞开心扉。

（四）终末期癌症患者的心理治疗

1. 支持性心理治疗　针对癌症患者的特殊心理以及各种治疗措施所产生的不良作用反应状态，支持性心理治疗是基本的治疗措施。支持性心理治疗是指运用语言对患者进行安慰、疏导、解释、劝说、指导、鼓励，以帮助其度过心理危机、克服消极情绪、调整认知、减轻心身压力的一种非特异性心理治疗与护理方法，它可以给患者提供解决问题的情感支持，树立战胜疾病的信心，适用于医护过程的任何一个环节，所有心理治疗和护理都要在支持性心理治疗的基础上实行。支持性心理治疗的基本原则是：①支持要适度，不要包办代替；②帮助当事人转变对挫折、灾难的看法；③启发当事人利用社会支持网络；④鼓励当事人积极行动，改善生活境遇。

支持心理治疗的工具是得体的语言。语言不仅是表达思维、感觉、情感等心理活动的工具，也是人与人之间沟通、理解和互相影响的主要形式。语言具有双重性：一方面，良好、得体的语言可以给人以温暖，具有安慰、激励、疏导、释疑、引导的作用；另一方面，不良的语言可以造成对方的紧张、恐惧、怀疑，而激起不适的心身反应。因此，语言既能治病又可能致病。医护人员在运用语言对患者进行劝说、引导、解释时，需以一定的理论、世界观和人生观为说理依据，这就要求医护人员必须自己首先加强修养，有一个良好的精神面貌和健康的心理素质，只有这样，技巧得当的语言加上医护人员的人格力量，支持性心理疗法才能收到较好的效果。

在支持性心理治疗的沟通技巧中，心理治疗者需要掌握以下 5 个要点：①建立良好的信任关系；②澄清：弄清患者对病情的理解和期望。有些患者对自己的疾病有错误的认识或过高的期望，需要治疗者澄清事实；③提供信息：大多数患者希望对自己的疾病有更多的了解，为他们提供所需要的信息可以减轻其焦虑水平；④处理负性情感：正确处理患者的悲伤、愤怒等负性情感，可以缓解其紧张状态，使其获得更多的支持，可以采用澄清、肯定、共情的技术；⑤取得配合：取得患者的配合，让患者积极参与治疗，可以减少丧失控制的恐惧；取得家属的配合，可以为患者提供情感支持和鼓励，从而与患者的家庭建立起一种联盟，可以达到在诊室之外延伸治疗的效果。

2. 认知行为治疗　认知行为疗法是一组通过改变思维或信念和行为的方法来改变不良认知，达到消除不良情绪和不良行为的短程心理治疗方法，适用于抑郁焦虑等情绪障碍和不合理认知导致的心理问题。它的主要着眼点，放在患者不合理的认知问题上，通过改变患者对己、对人或对事的看法与态度来改变情绪。

认知行为治疗认为，人的情绪来自人对所遭遇的事情的信念、评价、解释或哲学观点，而非来自事情本身。正如认知疗法的主要代表人物贝克（A·T·Beck）所说：“适应不良的行为与情绪，都源于适应不良的认知。”认知行为治疗的目标不仅仅是针对行为、情绪这些外在表现，而且分析患者的思维活动和应付现实的策略，找出错误的认知加以纠正。

焦虑抑郁情绪是癌症患者中普遍存在的心理问题，部分癌症患者还会产生自杀倾向。其认知主题通常是：危险、挫败、剥夺、失落、无助和绝望，且往往具有极端化和夸大灾难、以偏概全的特点。如果能找出其认知中的不合理成分并成功地加以纠正，患者的情绪障碍有望得到迅速缓解。

3. 存在疗法　存在疗法探索以新的方式，从更积极、更有意义的角度去理解目前正在经历的折磨。其中的意义疗法奉行的基本信条是，无论一个人遇到的不利处境有多严重，他总是可以控制自己的态度和外在表现。目标是减轻患者所承受的痛苦，鼓励他们通过参加一些活动，享受完整的生活，这些活动使其体会生活的意义和目的。意义疗法的焦点是鼓励患者尽力实现心愿，建立对他人的责任感。意义疗法承认并且全面探索患者所承受的痛苦，而不是掩盖患者的痛苦。尽管意义疗法设计初衷不是针对即将死亡的患者，Zuehlke 和 Watkins（1975）对 6 例临终患者探索了意义疗法的治疗效果，发现被试 6 例患者感到自己拥有更大的自由感来改变他们的生活态度，并且认为他们的生活有意义、有价值。

另一种对末期癌症患者有效的存在疗法是生命叙述，这种方法在了解患者生命轨迹的背景下，探索躯体疾病的意义。生命叙述方法创造一种在处理疾病时的新看法，强调过去自己拥有的力量，增强自尊，支持过去有效的应对策略。治疗师着重总结患者的生活史以及对疾病的反应，以此表达一种感觉：治疗师一直都很理解患者。生命叙述可以改善患者心理和躯体的健康，Permebaker 和 Seagal 1999 年进行的一项研究表明，当患者富有情感的撰写自己重要的经历达 15 分钟~3 天时，患者的精神和躯体健康都会出现好转。

传统上早已采用生命叙述的方法治疗躯体疾病伴发抑郁的患者，终末期患者由于采取撰写的方法难免吃力，可以用一项类似的治疗方法生命回顾来代替。生命回顾为患者提供机会重新审视过去的经历以寻找其中的意义，解析以往的冲突并做出修正，或者解决未完成的事情。生命回顾的过程可以采用磁带记录自传，可以讲述自己过去的经历、讨论自己的职业或者生活工作，还可以画“家谱图”。其他生命回顾活动包括继续朝圣之旅、艺术表达（例如创作一幅画或旅行日记）等。传统上生命回顾用于老年临终者以消除冲突并且促使其有尊严地接受死亡，对于临终患者，他们的故事具有特别的意义，在与患者协商他的病情和治疗策略时，让他们诉说自己的故事往往呈现出比较好的辅助作用。

4. 团体心理治疗　团体心理治疗（或称集体心理治疗）应用于癌症患者已有 30 多年的历史，并积累了大量的研究资料。1989 年，心理学家大卫·斯皮尔格公布了一项历时 10 年的研究结果：采用标准化治疗的转移性乳腺癌患者，参加团体心理治疗后平均生存期延长了 18 个月。此后，团体治疗开始兴起，癌症患者开始更积极地寻求团体治疗，大量重复性研究结果进一步证实了团体治疗确实既可以改善患者的生活质量，也可以延长其生存时间。

团体心理治疗的形式多种多样，共同的目的是让有相同体验的患者有机会认识，在一起讨论共同关心的话题。团体成员相互了解各自的治病求医经历，在团体内，每个人都是平等的，不会因为癌症的“烙印”而被人排斥，他们可以放心地说出真实的感受，会得到其他成员的理解和支持，获得更多的信心和勇气，也可以宣泄深藏在内心的愤怒，讨论更多关于癌症治疗的信息。

团体治疗可能起到个体心理治疗无法起到的作用，例如分享共有的体验和认同，通过帮助他人来帮助自己的感觉，看到他人成功处理事情而感到自己也很有希望，一种感到自己有所归属的感觉。对于终末期肿瘤患者而言，从团队治疗中获得的“普遍感”，能够促使患者超越自我，面对现实，最终以平和的心态迎接死亡。

团体治疗的优势显而易见，但也存在常见的问题。团体治疗初始阶段会出现治疗目标不一致的情况，成员可能无法领悟团体目标（团体的整体性、信任的气氛及人际互动）与个人目标（痛苦的解除）的一致性；成员随意出入是影响团体发展的最大障碍，任意出入团体将造成支离破碎的团体形象，带来消极影响；团体治疗不像个体治疗可以提供立即的满足，有些患者会因为没有足够的“表达时间”而产生挫败感。此外，终末期患者往往因为太虚弱而无法参加集体心理治疗，使团体治疗在癌症患者的运用中受到限制。因此，癌症患者心理治疗不能以团体治疗作为全部的手段，必需综合运用多种心理治疗方法，才能达到较好的效果。

5. 针对癌性疼痛的心理治疗　心理学的研究与临床的大量观察证明，疼痛的出现与个体的心理状态密切相关，心理因素既可诱发与加强疼痛，也可延缓与抑制疼痛。因此，利用心理因素控制疼痛是当今控制疼痛的四大方法之一（其他三种方法为外科手术、药物镇痛和生理学方法）。癌症疼痛与患者的情绪状态显著相关，且因疼痛往往牵涉到多个解剖部位而不适宜采用侵入性痛觉缺失技术，以心理治疗技术来控制癌症疼痛的治疗方法就显得尤为重要。研究表明，对癌症患者的支持性心理治疗和认知行为干预等治疗措施能有效地减缓其疼痛，帮助提高生活质量和临终质量。此外，临床实践证实有效、用以控制癌症疼痛的心理治疗方法还有：

（1）催眠暗示疗法：实验证明，暗示作用既可以产生或增加疼痛，也可以消除疼痛，特别是催眠状态下的暗示。实际上，所有治疗疼痛的方法（包括镇痛药治疗和生物反馈治疗）都包含了暗示治疗的成分。催眠暗示疗法是通过帮助患者放松，消除患者的紧张、焦虑情绪和促进体内镇痛物质的释放、提高患者的痛阈来达到减轻或终止疼痛，其效果已被临床研究的结果所证实。催眠疗法适用于暗示性较高的病例，应由经过专门培训的治疗师来完成，治疗前要使患者充分了解催眠的目的和步骤，消除其紧张情绪，取得良好的配合；治疗在光线柔和、暗淡、安静的治疗室中进行，让患者平卧于床上保持沉静，使全身肌肉放松，令患者双目注视一个指定的物体，几分钟以后，治疗师用柔和、单调的语气反复暗示；当患者进入催眠状态，可以根据患者的病情特点，给予明确暗示，使其有所遵循，借以获得治疗效果；治疗结束后，则要通过结束性暗示，逐渐解除催眠状态。催眠治疗不仅用于减轻癌症患者的焦虑和疼痛，还可以用来减轻或消除已形成条件反射的与化疗有关的各种不良反应，如预期性恶心、呕吐等。

（2）放松疗法：放松疗法即肌肉松弛疗法，属于行为治疗措施，是除药物以外，用于治疗疼痛的最常用的治疗方法。由于疼痛常常由紧张、焦虑的情绪所引起或加重，同时伴有肌肉紧张，当患者有意识地训练肌肉的放松，可通过肌肉的放松感来带动情绪上的放松，进而使疼痛减轻，其原理与瑜伽有相似之处。放松疗法可以采取被动放松或渐进式放松，被动放松是在口头指导和愉快想象下，将注意力集中于身体不同部位的温暖感和放松感。渐进式肌肉放松是主动收缩和放松肌肉群，并将注意力集中于紧张和放松的感觉上。找一个舒适的姿势，然后收缩和放松肌肉群，先从手、手臂、脚和腿开始，然后是头部，直至全身。

此外，还有生物反馈疗法、森田疗法、艺术疗法等多种方法可以用于减缓癌症患者的焦虑和疼痛，在条件许可的情况下，多种治疗方法措施的综合运用会比单一治疗方法取得更好的效果。

（五）临终阶段的心理护理

临终者在生命的最后阶段，当其日益衰竭、意识到自己将不久于人世，往往会回顾一生，缅怀往事，会牵挂割舍不下的亲人，会希望平日朝夕相处的亲人陪在床前，或希望再看一眼远在他乡的子女，会有被尊敬、被重视的需要。此时，医护人员和家属要给予关心和爱护，尽可能满足患者的需要。在弥留之际，应为临终者创造一种愉快、舒适、宁静的氛围，不应吵闹，亲人不可当面分割财产。可将临终者喜欢的东西置于身边，所钟爱的人留在榻前，帮助临终者回忆愉快的往事，帮助其解决尚未解决的困难和问题，让其带着快慰的，没有恐惧的、担忧牵挂的心境进入死亡。

对临终者的恐惧、焦虑、愤怒、抑郁等负面情绪，要认识到它的必然性和变化规律，应加以必要的疏导，帮助其度过心理难关，顺利达到最终的超脱，以平和的心态，坦然面对死亡。对处于心理否认期的临终患者，既要顺应其特殊的心理防御方式，又要避免其过久地停滞于否认阶段而延误必要的治疗，可在与家属商议后，根据患者的承受能力，采用适当的策略，把检查结果、诊断结论、治疗方案和预后估计等实情循序渐进地告知本人；对于愤怒阶段的临终者，医护人员和家属要给予无条件的包容，只有让其充分地发泄了愤怒，临终者才能顺利地过渡到下一个心理反应阶段；在心理上处于协议阶段的临终者，可能会不停地纠缠医护人员，表达求生的愿望，提出治疗上的请求，此时医护人员要耐心地听其述说，即使满足不了临终者的要求，专注的倾听也能帮助临终者减轻焦虑；对情绪抑郁的临终者，可以静静的陪伴、轻柔的触摸去安抚他，鼓励他讲述自己的生命经历，让他在回忆中体验生命的价值和死亡的意义。临终阶段心理关怀的主要内容有：

1. 要使临终者减轻恐惧感　有的临终者受特殊信仰的影响，把生死看作轮回，认为死亡是一种解脱，甚至对死亡产生朦胧的寄托感，但多数临终者对于死亡会产生恐惧心理。临终心理关怀应以积极、乐观的态度去影响和感染临终者，帮助他们以正确的人生观、生死观，去看待生命和死亡，认识到死亡是人生不可回避的现实，每个人都要走向死亡。对于某些临终者，临终医学工作人员可以利用宗教的假说来进行安慰，如人死后会摆脱一切痛苦、烦恼，幸福地生活在另一个世界，以减轻临终者对死亡的恐惧。

2. 为临终者排除焦虑　临终者尤其是癌症患者得知病情后，往往会产生强烈的焦虑，当目睹住院的病友逝世更会因为感受到死亡的迫近而加重焦虑。他们不光为即将遭受的病痛折磨而焦虑，还会为身后的财产分割而思虑，更会为配偶、老人及子女未来的生活而牵挂。有些经济不宽裕的患者，会担心自己的医疗费用给家庭造成巨大的负担，而提出不治疗、不用药以减少经济支出的要求。临终医学工作者除了给予临终者周到的护理，还应与其家属密切联系，配合心理关怀工作。家属可以经常来看望患者，谈些积极的、高兴的事，讲讲自己的成就，让临终者相信其家属在自己离世后仍会生活得很好，这样可减轻临终者的焦虑情绪，使其得到宽慰。

3. 缓解临终者的孤独感　临终者往往希望家属始终陪在身边，同时又担心因此给家属带来负担，他们经常会产生强烈的孤独感，尤其是那些丧偶的空巢老人，在突然发生不能行动、生活不能自理的情况后，会更觉孤独无助。临终者不仅需要生活上的照料，更需要有人能陪伴、聊天，护理人员应尽可能多地陪其聊天、散步、下棋等，在条件许可的情况下可组织病友聚在一起开展有益的活动。家属也应多多陪伴，使临终者的心理得到安慰，减少孤独感。

4. 使临终者解除压抑，接受现实 有些临终者感到自己的生命即将终结，万念俱灰，就坐以等死，表现出沉闷、压抑，对一切事物漠不关心、无动于衷、视而不见，甚至不愿见任何人。临终医学工作者应帮助临终者从不同的角度去理解目前正在经历的折磨，帮助其认识磨难中的意义；还可以鼓励和帮助临终者在有限时间内完成未了的心愿，给自己一生划上完整的句号；鼓励临终者叙述生命经历，把所有的回忆加以整理；耐心倾听临终者的故事，使其在回忆中再次体验生命和死亡的意义，达到最后的超脱。并建议临终者尽量安排好自己的后事，比如：制定遗嘱及生前预嘱、签署重要决定、完成自己的心愿等。

5. 指导家属给予临终者心理关怀 鼓励家属尽可能多地陪伴临终者，不要让临终者感到孤独和被遗弃，临终患者都希望在亲人的关注下离世。抚摸他，握他的手，跟他说话，向他表达深切的挚爱，会使他感到极大的慰藉；如果家属都不守在患者身边，不关心他，他会带着孤独无助和痛苦离开人世。亲人还要尽量解除临终者的牵挂，安排好他放心不下的事，让他相信在他死后亲人们依然会很好地生活。医护人员要让家属了解死亡知识，解除讨论死亡的忌讳，学会坦然地陪伴临终者迎接死亡。在弥留之际，不要试图阻止死亡、做徒劳的抢救，患者身体的痛苦会导致精神的痛苦，要适时终止抢救，把时间留给亲人，让临终者在亲情的呵护中安然辞世。

（吴 菲）

第六节 饮食与营养支持治疗

一、饮食与营养

（一）概述

人体为了维持生命和健康，每天必须摄取足够的营养物质。临终患者因多种原因出现不同程度的体重下降、营养不良等问题，从而出现免疫功能减退、感染率升高、生活能力下降等。临终患者的营养状况，不但影响其生存期，而且会影响患者的生存质量，有 1/2~3/4 的终末期患者会发生体重下降营养不良的现象。因此，临终患者的饮食与营养支持治疗尤为重要，合理的膳食则可以改善其营养状况。对于照护者来说，在患者进食减少特别是因为饮食感到压力而抗争时，每次好的进食会让其看到希望，患者也可能为了让家人高兴而强迫自己进食。

营养支持有可能提高终末期恶性肿瘤患者的生活质量，但能否延长其生存期尚无定论。医生应以临床指征和社会伦理学理论为依据，对每位患者均应认真评估营养支持的风险效益比，严格掌握营养支持适应证；在尊重患者的权力，兼顾公平合理地使用有限的医疗资源的条件下，决定是否实施营养支持。终末期恶性肿瘤患者的治疗应该以保证生活质量及缓解症状为目的，其中生活质量是营养支持评估中最重要的内容，医生在为患者提供营养及水分时，要充分评估此种干预带给患者的影响。

对影响营养状态的因素的准确评估是重要的，饮食营养策略着重于针对疾病症状或治疗不良反应合理的安排，并给出适宜方案阻止营养不良。姑息治疗时的营养方案随着疾病进展而改变。在疾病早期应进行强化营养治疗，达到以下目的：一方面，适应疾病及治疗的代谢需要、促进组织修复及防止感染、保持良好生活质量及状态；另一方面，姑息性营养治疗在疾病进展时，注重症状控制及营养干涉以提高生活质量。

专业营养师进行营养状态记录分析，根据患者需要，将科学理论转化为对患者、看护者及卫生专业人员的实际建议。他们在医院及社区进行评估，与其他相关综合团队紧密合作，目的就是提高患者的生活质量。专业营养师工作的目的：评估患者的营养状态，引导患者的营养目标，在诊断、治疗及姑息治疗期间给出特殊的营养方案，对事物的准备、强化、提供给出适宜的建议；可能的情况下放松有关食物的限制，即对于糖尿病、高脂血症状态，根据患者个体需要，通过肠内或肠外营养，制定饮食方案，提供精神及情感帮助，倾听患者的心声。

（二）基本概念

1. 营养治疗（nutritional therapy）　一般认为包括经口、肠内或肠外途径为患者提供较全面的营养素，并起到代谢调理的作用。可分为两种：①肠内营养（enteral nutrition，EN）：是指经消化道给予营养素，根据组成不同分为大分子聚合物（整蛋白）型和小分子聚合物（氨基酸、短肽）型。②肠外营养（parenteral nutrition，PN）：是经静脉为无法经胃肠摄取和利用营养素的患者提供包括氨基酸、脂肪、糖类、维生素及矿物质在内的营养素，以抑制分解代谢，促进合成代谢并维持结构蛋白的功能。

2. 营养不良（Malnutrition）　因能量、蛋白质及其他营养素缺乏或过度，对机体功能乃至临床结局造成不良影响。

3. 恶病质（Cachexia）　是一种在癌症患者中存在的表现复杂的综合征，其特点为慢性、进行性、不知不觉的体重下降，经常伴有厌食、饱腹感和乏力等表现，且对营养治疗不敏感或仅部分敏感。

4. 营养评定（nutritional assessment）　对于影响营养状态因素的准确评估是重要的，饮食营养策略着重于针对疾病症状或治疗副反应进行合理的安排，并给出适合方案阻止营养不良。由营养专业人员对患者的营养代谢、机体功能等进行全面检查和评估，用于制订营养治疗计划，考虑适应证和可能的不良反应。

（三）营养不良的主要原因

1. 食物摄取不足　在临终关怀机构住院的临终患者有多种可以导致摄取食物不足的原因，常见的有以下几个方面：

（1）食欲不振或厌食是临终患者较突出的症状：主要原因：进食能力降低或丧失，临终患者由于身体虚弱、咀嚼不便、舌咽神经麻痹引起的吞咽困难，都会降低临终患者的进食能力。

（2）昏迷、意识丧失了进食能力。

（3）精神、心理因素：由于处于疾病的终末期，临终患者常常会对治疗失去信心，面对死亡处于焦虑、恐惧、抑郁的精神心理状态，无意摄取食物。

（4）医源性因素：一些治疗方式如输液、夹板和石膏绷带等限制了患者的摄食活动；常规临床工作如查房、治疗和换药等时间安排不当，对患者进餐产生的干扰；临终关怀工作人员职责不清，未能仔细观察患者的食欲和食物摄取量；管饲膳食调配不当、数量不足。进食后疼痛、不适或有消化道梗阻症状，可使临终患者产生厌食症状。此外，许多抗肿瘤药物也会引起患者食欲减退或厌食。

2. 食物消化吸收障碍　临终患者即使食欲较好，摄取食物量较多，但由于疾病状态造成患者消化吸收功能减低，如胆汁分泌减少、吸收不良综合征等，使得临终患者的消化吸收功能降低，同样也会造成营养不良。

3. 能量及营养素需要量增加　在疾病的发展过程中及某些姑息性治疗方式会增加机体的能量消耗，要维持良好的营养状况，必须多供给能量和各种营养素。患有恶性肿瘤的临终患者整体消耗大、感染性疾病患者发热时体内糖原、脂肪储存量减少，蛋白质大量分解，尿氮丢失增加，经呼吸和皮肤失去更多水分和无机盐。以上疾病情况均可使机体对能量及营养素的需求量大大增加。

4. 食物或营养素大量丢失　胃肠蠕动异常和其他因素引起的呕吐和腹泻、消化道瘘管、短肠综合征、肾病综合征、姑息性手术或失血及组织损伤等都会使食物或营养素大量丢失、造成患者营养不良。

5. 对临终患者营养状况观察和评价不当　临终关怀机构的医护人员有时过分、片面地依靠药物治疗，低估营养对临终患者的影响，缺乏与营养医师的交流和配合，未能根据患者的病情变化而及时要求更改营养医嘱，长期采用流质饮食或静脉营养，致使患者长期处于饥饿或半饥饿状态，或由于医护人员或营养师的专业水平问题不能准确测算和记录临终患者的营养物质摄入量和丢失量，不能对患者的营养状况，尤其是缺乏症状不典型时的营养不足进行客观的、动态的观察和评价，因而难以及时给予科学的营养补充。

（四）终末期患者的营养治疗原则

1. 进行营养支持治疗首先应了解患者潜在的营养不良高危因素，一旦明确，患者应接受营养状态分析与评定，并确定营养支持的方式（管饲、肠外支持）。

2. 营养状态分析是营养支持治疗方案的一部分，是其前提条件及效果监测的重要指标。系统的营养状态分析包括病史、体检、实验室检查以及营养综合评价方法的合理运用。

3. 关注生命体征与营养支持的关系，生命体征如血压、心率、呼吸、脉搏不平稳和多脏器衰竭者原则上不考虑系统规范的营养支持治疗。在接近生命终点时，大部分患者仅需极少量食物及水来减少饥渴感，很少量水也有助于防止由于脱水引起的精神混乱。生命体征平稳而自主进食能力障碍者如患者同意应予营养支持，其中存在胃肠道功能的以肠内营养为主。

4. 姑息治疗时营养方案应随疾病进展而改变，在疾病的早期应行强化营养治疗，以达到以下目的：①适应疾病及治疗的代谢需要；②促进组织修复及防治感染；③保持好的生活质量；④姑息性营养治疗在疾病进展时，注重在营养支持时，还要控制症状。

（五）营养状况的评估

整体营养状况主观评估（PG-SGA）表评分是Ottery根据SGA营养评估表校正而来，是专用于肿瘤患者的营养评估量表。评估项目分两个部分：一是过去体质、疾病的症状、过去和目前的食物摄入情况、体力活动状态；二是代谢状况、可以影响营养状况的疾病及其查体情况。该评分表中体重、食物摄取量、影响营养的症状和活动程度由患者独自完成，而临床医生则负责完成包括与诊断、新陈代谢、应激因子水平的评价及常规体检有关的评估。不但能给出数字化评分系统。而且还能将患者进行整体分级。

根据PG-SGA表（表3-6），可分为营养良好（PG-SGA，A）、轻度或可疑营养不良（PG-SGA，B）及重度营养不良（PG-SGA，C）三级。根据四个部分的总分，还可以对患者的营养干预提出建议，0~1分：目前无需营养支持，在未来的治疗中继续评估；2~3分：需要医护人员依据症状调查及实验室检查，对患者及家属进行药物治疗指导；4~8分：需要行营养支持，根据症状调查表与护士或医师联系；≥9分表示：急切需要改善不适症状和（或）营养支持治疗。在进展期肿瘤患者中，PG-SGA表是一项可靠、有效的营养筛查指标，具有快速、无创、易行等优点，可反复测量动态评价患者营养状态变化。

表3-6 PG-SGA总体评估分级

类别	A级	B级	C级
体重	营养良好	轻度营养不良或可疑营养不良	严重营养不良
	没有体重丢失或水钠潴留	1个月体重丢失5%（或6个月体重丢失10%）	a. 1个月体重丢失>5%（或6个月体重丢失>10%） b. 体重不稳定，不增加，（如持续丢失）
营养摄入影响	没有障碍或近期明显改善	摄入减少	摄入严重减少
	没有或近期明显改善，允许足够的摄入	有影响营养的症状存在	有影响营养的症状存在

续　表

类别	A 级	B 级	C 级
营养的症状功能	没有障碍或近期明显改善	轻度功能障碍或近期功能恶化	严重功能障碍或近期功能明显恶化
体格检查	没有损害或有慢性损害近期明显改善	有轻度或重度脂肪和/或肌肉组织丢失和/或肌肉张力下降	有明显的营养不良症状（肌肉组织严重丢失，可能有水肿）

二、终末期患者的营养干预方法

姑息治疗体系中的健康护理专业的工作，每天都会遇到伦理问题。应根据团队提供的内容，患者以及看护者的想法做出决定。要做出合适、公正的人工营养的计划，在此之前仍需考虑以下内容：患者的希望是什么？此种治疗可为患者带来什么益处？正常的饮食可导致多少不适、患者能否耐受？患者继续饮食的愿望可导致多少不适？人工营养有哪些相关的危险和不适？

但营养并不是躯体唯一的原料，带有很深的情感及文化特色。准备食物常有明确的照顾及影响的象征，也尽可能地成为日常社会活动的一部分。对于护理者来说，在患者进食减少特别是因为饮食感到压力而抗争时，一次好的进食会让其看到希望，患者也可能会为了让家人高兴而强迫自己进食，但一定要让患者明白：如果想恢复就必须吃饭。

（一）一般饮食支持

对于食欲不振、纳差的患者可少量多餐、缓慢进食，并且饮食后放松，如不能足量进食，可吃一些小点心、炒蛋、芝士面包、罐头或方便食品，避免进食未被加工的食物。避免饭前喝汤，因这样可减少食物入量。如果发生口腔溃疡，可以选择有足量调味汁或肉汁的食物，或用牛奶、奶油湿润食物，选择柔软的食物，吸食液态食物比嚼食更能保持新鲜。保持口腔卫生，每天用软刷至少刷 3 次牙齿，定期漱口。若发生恶心和呕吐，进食冷食比热食更易被接受，缓慢进食少量食物，保持食物干燥，不要添加肉汁及调味汁，餐后喝一些饮料，进餐时保持站立姿势。寻找并逆转导致恶心的其他原因，如服用阿片类药物、便秘、精神进展等。如果患者口味发生改变，如不喜欢红肉的味道，可尝试鸡肉、鱼肉、牛奶、芝士、花生或坚果，这些食品味道柔和，更易被接受，用柠檬汁或醋浸渍肉以改善口味，用香辛料掩盖肉的味道，橘子、柚子、菠萝或柠檬这些水果或果汁有爽口作用。冷食比热食味道更好，对患者来说，频繁的吃冷点可能比传统的一日三餐更适合，食物可有一点苦味——避免给食物和饮料添加糖精或人工甜味剂，如患者感觉有金属异味，用塑料用具。

（二）肠外营养

需要在判定全身营养状况和患者胃肠道功能状况基础上制订肠外营养（Parenteral nutrition，PN）支持计划。一旦肠道功能恢复，或肠内营养支持满足患者能量及营养素需要量，即停止 PN 支持。血流动力学不稳定、终末期肝肾衰竭、胆淤者禁用 PN。推荐应用肠外营养配方“全合一”溶液。

1. 应用方式　可选择周围静脉导管（PVC）与中心静脉导管（CVC）两种输注途径：①周围静脉置管：70%以上患者周围静脉能够耐受常规能量与蛋白质密度的肠外营养配方“全合一”溶液，但输注肠外营养超过 10~14 天后，周围静脉较难耐受。超过 10% 葡萄糖和/或 5%蛋白质的肠外营养液，pH<5 或>9 的液体药物，以及渗透压大于 500mOsm/L 的液体药物，不适合经周围静脉输注。②中心静脉置管：营养输液对血管刺激小。包括锁骨下静脉穿刺、颈内静脉穿刺、股静脉穿刺、经周围中心静脉置管（PICC）等方式。

2. 推荐意见

（1）经周围静脉缓慢均匀输注能够耐受常规能量与蛋白质密度的肠外营养配方“全合一”溶液，但不建议连续输注时间超过 10~14 天。

（2）经周围静脉输入出现 3 次以上静脉炎，考虑系药物所致，应采用 CVC 或 PICC 置管。

（3）支持时间预计超过 10~14 天，建议采用 CVC 或 PICC 置管。

（4）成人患者中，需要综合考虑患者的病情、血管条件、可能需要的营养液输注天数、操作者资质与技术熟练程度，谨慎决定置管方式。

（5）成人患者周围静脉穿刺常规首选上肢远端部位。

（6）PICC 穿刺常规首选肘窝区，对接受乳房切除术和（或）腋窝淋巴结清扫、接受放射治疗的患侧上肢，应尽可能避免。

（7）CVC 穿刺部位首选锁骨下静脉。

3. 肠外营养的并发症及其监测

（1）晚期恶性肿瘤患者容易发生代谢并发症：①糖代谢紊乱：主要为高糖高渗性非酮性昏迷。恶性肿瘤应激状态加重儿茶酚胺、胰高血糖素等分解激素大量分泌，促使糖原异生、血糖升高；同时存在胰岛素“抵抗”，胰岛素在周围组织的效应减低，患者自身糖利用受限。人工营养输注大量的糖，内源性胰岛素产生严重不足，易出现高糖高渗性非酮性昏迷。预防方法：增加外源性胰岛素的用量，减少外源性葡萄糖的输注。②代谢性酸中毒：肿瘤患者糖的利用下降，肿瘤组织无氧酵解致血清乳酸升高，血 pH 下降。营养液中有可滴定酸如 50%的葡萄糖等和阳离子氨基酸，都可致血 pH 下降。预防方法：小剂量用一些小苏打和减少糖的输注量。③血钾异常：营养支持促进机体合成代谢，大量糖输入，促钾离子向细胞内转移，易发生低钾血症。所以要注意血钾浓度监测和补充钾离子。④脂肪超载现象：因脂肪乳剂用量超出患者脂肪廓清能力，可发生高脂血症、脏器功能紊乱、神志逐步不清甚至昏迷。处理方法：停止输注脂肪乳剂后可自行消退。⑤高氨血症：原因是氨基酸的过快输注和精氨酸的输注量减少，可通过减缓输注氨基酸的速度和加用精氨酸制剂来预防。⑥感染性并发症：长期PN支持，肠黏膜萎缩、肠功能减退、肠菌移位，发生内源性败血症。防治方法：缩短PN时间、尽早行肠内喂养等。还可见导管性败血症。

（2）临床监测：①在治疗前行重要脏器功能检查。②每天观察患者的一般情况及能量和氮量的摄入。③24小时体液平衡的监测：体重变化、水肿、脱水表现和出入量等。④生命体征：体温变化、心率、血压等。PN开始时出现体温升高，提示患者对PN治疗不适应，如出现中、高度体温升高应停止PN；如治疗开始3天后发热，应首先考虑感染。⑤实验室检查：每周查1~2次血常规、电解质、微量元素和脂肪廓清情况；血脂测定要在停止输注脂肪乳剂6小时后采集标本；合并肝肾功能不全、糖尿病、严重感染的恶性肿瘤患者尤应注意机体脂肪廓清能力。

（三）肠内营养

1. 应用方式 肠内营养管饲途径分类：一是无创置管技术，主要是指经鼻肠途径放置导管；二是有创置管技术，根据创伤大小，再分为微创，如内镜协助如经皮内镜下胃造瘘口（percutaneous endoscopic gastrostomy，PEG）和外科手术下的各类造瘘技术。

（1）鼻肠管饲：最常用的肠内营养管饲途径，具有无创、简便、经济等优点。其缺点是鼻咽部刺激、溃疡形成、出血、易脱出、堵塞和反流性肺炎等。仅需2~3周肠内营养，经鼻肠管饲是首选，不推荐鼻胃管饲方式。在不具备专业设备的条件下，应用肠内营养第1周内，推荐持续重力滴注法，然后改为间歇重力滴注法。不推荐推注法注入肠内营养制剂。

（2）空肠造瘘：接受腹部外科手术需要进行肠内营养的患者。

（3）PEG：如患者需要超过2~3周肠内营养治疗。在无禁忌证前提下，考虑经PEG给予。

2. 肠内营养的并发症及其监测 肠内营养的并发症如下：

（1）恶心、呕吐、腹泻、腹胀或便秘：约10%~20%的患者可发生恶心、呕吐、腹泻等症状。恶心、呕吐多由温度过低、脂肪比例高、乳糖含量高等EN制剂相关因素，或输注速度过快引起。腹泻是EN高渗液引起肠道分泌增加，也可见于肠道本身水分吸收障碍、乳糖不能耐受和营养液污染导致。

（2）心、肾、肝功能障碍：5%~10%高渗性脱水见于高危老年患者；高血糖现象主要见于糖尿病；电解质、微量元素异常可见于高钠、血钾异常高氮质血症，管饲综合征（tube feeding syndrome），低磷血症。

（3）感染并发症：吸入性肺炎、营养液及输液器械管道污染。在滴注时要监测胃或肠内残留量，胃内潴留量> 100ml、小肠内潴留量>200ml应减量或停用2~ 8小时，可配合使用促胃肠动力药。一旦误吸应停止输注，抽吸胃内容物，防止再次吸入，必要时给予抗生素防止肺部感染。

（4）鼻空肠管异位、管道打结、管腔堵塞、不通畅。

（5）精神心理并发症：焦虑、消极状态。

（四）肠外联合肠内营养

单纯肠外或肠内营养不能为患者提供充分的营养供应量，或为避免单一营养方式的不良反应时可考虑联合营养。

总之，对终末期患者的营养支持要根据患者当时的疾病状况、体重与身体成分组成、生理功能变化等进行个体化评估，并制定合理化配方。大部分住院患者实际能量消耗通常低于经典方程式或教科书的公式推算出来的值；对终末期恶性肿瘤患者不主张采用高能量营养治疗获得正氮平衡或氮平衡。水、电解质生理需要量是维持生命所必需的。无论肠内或肠外营养治疗的患者，都需要监测出入液量、水肿或脱水症状、体征、血电解质水平等，并及时调整补充剂量，根据病情选择肠内或肠外途径补充。重症疾病状态下是否需增加维生素与微量元素的供给量，目前无确定性结论。

（吴海玲）

第七节　免疫与中医治疗

一、免疫治疗

传统恶性肿瘤舒缓治疗的放疗和化疗手段的最大问题是其杀伤作用没有针对性，长期应用会损害身体免疫系统各器官组织的功能，诱发新癌变。免疫治疗的最大优点是对肿瘤细胞的针对性，这对免疫功能已受累且需长期放化疗的患者来说尤为宝贵。目前肿瘤免疫治疗有以下几类：

（一）非特异性免疫刺激剂

是指能激活多数或全部T或B淋巴细胞克隆，不受T细胞抗原受体（TCR）或B细胞抗原受体（BCR）特异性限制的非特异性刺激物质。如超抗原（Super antigen），可以结合并活化表达特殊类型TCRβ链的T细胞；有丝分裂原也属于非特异性免疫刺激剂，如刀豆蛋白A，植物血凝素，脂多糖，葡萄球菌A蛋白等等。Coly毒素（多种细菌毒素混合物）是最早采用的非特异性免疫刺激剂，以后发展了多种非特异性免疫刺激剂，如卡介苗（BCG）、棒状杆菌（C. parvum）、细胞壁骨骼（CWS）、内毒素、脂质A、海藻糖、胸腺肽、OK432、KLH（keyho lelimpet hemocyanin）、左旋咪唑等。

（二）细胞因子

细胞因子是由免疫效应细胞和相关细胞产生的，是一种具有重要的生物活性的细胞调节蛋白，属于生物反应调节剂。其生物活性分为四大类：①白细胞介素（IL）；②干扰素（IFN）；③集落刺激因子（CSF）；④肿瘤坏死因子（TNF）。利用生物反应调节剂提高机体免疫功能可以延缓肿瘤进展，甚至使肿瘤消退。自20世纪80年代以来大量细胞因子进入临床试用，以 IL-2、IFN-γ 应用最广泛。IL-2 治疗最敏感的肿瘤是黑色素瘤和肾癌。IFN-γ 治疗转移性黑色素瘤及肾癌有效率高于 10%，高危黑色素瘤患者在手术后应用 IFN-γ 可延长生存期。目前已试用于临床治疗肿瘤的细胞因子尚有 TNF-α、IL-4、IL-6 和 IL-12。

（三）细胞因子基因治疗

是应用分子生物学方法，将与免疫有关的细胞因子编码基因转导入肿瘤或其他免疫效应细胞，使其在机体表达分泌细胞因子或利用其基因增强肿瘤细胞的免疫原性和/或机体的免疫系统功能，进而发挥抗肿瘤作用。比单纯给予外源性细胞因子治疗的毒副作用小，而且表达持久，浓度高，能更好地达到治疗肿瘤的目的。近年很多研究将细胞因子基因经不同载体导入体内，以使其在肿瘤局部缓慢释放，从而增加疗效，减少全身不良反应。Lattime 等将携带粒细胞集落刺激生物因子（GM-CSF）基因的病毒直接注射到肿瘤部位治疗黑色素瘤患者，注射部位的肿瘤发生炎性反应，随后肿瘤缩小，部分缓解。

（四）过继性免疫细胞治疗

是将供体的淋巴细胞转移给受体，增强其细胞免疫功能。过继性细胞免疫可分为特异性和非特异性两类，前者是用已知抗原致敏的淋巴细胞注入受体后使其获得对该抗原的细胞免疫能力；后者是用未经特殊抗原致敏的正常人淋巴细胞注入受体后使其获得对多种抗原的细胞免疫能力。将体外激活的自体或异体免疫效应细胞输注给患者，以杀伤患者体内肿瘤细胞，尤其适用于免疫功能低下患者，如大剂量化疗、放疗后。目前研究最多的是淋巴因子激活的杀伤细胞（LAK），治疗效果较好的肿瘤为黑色素瘤、肾癌、恶性淋巴结瘤、卵巢癌、结肠癌等。

（五）单克隆抗体治疗

抗体主要由 B 淋巴细胞合成，每个 B 淋巴细胞又合成一种抗体的遗传基因。当机体受抗原刺激时，抗原分子上的许多决定簇分别激活各个具有不同基因的 B 细胞，被激活的 B 细胞分裂增殖形成该细胞的子孙，即克隆由许多个被激活 B 细胞的分裂增殖形成多克隆，并合成多种抗体。如果能选出一个制造一种专一抗体的细胞进行培养，就可得到由单细胞经分裂增殖而形成细胞群，即单克隆。单克隆细胞将合成一种决定簇的抗体，称为单克隆抗体。B 淋巴细胞能够产生抗体，但在体外不能进行无限分裂；而瘤细胞虽然可以在体外进行无限传代，但不能产生抗体。将这两种细胞融合后得到的杂交瘤细胞具有两种亲本细胞的特性。单克隆抗体用于临床诊断和治疗，目前研究较多的是抗人 T 细胞单克隆抗体，用以识别人 T 细胞表面的不同抗原决定簇，有细胞亚群（OKT）系统及白细胞（Leu）系统。

二、中医治疗

肿瘤的中医治疗有悠久的历史，尤其是放疗、化疗、手术及免疫治疗不能奏效的前提下，中医中药能控制肿瘤的发展，改善症状，提高生活质量，尤其对晚期肿瘤患者。另外中医中药与放化疗、手术及免疫治疗相结合可以增加疗效，减轻不良反应。肿瘤的中医治疗是采用整体理论和辨证论治的方法进行综合分析、归纳后，辨明疾病的具体性质，做出正确的诊断和治疗。

（一）中医治疗原则

1. 异病同治与同病异治　如肝癌和肺癌在各自不同的发展阶段中都出现了气阴两虚证，则均可用益气养阴法治疗，这就是异病同治；而同一肿瘤发展到不同阶段，会出现不同的病理变化，则需采用不同的方法治疗，这就是同病异治。

2. 扶正与祛邪　扶正包括扶正固本、调理脾胃、补气养血等“补”的方法；祛邪是使用攻的方法抗瘤止痛、清热解毒、行气活血等。肿瘤初期正气尚未大衰，以祛邪为主；中期正邪抗争，邪气较深，正气减弱，可攻补并重；晚期邪气侵凌，正气虚衰，以扶正为主。

3. 护“后天之本”与固“先天之本”　肾为先天之本，中医中药补肾可增强肿瘤患者的免疫功能，提高和调节内分泌功能，使机体耐受治疗，延长生命；脾胃为后天之本，肿瘤本身及放化疗的抗肿瘤治疗均会使脾胃功能减退，中医的健脾理气法能增强消化腺体的内外分泌功能，改善营养、精神状况及体力。

（二）中医治疗方法

1. 中医情志干预　对于不少恶性肿瘤患者而言，他们内心充满恐惧，心理上的不安及痛苦不亚于疾病本身；另外家属也身心饱受折磨。中医心身医学重视对心理和生理的预防及调摄，五行音乐疗法通过五音阶中角、徵、宫、商、羽与人的五志（喜、怒、忧、思、恐等）有机的联系起来，给患者相应音阶的音乐，可在一定程度上舒缓患者的痛苦，改善生活质量。

2. 中医结合哲学开展临终关怀　运用中医的方法对临终患者进行生理及心理舒缓的同时，通过哲学思维、自然规律等进行疏导，使患者及家属减少对死亡的恐惧。

3. 中药的抗肿瘤作用　主要表现在减轻放化疗不良反应，增强其敏感性；提高机体免疫力，对肝肾功能、骨髓起保护作用，改善全身不适症状。如谭诗生将 82 例晚期恶性肿瘤患者分为参芪扶正联合化疗与单纯化疗组，结果显示参芪扶正联合化疗组在近期临床疗效、中医症候改变、生存质量体力状况改变、不良反应等方面均显示出良好的优势。放疗所致的皮肤损害，放射性肺炎及骨髓抑制等不良反应都是难以避免的。中药除可减轻上述不良反应外，还可作为放疗的增敏剂，如枸杞子多糖、茯苓多糖除具有放疗增敏以外，同时还有抑瘤作用；双灵固本散配合放疗，与单药组放疗比较可明显提高疗效，改善患者全身情况，减轻放疗的损伤及血液学毒性，并可提高机体的免疫功能及 NK 细胞水平。蔡忠仁观察了岩舒对晚期肝癌患者生存质量的影响，结果显示岩舒能在较短时间内明显改善患者的睡眠、精神状态、食欲、体重等，还有良好的镇痛作用。

4. 气功疗法　近年来气功疗法逐渐被应用于肿瘤治疗，坚持气功锻炼，可增强体质、改善症状及延长生存时间。

5. 针灸疗法　一般认为，针灸疗法能提高机体免疫功能，调节机体阴阳平衡以及镇痛等作用。

中西医结合治疗肿瘤，取长补短，可以加强疗效、减轻不良反应、延长生命和提高生活质量。中西医结合是今后舒缓治疗的一种发展方向。

（杨俊体）

第八节　告知坏消息

一、概述

“有时去治愈，常常去帮助，总是去慰藉。”这是一名美国医生特鲁多的座右铭，在医学界广为流传。随着医学模式的转变，医学教育也必需相应地予以改变；从只重视器官的病理改变过渡到重视患者的躯体、心理、社会适应三方面的综合变化，如此诞生了医学心理学与医学伦理学。为适应这一转变，临床技能训练也必须增加如何与患者交往的心理学内容及与患者很好沟通的技巧。

一般情况下，医护人员应家属要求只会将病情告知家人，这往往非常不明智地卷入这种沉默的合谋中。许多家属担心一旦将“不治之症”这个真相告知患者，会打击患者的求生意志，令病情急转直下，仿佛将患者向死亡推进一步，家属希望不对患者造成更大的伤害，但事实上向患者隐瞒病情真相，可能会造成患者错过完成心愿的机会，令彼此抱憾终生。如今，很多研究表明绝大多数患者希望知道自己的病情，认为这是他们的权利，如果亲属知道病情而对患者隐瞒，他们会感到愤怒。

应当充分认识到人们在接受坏消息时，普遍存在逆反态度，如果不想办法去了解他们的想法和问题，盲目、唐突地告诉患者坏消息可能会产生非常不好的作用，但是如果处理得当，良好的沟通可在很大程度上消除这种不好的作用。临终患者处在不同的心理反应时期，会表现出不同的态度和行为方式，患者和家属需要时间来接收和适应坏消息，临终关怀工作人员要根据患者的状况选择不同的沟通策略，包括耐心和动情地倾听，进行良好的沟通。告知坏消息需要安排时间，因为这种问题可能需要进一步讨论和阐述，有更多的消息需要透露。交谈可能并不容易，以鼓励的方式直接询问以了解患者知道什么或怎样看待他们所患的疾病，以及疾病对患者、家属和照护者的影响，这可能是开始谈话的最好办法。

二、伦理学问题

传统的伦理观念认为，患者患了不治之症，医护人员应该绝对保密，以减少患者的心理痛苦。但是，临终关怀实践中发现，这种观念和行为，存在着一系列的弊端，一是剥夺了患者的知情权；二是表现为对患者权利的不尊重，违背了现代医学伦理观。患者会从其他途径、治疗方案和他人的态度表现上发现一些不确定的信息，反而增加了患者的猜疑和不安；给有机会和患者接触的人增加了心理负担，他们要在患者面前想方设法地隐瞒，唯恐病情泄露；还会减低患者对医护人员的信任度。越来越多的证据显示绝大多数患者希望了解他们的病情，但由于缺乏医学知识，许多患者难以理解他们为什么变得如此脆弱，对被告知真情而感激并感到放松，这是他们的权利，如果家属了解病情而对患者隐瞒，他们会感到愤怒。

这种伦理观念与生命伦理尊重自主——患者要做出医疗决定，所以要告知；不伤害——告知时会造成患者的伤害，所以不应告知；行善——告知患者有时会对患者有益，所以应该告知；公正——应该人人都告知或都不告知的四原则相悖。

开诚布公地谈论死亡和濒临死亡会让患者在很大程度上感到解脱，应鼓励患者交流他们的恐惧，引导他们讲出那些他们以前不敢说的内容，患者都希望他们的医生来讨论这个话题。

三、告知的策略

告知患者坏消息是一个十分复杂的交谈过程，处理得好你将被永远记住，处理不好你将永远不会被忘记。在临床实践中最好能分解成一系列的步骤，每一步都有医生要完成的很重要的任务，最有挑战性的工作就是面对患者的情感。对患者疾病的全部信息和预后应该进行平衡，是告诉他们全部的事实和数据，还是仅仅提供部分信息或最少的内容，同样谈话中既要考虑到要避免遮掩，同样也不要把事情过于夸大。

（一）告知坏消息的目的

因为每个人的经历、阅历和承受不幸事件的心理反应不同，告知坏消息的过程应根据各自的具体情况而定。告知患者坏消息的目的是让患者在做出重大决定前，有充分的知情权，同时让他们便于接受和理解，以降低坏消息带来的负面反应。

对于医务人员来说，告知坏消息的能力同样需要学习、培训、倾听和更新。如果处理不当，则可能产生即刻和永久的不良效果，可能将失去患者和家属的信任。要充分认识到完成这个过程非常重要，要让患者和家属感受到医务人员的真情和努力。

（二）告知坏消息时的基本原则

1. 私下地点　遵循保密的观点在告知时不应有外人在场。

2. 有足够的谈话时间　如此可以避免简单生硬，把握好告知的时机。

3. 告诉实情　是逐步还是全部透露坏消息，要根据患者的心理承受能力因人而异。

4. 客观的态度　告诉患者疾病的转化往往不是绝对的，治疗的方法很多，每个人对治疗的反应可以不同等等，如此可以增强患者对治疗的信心。

5. 负责的态度　医生要表示一定尽力为患者治疗，并负责到底，以取得患者的信任，使其积极主动地配合医护人员，尽可能取得最好的效果。

（三）告知坏消息的步骤

告知坏消息的策略，首先要了解告诉患者的目的，然后做好充分的准备工作。在掌握好以上原则的同时也要注意临床实践的具体步骤，这里要讲到的SPIKES模式，是由美国德州M. D. 安德森医院的WalterBaile博士提出的，将告诉患者及其家属坏消息分为6个步骤（每一步的首字母组合成为SPIKES）。这个模式已经在很多医患沟通培训的实践中得到应用，为临床工作带来的积极意义也越来越多地受到各国医务工作者的关注。

1. S代表设置（Setting）　设置好本次谈话，具体的技巧有以下几点：

（1）预测患者的反应：医生在告知坏消息前要预测患者可能出现的情绪反应，要问下面这些问题：患者是否想知道自己目前的病情、对自己的病情了解的程度如何等。

（2）确定合适的地点与时间：找一处患者熟悉及安全的地方，安排在不会受打扰的时间段，把自己的手机调成静音。如果病房的电视机开着，请把它关掉。

（3）准备纸巾：如果患者情绪不稳定，请在手头准备一盒纸巾，给含泪的患者递上一块纸巾也是一种传递感情的表现。

（4）注意保持目光接触：眼睛是心灵的窗户，目光的水平对视有利于情感交流。

（5）让患者做好准备：医生应做好谈话前的准备，用积极的心态推进整个谈话的过程，让患者在谈话前也得到放松并做好准备，以求与医生进行充分的情感交流。

当然，判断患者是否做好了接受坏消息的准备也很重要，在一些情况下，如患者刚刚结束治疗回来，身体状况可能不允许再接受坏消息的打击时，一般暂不进行坏消息的告知。在我国，许多情况下都是首先将病情告诉家属，所以要提前同患者及家属讨论怎样处理疾病信息，这样可以避免盲目地将病情告诉患者后出现的尴尬情景。

2. P代表对疾病的认知（Perceives）　了解患者知道多少有关疾病的知识是很有帮助的，这样可以缓和患者已知的信息与医生准备告知信息之间的差距。如医生认为患者的癌症又复发了，并给他做了一个CT扫描，但是患者却以为这只是一次常规检查，那么坏消息对患者造成的打击会很大。因此，如果患者的认知和事实之间存在差异，医生需在告诉患者坏消息之前重新给他们讲解，让他们了解真实的病情。

3. I代表邀请（Invitation）　大多数患者想完全了解他们的病情，但是随着时间的推移和病情的发展，患者可能就不想知道那么多了。在西方国家，许多患者在疾病诊断时希望看到他们的透视结果，而在病情严重以后就不这样想了。此外，少数患者可能更倾向于让家属最先知道。接下来重要的就是要明确患者希望如何处理他们的疾病信息，是想多了解一点还是少一点，是否想让家属共同分担这些信息以及想让其中的哪个人知道等等，从而确定以何种方式告诉患者关于疾病治疗的情况。为了这个目的，医生可以约见患者直接询问是否想知道更详细的病情，并希望让谁知道患者的病情。提前问清患者希望如何处理坏消息，这样就可以避免盲目告诉患者坏消息后，家属要求不要告知患者的尴尬情形了。

4. K代表知识（Knowledge）　如果患者有心理准备，那么坏消息是容易被接受的。这一步也强调患者的认知情况，因为要告诉患者哪些知识取决于患者之前已经了解了什么，最好先预测一下患者知道坏消息后的反应，以便让患者做好准备，然后再传达消息。一次告诉患者的信息不要超过一个或两个概念，然后评估患者的理解程度。患者抱怨最多的就是医生讲解疾病信息时使用一些让他们无法理解的语言和概念。因此要注意医生解释用语，同时还要牢记医生在跟患者说话而不是给医学院的学生讲课。

5. E代表共情（Empathizing）和探究（Exploring）　得知坏消息时患者经常表现得很激动，这是正常的情感表达，而这些情感可能会妨碍患者的理解力。有时坏消息的传达者也会感到悲伤和无助，自己也会产生共情反应，例如会对患者说让我来告诉您这些消息，对我来说真的也很难倾诉。当听完患者的讲述后，告知者可用患者的语言来概括这次谈话的内容，不时地与患者核对并确认他已经正确地理解了这件事情，从患者处获取信息，并不时加以验证，以保证医生所告知的内容被正确理解。也可用“警示”技巧提示，好让患者对可能的坏消息做好准备，如果对患者来说是合适、可接受的，那么用图表来帮助理解和记忆信息也是可行的，避免使用专业用语和缩略语，以免引起患者的误解。

6. S代表总结（Summary）　在和患者会谈结束时，要对谈话内容进行必要的总结，帮助患者更好地理解和掌握医生要传达的信息。研究表明，让患者在现场录音或者让另外一个在场的人做些记录能够提高患者的理解能力。可以把好的治疗方法推荐给患者，不要使用命令的口吻，而是用商量的方式与患者交流，因为这可以考虑到患者的意愿并且表明能同患者一起承担起治疗的责任。

绝大多数患者都会听从医生的建议。尽管患者可能很难抉择，医生得告诉患者治疗方案的各种不同选择，比如乳腺癌的手术方式，是实施乳房切除术还是局部病灶切除术，这也是医学伦理和法律的要求。医生要清楚患者对某种治疗方法的担忧是什么，才能判断出完成治疗所面临的障碍，最后告诉患者可以在什么时间来找自己、对患者进行随访的频率及如何联系自己，包括联系电话和方便联系的时间。

（吴海玲）

参 考 文 献

[1] 王宏羽. 癌症疼痛缓解及姑息性治疗 [M]. 北京：人民卫生出版社，2005.

[2] 杨宇飞，吴士凯. 肿瘤患者最佳之痛药物及方法 [M]. 北京：人民卫生出版社，2010.

[3] 陈露晓. 老年人的生死心理教育 [M]. 北京：中国社会出版社，2009.

[4] 任军，马力文主译. 牛津临床姑息治疗手册 [M]. 北京：人民卫生出版社，2006.

[5] 薛鹏，吴晴. 肿瘤恶病质发病机制及治疗策略研究进展 [J]. 肿瘤学杂志，2007，13（5）：414-418.

[6] 吴国豪. 肿瘤恶病质机制及防治对策 [J]. 肠外与肠内营养，2000，7（3）：182-186.

[7] 李金祥. 姑息医学 [M]. 北京：人民卫生出版社，2005.

[8] 王维治. 神经病学 [M]. 北京：人民卫生出版社，2006.

[9] 于佶，徐启武. 脊髓压迫症的全科医疗 [J]. 中国全科医学杂志，2000，3（6）：429-431.

[10] Loblaw DA，Mitera，Ford M. 2011 updated systematic review and clinical practice guidline for the manegement of malignant extradural spinal cord compression [J]. Int J Ratiat Oncol BiolPhys，2012，84（2）：312-317.

[11] 石燕，戴广海，焦顺昌. 恶性肿瘤合并高钙血症 22 例临床特点及预后分析 [J]. 临床肿瘤学杂志，2008，13（12）：1092-1095.

[12] 卫生部专家制定. 癌症疼痛诊疗规范（2011 年版）.

[13] Sanchez-Armengol A，Rodriguez-Panadero F. Survival and talc pleurodesis in metastatic pleural carcinoma，revisited. Report of 125 cases [J]. Chest，1993，104（5）：1482-1485.

[14] Antunes G，Neville E. Management of malignant pleural effusions [J]. Thorax，2000，55（12）：981-983.

[15] 吴孟超，廖美林，陆嘉德. 常见恶性肿瘤治疗进展 [M]. 上海：上海科技教育出版社，2007.

[16] Back J. Palliative Medicine Handbook [M]. 3rd Edition. Cardiff：BPM Books，2001.

[17] Doyle D，Hands G，Cherny N，et al. Oxford Textbook of Palliative Medicine [M]，3rd Edition. Oxford：Oxford University Press，2004.

[18] Herschbach P，Book K，Dinkel A，et al. Evaluation of two group therapies to reduce fear of progression in cancer patients [J]. Support Care Cancer，2010，18（4）：471-479.

[19] Brechtl JR，Breitbart W，Galietta M，et al. The use of highly active anti-retroviral therapy（HAART）in patients with advanced HIV infection：impact on medical，palliative care，and quality of life outcomes [J]. Journal Pain & Symptom Management，2001，21（1）：41-51.

[20] Teno J M，Weitzen S，Fennell M L，et al. Dying trajectory in the last year of life：does cancer trajectory fit other diseases？[J] J Palliat Med，2001，4（4）：457-464.

[21] Ellershaw J，Ward C. Care of the dying patients：the last hours or days life [J]. BMJ，2003，326（7379）：30-34.

[22] 王吉耀. 内科学 [M]. 北京：人民卫生出版社，2005.

[23] 张春霞译. 治疗指南：姑息治疗分册 [M]. 北京：化学工业出版社，2006.

[24] Chang JC. Antipyretic effect of naproxen and corticosteroids on neoplastic fever [J]. J Pain and Symptom Management，1988，3（3）：141-144.

[25] Tsavaris N，Zinelis A，et al. A randomised trial of the effect three non-steroid anti-inflammatory agents in ameliorating cancer induced fever [J]. J of Int Med，1990，228（5）：451-455.

[26] McCoubrie R, Jeffrey D. Intravesical diamorphine for bladder spasm [J]. Journal of Pain and Symptom Management, 2003, 25 (1): 1-2.

[27] Lloyd-Williams M, Friedman T, Rudd N. A survey of antidepressant prescribing in the terminally ill [J]. Palliative Medicine, 1999, 13 (3): 243-248.

[28] Chang AE, Aruga A, Cameron MJ, et al. Adoptive immunotherapy with vaccine-primed lymph node cells seconfarily activated with anti-CD3 and interleukine-2 [J]. J Clin Oncol, 1997, 15 (2): 796-807.

[29] Henriksson R, Nilsson S, Colleen S, et al. Survival in renal cell carcinoma-a randomized evaluation of tamoxifen vs interleukin 2, alpha-interferon (leucocyte) and tamoxifen [J]. Br J Cancer, 1998, 77 (8): 1311-1317.

[30] 谭诗生，姜桂林，薛英波．参芪扶正注射液联合化疗治疗晚期恶性肿瘤临床观察 [J]．中国医刊，2003，38 (4)：47-48.

[31] 黄金昶．恶性肿瘤放射增敏中药的研究 [J]．癌症进展杂志，2004，2 (6)：446-449.

[32] 王圣忠．双灵固本散对肿瘤放疗的增效减毒作用 [J]．浙江中医杂志，2006，41 (8)：494-495.

[33] Irene J. Higginson, Massimo Costantini. Dying with cancer, living well with advanced cancer [J]. Europeanjournal of cancer, 2008, 44: 1414-1424.

[34] Shiozaki M, Morita T, Hirai K, et al. Why are bereaved family members dissatisfied with specialised inpatient palliative care service? A nation-wide qualitative study [J]. Palliat Med, 2005, 19 (4): 319-327.

[35] Muscaritolia M, Bossolab M, Aversaa Z. Prevention and treatment of cancer cachexia: New insights into an old problem [J]. European Journal of Cancer, 2006, 42 (1): 31-41.

[36] Steginga SK, Dum J, dewar AM, et al. Impact of an intensive nursing education course on nurses'knowledge, confidence, attitudes, and perceived skills in the care of patients with cancer [J]. Oncology Nurs Forum, 2005, 32 (2): 375-381.

[37] 蔡明，王国斌．对肿瘤患者临终关怀的思考 [J]．医学与社会，2007，20 (6)：9-10.

[38] 刘碧竹，江志伟，佴永军，等．对进展期肿瘤患者整体营养状况筛查的研究 [J]．肠外与肠内营养，2007，14 (2)：101-104.

[39] Jewell D. Commentary: Use of personal experience should be legitimized [J]. BMJ, 1999, 319 (7): 296.

[40] Willard C. Cardiopulmonary resuscitation for palliative care patients: a discussion of ethical issues [J]. Palliat Med, 2000, 14 (4): 308-312.

[41] 李义庭，刘芳．生命关怀的理论与实践 [M]．北京：首都师范大学出版社，2012.

[42] 施永兴，王光荣．缓和医学理论与生命关怀实践 [M]．上海：上海科学普及出版社，2009.

[43] 邱鸿钟．临床心理学 [M]．广州：广东高等教育出版社，2012.

[44] 张伯源．医学心理学 [M]．北京：北京大学出版社，2010.

[45] 耿德勤．医学心理学 [M]．南京：东南大学出版社，2008.

[46] 吕秋云译．身心医学 [M]．北京：北京大学医学出版社，2010.

[47] 黄丽，罗建．肿瘤心理治疗 [M]．北京：人民卫生出版社，2000.

[48] 姜乾金．医学心理学 [M]．北京：人民卫生出版社，2010.

[49] 孙燕，石元凯．临床肿瘤内科手册 [M]．北京：人民卫生出版社，2009.

[50] Sepulveda C, Marlin A, Yoshida T, et al. Palliative care: the World Health Organization's global perspective [J]. J Pain Symptom Manage, 2002, 24 (2): 91-96.
[51] 陈峥. 老年病多学科整合管理 [M]. 北京：中国协和医科大学出版社，2013.
[52] 孙燕，汤钊猷译. UICC 临床肿瘤学手册 [M]. 第 8 版. 北京：人民卫生出版社，2006.
[53] 沈镇宙，师英强. 肿瘤外科手术学 [M]. 江苏：江苏科学技术出版社，2008.
[54] 于金明，殷蔚伯. 肿瘤精确放射治疗学 [M]. 山东：山东科学技术出版社，2004.
[55] 于世英. 临床肿瘤学 [M]. 北京：科学出版社，2006.
[56] 殷蔚伯，余子豪. 肿瘤放射治疗学 [M]. 北京：中国协和医科大学出版社，2008.

第四章 照护者应掌握的知识和技巧

照护者的知识水平和照护技巧在提高临终患者及其家属的生活质量和维护患者尊严等方面具有极其重要的意义。为此，照护者应熟悉或掌握有关临终照护方面的知识和技巧。本章在介绍照护者权利、义务和临终患者生理、心理变化的基础上，重点介绍了幻觉、死不瞑目、回光返照、灵魂出窍、濒死体验、死亡钟与死亡节律等生命现象，并就如何与临终患者进行言语和非言语交流、如何维护临终患者尊严、如何遵从临终患者意愿、怎样进行临终关怀中的宗教服务、怎样进行人生回顾干预和音乐治疗等方面提供了许多技巧，希望对照护者有一定的帮助和指导作用。

第一节 照护者的权利与义务

一、照护者团队

让每位临终者坦然、舒适、安详和有尊严地走完人生最后的旅程，是临终关怀的主要目标。为了实现这一目标，需要所有照护者付出艰辛的努力，照护者不是某个人或某几个人，而是由医生、护士、物理治疗师、营养师、心理师、社工、牧师、家属或志愿者等共同组成的一个团队，凡是为患者提供服务的人员都是团队的成员。

二、权利和义务

既然临终关怀的目标是让临终患者舒适地走完人生的最后一程，那么对于照护者来说，尽可能为临终患者减轻痛苦、创造身心舒适的环境则成为应尽的义务，而怎样创造这样的环境就成为照护者的权利。对于不同的照护者，其社会分工不同，所获得的权利及应尽的义务也不尽相同。概括地讲，照护者具有以下几个方面的权利和义务：

1. 尽可能解除临终患者身体上的疼痛与不适 临终患者身体上的疼痛和不适种类繁多，程度不一，照护者必须弄清患者的需求，才能找到解决问题的办法。如患者哪里疼痛和需要哪种程度的止痛，有哪些不舒服的症状，如便秘、腹泻、恶心、呕吐、虚弱、咳嗽、头痛、口干、呼吸与吞咽困难、水肿、压疮、忧郁或运动障碍等，各种不同的症状，都是需要照护者想办法解决的。

2. 维持患者身体的清洁 有时患者因为大小便失禁等原因，身体发出臭味，不好意思让亲友接近。当这种情况发生时，照护者应及时清理排泄物、清洁皮肤、更换衣服和衣被，适时排解患者身心的不适。

3. 避免让患者接受不必要的医疗措施　如不必要的心肺复苏术（CPR）、气管插管、人工造瘘和使用呼吸机等。

4. 给予患者心理上的慰藉和心灵上的安慰　照护者应尽可能满足患者心理上和心灵上的需求，及时排解患者心中的烦恼、忧愁、抑郁和焦虑情绪，尊重患者的宗教信仰及风俗习惯。

5. 消除临终患者与亲友间的冲突　每个人在一生中多少会有些恩怨或情仇、悔恨或遗憾、内疚或不安，照护者应利用临终者生命的最后一段时光将这一切化为乌有，既让临终者释怀，也让活着的家属或亲友不留遗憾。

6. 陪伴临终者走完最后一程　临终患者告别人世时都希望见到自己的亲人，希望旁边有人关心他、陪伴他，照护者应让临终患者在亲切友好、温暖祥和的气氛中安然地、有尊严地离去。

7. 做好死者家属和亲友的心理安慰工作。

8. 做好死者后世处理的指导工作。

第二节　临终患者更需心理关爱

一、临终患者不同心理分期的特点

临终患者较普通疾病患者心理状态更加复杂，一般有五个心理阶段，即否认期、愤怒期、协议期、忧郁期和接受期，各期的特点如下：

1. 否认期　患者无论是在患病初期被告知病情，还是久治不愈随着疾病的发展而得知病情，最初的心理反应都是一样的，认为“不可能！”、“是不是弄错了？”、“希望是误诊”。患者难以接受既成的事实，心存侥幸，四处求医。随着病情的加重，患者不再否认，为避免家属过度悲伤，表面上保持乐观的精神，假装不知道，但在真正了解他的人面前会诉说真情，哭泣，以减轻痛苦，多数希望奇迹出现。

我国有些学者经过认真观察，发现我国临终患者的心理反应分期与库布勒·罗斯的划分不完全相同，有着中国人自己的特点。被调查的73.2%的临终患者在否认期之前存在着明显的回避期或以回避期替代了否认期。回避期是指患者、家属均知真实病情，但互相隐瞒，故意回避。在此时期，家属与患者为了不伤害对方，彼此很少谈论病情和预后，更不谈论死亡，尽力掩饰各自内心的痛苦。产生回避期的原因可能与中国人的传统习俗、历史文化等有关。

2. 愤怒期　当病情越来越重，否认难以维持，患者怕失去生命而愤怒，性格暴躁，往往把情绪发泄到医护人员身上，常常斥责陪护人员和家属，心中充满怨恨，甚至拒绝治疗。

3. 协议期　患者承认死亡即将来临，开始面对现实，心态变得比较平和，常常提出种种“协议性”的要求，希望缓解症状、减轻痛苦和延长生命。

4. 忧郁期　当疗效不是令人满意且病情又不断恶化时，临终患者意识到自己即将走向死亡，想念亲人，思念远在他乡的子女，继而精神极度沮丧、沉默懒言、深感悲哀、时常哭泣，对周围的任何事物表现淡漠，心灰意冷。严重者有自杀倾向。

5. 接受期　对自己即将面临的死亡有所准备，恐惧和焦虑感消失，机体极度衰弱，身心极度痛苦，常常处于嗜睡状态。

但在实际的临床工作中，临终患者的心理特征受个体差异、个人修养、人格特征、文化程度、病情、家庭与社会支持等因素的影响而产生不同的心理变化和反应。

二、心理关爱的方式方法

心理关爱是临终关怀的重要内容，贯穿于临终关怀的全过程。因临终患者的心理特征因人而异，所以心理关爱要把握因人而异、因病施治的原则。照护者应根据临终患者不同的心理反应、心理阶段、性格特点、家庭背景和文化水平，给予不同的心理支持及心理疏导。

1. 对否认期的患者　要用发自内心的关怀去安慰他们，耐心倾听他们内心的痛苦，鼓励他们说出自己的恐惧与不安，然后给予适当的解释和诱导，使其得到心灵的解脱。

2. 对愤怒期的患者　心理支持应以宽容、理解的态度对待他们，使其宣泄情感，并给予积极的关爱，如将患者平日最喜欢的人或最喜欢看的相册找来，使其情感转移，在此基础上因势利导，使其逐步面对现实。一般若无原则问题应尽量谦让患者，要有耐心，态度和蔼、语言亲切。在治疗护理过程中，尽量及时利用医疗及护理技术或药物来最大限度地减轻由于疾病给患者造成的痛苦，并在感情上给予温暖和寄托，使老人在精神上得到支持。

3. 对协议期的患者　应与其坦诚沟通，既不要揭穿他们的防卫，也不要对他们撒谎，要了解他们对自己病情的认知程度，理解他们的心情，耐心倾听他们的述说，维持他们适度的希望；在此基础上，应抓紧时机缓解他们心灵上的创伤，因势利导，循循善诱，鼓励他们树立正确的人生观，正确认识和对待疾病，树立与疾病作斗争的勇气和信心，使其逐步面对现实，并积极配合治疗。

4. 对于忧郁期的患者　在给临终患者做检查或操作时，一定要耐心解释清楚，讲话要简明扼要，必要时多说两遍，该讲的一定要讲清楚，不该讲的千万不能欲言又止，以免引起猜疑而影响病情。应给予患者最大的心理安慰，密切注意患者的动向，防止患者自杀。

5. 对于接受期的患者　当死亡不可避免时，患者最大的心理需求是想见自己的亲人、做出死前的嘱托，亲属应时刻陪伴在他们的旁边，及时给予精神上的安慰和寄托，并尽可能满足他们对美的需求或其他特殊需要，使他们安宁、无痛苦、无遗憾地度过人生的最后时刻。

总之，临终患者的心理极为敏感和复杂，对人格、友谊和尊严倍加珍视，对照护者的一言一行更为注目，因此照护者高尚的道德品质、精湛娴熟的技术、和蔼可亲的笑容，都会赢得患者的信赖，哪怕能给患者带来片刻的欢愉，也要自觉地、竭尽全力地去做，满足患者在人世间最后的要求和心愿，多给他们一些关爱。

第三节　幻　　觉

一、概念

幻觉，也叫感觉错误，是指机体在没有客观刺激物作用于相应感官的条件下而出现的一种真实的、生动的知觉。相对来讲，错觉是机体在具有真正外在刺激作用下而产生的一种错误的认知。幻觉是知觉障碍的一种，主要分为幻听、幻视和幻触等，最常见的是幻听、幻视等。幻觉多出现在精神病状态下，正常人有时在紧张、疲劳、高烧、焦虑、饮酒和吸毒时也可产生。

二、表现形式

在临终关怀的实际工作中，经常会遇到临终患者出现一些幻觉，如曾有一个恶性肿瘤全身骨转移的患者描述过，他在一个天气晴朗的天空看到了美丽的彩虹，看得清清楚楚，能看到彩虹的每一种颜色，彩虹上静静地站着一匹白色的小马，这其实只是在一个平常的冬日早上，他说的时候满脸的满足。还有一个恶性肿瘤晚期的患者，她说每天都有天使前来探望她，天使动作轻盈言语柔和，白色的裙袖带起微风的飘动，激起她心中的涟漪恰似春风荡漾，这其实是临终者对死亡之后的期待与想象。多数临终者会有以下幻觉的表现形式：在一种和平宁静的感觉中，心灵和身体分离，自己穿过一条隧道进入另一个世界，前方出现一种光亮，看到自己的生活就像放电影一样从眼前飞过，进入花园有亲人迎候，如此等等。

临终幻觉的产生，是一种正常的濒死反映。当患者走向他生命的最后一个阶段时，身体都会发生一些变化，但并不是每位患者都会有同样的变化，这与临终患者受的教育、经历和个人的性格特征有关。不同的人感官机能的变化不同，也会产生不同的效果，有些症状可能会出现，但也可能不会出现，也不是所有的症状都会在同一时间出现，比如有的人临终前出现对人生过往片段的再现，有的人是对死亡之后美好未来画面的展现。

三、基本解释

就其临终幻觉产生的生理过程来看，所有幻觉都发生于患者有脑部受损之时。首先，这种状态是由缺氧窒息造成的，缺氧会对脑部产生影响而引发死亡幻觉；其次，人在将死以前，大脑会分泌出过量的化学物质，是这些化学物质引发了那些奇特的幻觉，如像大多数患者描述的那样，有一种神秘而平静的感觉。也有学者认为，人体内有一个可以形成自我离体的能量系统，临终者心灵离体后可能把这种能量变成媒介物运载自己，不同类型的离体现象可能会有不同的相应媒介物。

第四节　死不瞑目

一、概念

死不瞑目是指人死了眼睛还未闭合，这种现象偶尔会发生在年老的死者身上。

二、基本解释

究其发生的原因，死不瞑目有以下几种解释：

1. 心中事未了　死者在即将死亡的时候，心里还有放不下的事情或心有不甘，导致死不瞑目。有学者认为，人的意念也是一种能量，人虽然去世了，但死者心里的愿望没能实现就会成为一股愿力，支撑着人的身体本能地做出一些反应。

2. 惧怕死亡　死者本身是惧怕死亡的，那么在极度惊吓和恐慌的情况下，在他面临死亡的那一刻还没有做好死亡的准备，神经反射还没有来得及把闭眼的信息传送到眼睛，人就已经死了。这种死亡状态来得很快、很突然，其速度更快于神经反射。

3. 高度紧张　死者在临终前处于高度紧张、高度绷紧的状态，眼皮的肌肉难以放松，导致肌肉痉挛不能闭眼，患者死亡后眼皮仍不能立刻放松下来，就形成“死不瞑目”的状态。偶尔会发生在压力大或比较焦虑的患者身上。

4. 猝死　猝死的人睁眼的概率比较大，可能原因是猝死者死前眼睛正好睁着，死后就可能保持睁眼的状态了。

5. 因抢救等原因致眼肌疲劳　临床上医生在抢救患者的过程中，随时观察瞳孔及角膜反射的变化，要不停地翻开患者的眼睛，直到呼吸心跳全无才停止。长时间的抢救使得患者缺血时间较长，角膜和眼睑肌肉缺血，眼肌萎缩收缩无力，死后闭不上眼睛。

死不瞑目是一种自然现象，然而实际生活中人们往往给予一种神秘的色彩，有的甚至给予神乎其神的解释和说教。照护者应充分了解死不瞑目发生的原因，一旦遇上这样的死者，轻轻合拢其眼睑即可，完全不必大惊小怪。

第五节　回光返照

一、概念

回光返照，原意指因日落时的光线反射天空又出现短时间发亮的现象；如用在人体的死亡上，是指人在将要死亡时出现的一种神智忽然清醒或短暂兴奋的状态。

二、表现形式

人在临死之前有回光返照的现象，如昏迷多时的患者突然清醒，甚至与亲人进行简短的交谈；食欲丧失、不吃不喝的人会突然想吃东西。这些病情“减轻”的现象，是一种假象，给人一种错觉，误认为患者转危为安，而有经验的人一看便知，这是回光返照，是患者向亲人诀别的信号。回光返照好景不长，只有数小时，最长也不超过一两天，机体内残存的化学能量集中释放后，患者的生命之旅也就结束了。

三、基本解释

医学上对回光返照的解释有以下几种观点：

1. 神经系统和内分泌系统应激学说　肾上腺是一对非常重要的内分泌腺体，按结构分为皮质和髓质。皮质分泌糖皮质激素和盐皮质激素，其中糖皮质激素主要用于“应急”，它能通过抗炎、抗毒素、抗休克、抗过敏等作用，迅速缓解症状，帮助患者度过危险期。肾上腺髓质则分泌肾上腺素和去甲肾上腺素，它们都可以兴奋心脏、收缩血管、升高血压，挽救休克。人在濒临死亡的时候，神经系统和内分泌系统处于一种应激状态，在大脑皮质的控制下，下丘脑和垂体会促使肾上腺皮质和髓质分泌以上诸多激素，这就调动了全身的一切积极因素，患者的心肌收缩有力了，频率也加快了，于是血压有所回升，血液循环加快，原先一些缺乏正常供血的重要器官，如大脑、心脏、肺、肝、肾等器官因供血突然趋于正常，骤然获得正常血液循环带来的较为充足的供氧和营养物质。由于这些器官逐渐恢复功能，其直接的结果是患者顿时表现为神志清楚、情绪兴奋、记忆恢复、能够交谈、手脚能动、口能吞咽和面色泛红等，有的患者能趁此机会留下遗嘱，与守候一旁的亲人诀别等等。这些皆是在中枢神经指挥下的内分泌激素在起作用。

2. 三磷酸腺苷学说　人的细胞内有一种能够储能、供能的重要物质叫三磷酸腺苷（ATP）。在生命的旅程即将终止时，人体会调动机体内的潜力进行垂死期的最后抗争。储存于细胞内尚未消耗殆尽的化学能量三磷酸腺苷（ATP）会迅速变成二磷酸腺苷（ADP），从而一下子释放出大量能量，使机体各系统、各器官迅速获得强大动力，人就会突然表现出非凡的活力，如神志突然清醒、四肢力量增强和食欲增加等。当然，这种靠一次性的力量支撑的活力只能是昙花一现，因为 ATP 的能量只能维持很短的时间，所以人在临终前出现的兴奋也会十分短暂。

回光返照是人体将死前的一种自然现象，虽然并不是每个临终患者都会表现出来，但照护者还应充分利用这一现象，一方面让亲属陪伴在患者的身边，共同享受最后的亲情与眷恋；另一方面应抓紧时间做好临终者后事的处理，做到患者安然离世，患者亲属不留遗憾。

第六节　灵魂出窍

一、概念

灵魂出窍，是指自己的灵魂或意识游离于体外，跟身体分离，自己虽然感觉不到自己身体的存在，但自己的意识非常清醒，可以思考，可以感官，甚至可以控制自己的灵魂行动。早在小说《西游记》中就有灵魂出窍的概念，孙悟空在五庄观灵魂出窍打倒了人参果树，就是灵魂出窍的原型。对于这个不陌生、不难理解的现象，最简单的解释是："感觉到自己离开了自己的肉体，灵魂在自己的肉体之外活动。"

二、表现形式

1. 视觉表现形式　有人报道，一些曾面临死亡的人士表示，他们在垂死之际曾看到过明亮的光线和隧道。

2. 灵魂离体形式　有的临终患者声称自己曾"灵魂出窍"——他们的灵魂离开身体飞到了屋顶处，向下可见自己的身体和忙碌的医生；也有的濒死者描述，当他（她）昏迷时，感觉到自己脱离了自己的肉体飘起来，然后见到自己的身体以及抢救自己的医务人员。很多危重症患者在他们恢复知觉后，都能够清楚地描述当时的情形，但那个时候，他们其实已被断定失去知觉，甚至脑部停止了活动，但他们就是能够准确地说出在他昏迷失去知觉期间所发生的事情。

三、基本解释

1. 灵魂出窍是一种梦境　有些科学家认为，"灵魂出窍"其实算是一种梦境，因为濒死体验者的大脑往往会出现如同做梦时的脑电波活动。

2. 灵魂出窍是一种幻觉　很多人都感觉自己有过所谓"灵魂出窍"的经历，并坚信这是一种超自然现象。但科学家却在实验室中利用"虚拟现实"技术首次成功地复制出了这一体验，并揭开了这一现象背后的奥秘，证明灵魂离开肉体不过是大脑的一种错觉。因此从科学的角度来说，人在死亡前由于大脑严重缺血，会产生各种各样的幻觉，灵魂出窍实际上是产生众多幻觉中的一种表现形式。当然也包括在一生当中经常说到的关于灵魂的感觉，灵魂的载体是人的肉身，肉身如果已经死亡，则灵魂也将不复存在。

第七节 濒死体验

一、概念

濒死体验即濒临死亡时的体验，指某些遭受严重创伤或疾病但意外地获得恢复的人，以及处于潜在毁灭性境遇中预感即将死亡而又侥幸脱险的人，所叙述的在死亡威胁时刻的主观体验。它和人们临终心理一样，是人类走向死亡时的精神活动，同时濒死体验也是人们遇到危险时的一种反应。

二、特征

1. 典型特征 大多数的濒死体验都有某些共同的典型特征，但并非所有濒死体验都具有每项特征，某些濒死体验甚至不遵循任何模式。前几节中提到的产生幻觉、死不瞑目、回光返照、灵魂出窍等都是典型的濒死体验所共有的特征。有科学家指出，人在死亡降临的一瞬间，短时间内的主观体验一般来说是类似的，尤其是相信有天堂存在的人在西方比比皆是，所以更容易产生濒死体验，这是当前令人信服的观点。

2. 其他特征 一些濒死体验与典型的濒死体验几乎没有任何相似之处。有的经历者并未体验到平和的感觉，也没有光临天堂或会见友好的神灵。相反，他们感到恐惧，并被魔鬼或不怀好意的鬼魅所纠缠。有人报告了分享式的濒死体验，在这个过程中，与垂死者有关的人陪伴着他们度过了灵魂出窍的旅程，这可能是在经历者面临死亡的同时，以梦境形式出现的画面。

三、基本解释

解释濒死体验的理论划分为两个基本的类别：科学的解释（包括医学、生理学及心理学的解释）和超自然的解释（包括精神的和宗教解释）。

（一）科学的解释

1. 生化学说 从生物化学角度来解释，每个人在死亡时，大脑会分泌出过量的化学物质，这些化学物质有些能引起奇特的幻觉。有学者认为生和死既然都是避免不了的自然规律，在极端的情况下，如何应对死也会成为一种本能反应。当人体判断自己难以生还时，就启动自身的安乐死本能，不再释放让人产生振作感（比如疼痛感）的物质，而释放一种类似于海洛因的化学物质让人快乐逝去；也有学者认为濒死体验与血液中的高二氧化碳水平有关，这种高水平打破了大脑内的化学平衡，让人好像看到一些不可思议的景象。

2.“电暴”学说　医学上认为，在濒于死亡边缘时，一些人表示曾有过灵魂出窍的经历，其他人则表示好像走在一个充满光或者安宁感的地道内，濒死体验可能是由垂死大脑内发生的“电暴”所致。有项针对重病患者大脑进行的研究揭示了大脑死亡前出现的短暂电活动爆发，认为濒死体验可能由大脑耗尽氧时出现的猛烈电活动所致，随着血液流动减缓以及氧量降低，大脑细胞发射出最后一个电脉冲。这种活动开始于大脑内的一个区域，而后快速向外扩散，这可能让人获得生动逼真的精神感受。

3. 神经递质学说　濒死体验是在心脏骤停后发生的，由于求生是人类最大的本能行为，当心脏停止跳动，大脑供氧停止之后，大脑就会开动其全部“防御机制”，此时大脑会分泌出大量神经递质，这些神经递质又会释放出无数影像和感觉信息。这些信息本来都是存在大脑记忆库中，因此有濒死体验经历的人看到的大都是他们经历过的场景。对这一现象产生原因的解释是，濒死体验是大脑严重缺氧后的一个独特生理现象，是可以用科学的方法来解释的。

（二）超自然的解释

1. 灵魂离体　对于超自然解释的接纳，是建立在信仰、宗教和文化背景上的。最基本的超自然解释认为，经历过濒死体验的人的确体验过并能回忆起他们的意识脱离肉体之后所发生的事情。当他们处在死亡边缘时，他们的灵魂离体，并感知到了他们通常所无法感知的东西；有些濒死体验理论显得更为离奇。当然对这些解释，既不能证实，也不能证伪。

2. 意识扭曲　有学者认为，濒死体验并非如上所述那么简单，他们认为濒死体验是一种意识扭曲现象，而且人类的意识可以不依赖于大脑而存在。目前人类对意识的了解还远远不够，濒死体验现象的形成原因对人类来说仍属于神秘王国的范畴，目前我们不可能把它解释清楚。

越来越多的临终患者能从死亡状态下被救醒经历了濒死体验。无论体验者来自哪种文化，处于哪个时代，或信仰何种宗教，濒死体验的内容和对本人的影响都极为相似。有人质疑，濒死体验的报告究其本质是主观性的个人经验，到底是否有客观的可证实的依据呢?事实证明，濒死体验常发生于患者在没有脑电波和心电图的死亡状态之时，并且濒死体验的有无与药物作用及患者的心理因素无关，濒死体验的深度也与患者的病情无关。经历濒死体验后，患者大都对生命的意义有了新的洞察，不再过分顾虑失去物质利益，也不再恐惧死亡。这种体验也并未随时间流逝，或发生实质性的记忆偏差。

第八节　死亡钟与死亡节律

一、生命节律

人自出生之日起，体力、情绪、智力状态就随着时间推移呈周期性波动变化，这种变化可用正弦函数（一种波峰、波谷交替出现的波浪形周期性函数）来描述。这便是我们说的生命节律，死亡节律则是生命节律的一种。

二、死亡钟和死亡节律

通过从时间生物学角度对死亡节律的分析，可以掌握人体疾病致死规律的特点，从而指导临床提高疗效和降低死亡率，这就是死亡钟和死亡节律的关系。有研究统计结果表明，一天24小时中，死亡高峰在下半夜及中午，上半夜最低；一年四季中，冬春季死亡最高，夏季最低，基本符合中医阴阳学说及当代生物钟理论。《灵枢·顺气一日分四时篇》中说："夫百病者，多以旦惠昼安，夕加夜甚"。因此从以上结果不难看出患者死亡时间有着时辰节律性。

三、基本解释

1. 死亡与昼夜变化相关　地球绕太阳自转，光暗强弱的交替变化形成了昼夜周期，也叫"日生物钟"。日生物钟对人体的影响主要表现在内分泌功能的变化，尤其是促肾上腺皮质激素浓度在24小时内呈现节律性变化，子夜和中午前后，血液中皮质醇浓度均趋于最低点，此时机体应激能力减弱，防御功能下降，因而在病理情况下，疾病在此时恶化，易致死亡。中医学理论认为，一天之内，由于昼夜的阴阳消长变化，天人相应，对疾病的发展亦有一定的影响。一般疾病，大多是白天病情较轻，夜晚较重，这是由于早晨、中午、黄昏、夜半，人体的阳气存在着生、长、收、藏的变化。临床中死亡患者节律变化表明，子夜时分正值阴阳交替之时，阳气收藏，阴气渐盛，故死亡人数最多。通过患者死亡节律来看，死亡高峰除子夜外，正午之时死亡患者居第二位。

2. 死亡与季节变化相关　地球围绕太阳公转而形成的季节气候的节律常用年生物钟或年周期表示。一年四季中，以冬春季病死率为高，尤以12月至次年1、2月份为甚。按现代时间生物学观点分析，冬春两季气温偏低，人体经常处于拘束状态，气压较高，血液流向体表时的阻力大，机体不能作出相应调节，出现生物节律紊乱，从而导致患者死亡率增高。因此，临终患者往往会在气候剧变或季节交换的时候发作或增剧，会导致患者死亡增加。

照护人员应通过时间生物学提供的节律信息，加强对临终患者的观察和监护，尽可能减少内外有害因子对临终患者的刺激；加强合理用药管理和护理管理，选择最佳的治疗时机，如合理选择用药时间、服药次数和手术时间，从而减轻患者的痛苦，提高疗效，降低死亡率。

第九节　临终患者的情绪心理改变

临终患者随着病情的变化，情绪和行为首先发生改变。所以，注意观察临终患者的情绪变化，及早针对不良心理因素采取最佳的心理护理措施，调节患者的心理活动，使患者以轻松、愉快的心情配合治疗，对整个临终关怀工作具有极其重要的意义。

一、情绪的分类

情绪可分为肯定性或积极性、否定性或消极性两大类。喜悦、满意等肯定情绪，兴奋、进取等积极情绪，对机体功能活动起到良好的促进作用，有助于临终患者的提高生活质量；悲伤、憎恨等否定情绪及愤怒、恐惧、焦虑、忧愁、痛苦等消极情绪，可使人体生理活动失去平衡，导致神经活动失调、分泌紊乱及免疫功能低下，易对机体病变产生不良影响，会促使病情加重或恶化。

二、疾病对情绪的影响

疾病对人的情绪影响非常大，通常产生否定的、消极的影响。概括地讲，疾病可使人产生以下情绪：

1. 自私冷漠　人患病后，多将注意力投向自身，感觉异常敏感，甚至能听得到自己的心跳、呼吸、胃肠蠕动的声音，心里总是想着自己的病，而对其他事物很少关心，这很容易被别人误解为自私或冷漠。

2. 好发脾气　生病属于劣性刺激，势必影响患者的情绪，形成不良的心境，往往看什么都不顺眼，好生闷气，好发脾气，给人以不近人情的感觉。病情越重，病程越长，这种异常情绪相应越严重，这种消极情绪，不仅容易被人误解，使人不愿接近，而且极不利于患者的生活。

3. 懒惰脆弱　由于病后受到亲人的关怀与照顾，患者会变得越来越被动、懒惰，本来自己可以做的事情，也不愿意动手做；情感变得脆弱，甚至幼稚，像个孩子似的，总希望亲友多照顾、多探视、多关心自己。

4. 猜忌多疑　患者往往会变得神经过敏，疑虑重重。听人低声说话，就以为是谈自己的病，医护人员和亲友的好言相劝，也常半信半疑；有时怀疑医护人员给自己开错了药、打错了针。这种异常心理不仅会对医患关系起破坏作用，也不利于安心养病。

5. 恐惧绝望　许多住院患者看到周围的病友病情加剧或死亡，会产生恐惧心理。恐惧主要是对死亡的恐惧和对疼痛以及其他不能忍受的痛苦状况的恐惧；焦虑和抑郁包括对患不治之症及死亡临近的反应性焦虑和抑郁，还包括与疼痛或其他不可控制的躯体症状相联系的焦虑和抑郁。临终患者害怕被遗弃、害怕无法保持镇静以及失去尊严，他们常常还有自罪感、失助和绝望感。精神病学家帕提逊指出，垂死的人将会产生如下 7 种恐惧：①对未知物的恐惧：死亡是任何人没有经历的事情，人们不知死是什么滋味，也不知死及死后会发生什么状况。②对孤独的恐惧：失去与他人的接触，就将很快分裂以致丧失自我的完整性，死亡是将人彻底地孤独起来，垂死之人对这一前景实在是恐惧万分。③对失去家人和朋友的恐惧：死是一种永远的分离，特别是与至亲好友的分别，这当然引发临终者极大的恐惧。④对失去自我身体的恐惧。⑤对失去自我控制的恐惧。⑥对失去同一性的恐惧。⑦对回归的恐惧。

三、临终患者情绪改变的分期

美国精神病学家库布勒·罗斯博士在《死亡与濒死》一书中，将临终患者（即身患绝症的患者）从获知病情到临终时期的情绪改变总结归纳为5期，即震惊与否认期、愤怒期、协议期、抑郁期和接受期，各期的表现形式参见本章第三节中的介绍。

四、临终患者的心理反应分型

有些学者根据他们多年来的细心观察，发现临终患者因社会地位、生活环境、文化层次、个性特征、宗教信仰等的不同而表现出不同的心理反应。常见以下几种类型：

1. 负罪轻生型 患者多属内向型性格，人生观念淡漠。身体状况的恶化带来的痛苦，长期的检查与治疗造成的经济困难，感到自己对家庭和社会已造成一种负担而内心自责，他们往往会选择自杀的方式早些结束生命。

2. 悲观失望型 患者疾病前多是事业生活一帆风顺，患病后对人生缺乏正确的认识，意志薄弱。当获知身患绝症或已到临终期时，首先会表现为紧张、恐惧，继而悲观失望，丧失生活的信心，拒绝一切治疗与护理。

3. 抑郁孤独型 这类患者多数文化素质较高，性格偏内向，情感丰富。长时间住院，远离正常的生活和亲人，使他们心情极度忧郁孤独，盼望亲朋好友常来陪伴。

4. 渴望生存型 这类患者多数文化层次较高，信念坚定，意志坚强，能比较客观地认识人生，有强烈的求生欲望，情绪表现比较乐观，能积极配合医疗护理。

5. 视死如归型 患者病前性格开朗，对人生有充分的认识，希望医生能将病情预后如实告诉他，在有限的时间内安排好后事。

临终患者最严重的问题是自杀，虽然自杀可能与躯体疼痛难以忍受有关，但大多是因缺少人际交流和抑郁相关，对于那些公开宣称要自杀或有企图自杀历史者，照护者更应予以密切关注。只要加强医患关系，加强与家属的沟通，有效控制临终者的症状，绝大多数患者的自杀行为是可以避免的。

第十节 临终患者的生理变化

每个人死亡的原因不同，所以临终患者在生理上会有很多不同，症状与体征随着病情的发展而逐步增加。一般来说，临终患者有以下几个方面的生理变化：

1. 肌肉失去张力 表现为大小便失禁，吞咽困难，无法维持良好、舒适的功能体位，肢体软弱无力不能进行自主躯体活动，脸部外观改变（如面肌消瘦，嘴唇、面颊松弛，下颌下垂，眼眶凹陷，双眼半睁半闭等）。

2. 胃肠蠕动减弱　表现为食欲不振、恶心、呕吐、腹胀、脱水和口干。

3. 循环功能减退　表现为皮肤苍白、湿冷和大量出汗，出现斑点并向中央发展；四肢发僵、发硬；脉搏快而弱，不规则甚至测不出；血压逐渐降低甚至测不出，心尖搏动减弱。

4. 呼吸功能减弱　表现为呼吸频率由快变慢，呼吸深度由深变浅，出现鼻翼呼吸、张口呼吸等；由于分泌物在支气管内潴留，出现痰鸣音，最终呼吸停止。

5. 意识的改变　未侵犯神经系统的疾病，患者直到死亡神志仍可清醒。病变在脑部的疾病，则很早就会出现意识障碍。一般临终前患者的意识状态分为 3 期：①昏睡：对周围事物无反应，处于睡眠状态，强烈刺激可暂时转醒；②木僵：是一种可以唤醒的无意识状态；③昏迷：是一种唤不醒的无意识状态，意识完全丧失。

6. 感觉、知觉改变　表现为视觉逐渐减退，由视物模糊只能看清近物，发展到只有光感，最后视力消失，分泌物增多。听觉是最后消失的感觉功能。疼痛是临终患者临终前最严重、最痛苦的症状，表现为烦躁不安，血压及心率改变，呼吸变快或减慢，瞳孔放大，不寻常的姿势，疼痛面容（如五官扭曲、眉头紧锁、眼睛睁大或紧闭、双眼无神和咬牙等）。

7. 临近死亡的体征　各种反射逐渐消失，肌力减退或丧失，脉搏快而弱，血压降低，呼吸急促、困难，出现潮式呼吸，皮肤湿冷。通常呼吸先停止，随后心跳停止。

第十一节　临终患者的言语交流和非言语交流

话语、面部表情和肢体动作是人们常用的交流方式，话语是一种言语表达方式（言语交流），而面部表情、头部运动和肢体动作是一种非言语交流方式（非言语交流）。人们运用言语表达是否成功，取决于其思维是否清晰、正确。非言语交流可加强并扩大言语信息，使言语表达更加丰满。患者言语和非言语交流是不可分开理解的，他们之间存在复杂的联系，具体表现在重复性、矛盾性、替代性、补充性、强调性和调整性等方面。所以照护者要在具体的环境中有机地结合不同的言语和非言语交流，做出正确的判断，切不能以一概全。在临终关怀服务中，照护者如能认真倾听患者的话语、及时捕捉患者的面部表情和肢体动作等信息，并加以正确理解和充分重视，对于拓宽照护途径和提高患者治疗的依从性具有重要意义。

一、临终患者的言语交流

话语是语言最重要的信息载体，是人与人之间进行感情和信息交流的最直接方式。为了在临终关怀过程中更好地为患者服务，增加了解患者的信息，理解患者言语表达方式是必不可少的，这样照护者可以了解患者的思想动向，沟通感情，通过恰当的言语交流，达到和谐照护的目的。

（一）患者语言的类型

患者语言的类型，归纳起来，可分为答询、咨询和交际语言三种。

1. 答询性语言　是指患者在医生的问诊语言的引导下，答复或诉说病情时所使用的语言。患者与医务人员一旦结成医患关系，便开始运用答询性语言进行交流。

2. 咨询性语言　是患者向医务人员了解病情或咨询医学知识时所使用的语言。对患者来说，正确使用咨询性语言是非常重要的，它是患者正确使用知情选择权的前提。实现知晓的途径有两种，一是医务人员的主动介绍，二是患者的主动咨询和学习。有时患者咨询的问题中也会附加一些重要的诊断信息，医护人员也需要给予关注。

3. 交际性语言　是存在以上两种语言以外的语言，交际语言对增进医患了解、联络医患感情、融洽医患关系有一定的作用。按照现代医学模式，患者躯体有疾患时，心理活动是非常活跃的。患者迫切需要有人倾听自己内心的痛苦，亲属、医生、护士甚至同室病友均是患者语言的交流对象。医生经常从患者的交流语言中了解患者的内心活动以及之后所提到的非言语行为，从而有针对性地做好患者的思想工作，会取得较好的照护效果。

此外，有学者提出次语言的概念。次语言可以传递出患者的基本情绪状态，其中包含音量、音调与语速的变化、流畅性与言语错误、停顿与沉默等。无声的停顿表明患者在思考、回忆或回避；有声的停顿可以表现在口吃、词语重复、口误或讲错话等方面；沉默可以表现为减慢会谈进度、给对方时间思考、把发言留给对方等；抑扬顿挫的声音表明热情，突然停顿是为了造成悬念，吸引注意力。

（二）患者语言的特点

1. 求助性　目前医患关系中，处于主动和支配地位的一般是医护人员，就情感因素而言，这种求助越多，医患关系的倾斜就越明显。在临终照护实践中，患者语言的求助内容主要表现在求知、求医、求服务三个方面。患者语言的求助性，只要注意观察，医生不难从其请求的口吻、柔弱的语调（也有可能是病态的表现）和慎重的用词造句等方面可以体会出来，如："请问"，"您"等。

2. 消极性　对治疗缺乏信心和悲观失望是临终患者语言消极性的主要表现。临终患者因治疗方法的缺乏，自身对绝症的了解、社会宣传的恐惧、自己对疾病走势悲观的预感等因素，使临终患者的心理压力相当大，反映在语言上则可见情绪的悲观、语序的混乱和语义的重复等。临终患者常常会有"我该怎么办?"和"还不如死了算了!"等消极话语，医护人员要尽力引导或进行心理治疗。

3. 零散性　临终患者住院以后，由于具体的痛苦、心理的折磨，其语言常显零散性的特点。这种特性表现为：一是直观，患者痛则叫痛，苦则叫苦，尽管老年患者表现出一定的隐忍性，但这种隐忍一般也是能够看出来，如龇牙和咬唇舌等动作；二是庞杂，临终患者住院以后，一开始思绪显得特别活跃，会有对家庭、工作的忧虑关切，甚至有对绝症后事的安排等问题的思考，都会从患者的语言中得以反映；三是无序，临终患者由于住院时间较长，与医务人员渐趋熟悉，想到什么就说什么，言语较为随意，还有患精神性疾病和癔症的患者，在言语上表现出一定的无序性。针对患者言语表达的这个特点，照护者应当增加对患者的理解程度，抓住患者表达的主旨内容，更好的为患者服务。

（三）患者语言的作用

临终患者的语言对照护者的照护活动具有极其重要的作用。

1. 是了解病情的重要依据　倾听临终患者的语言是获取临床第一手资料的重要手段，患者的主诉是最能体现患者语言作用的主要环节。在接受问诊时，患者把自己患病的经过、感受、程度等疾病资料亲口表述出来，便于医生在掌握病史的基础上，做出综合评估和制定有效的临终关怀照护方案。中医讲究的望、闻、问、切中，问是行医的基本功之一。

2. 是实现“知情选择”的重要前提　现代医学模式要求，临终患者在照护过程中，应享有充分的知情选择权。俗语说，久病成良医，是说患者在自己患病过程中长期与医务人员交往，勤学好问，了解到较多的医学常识。尤其在临终照护过程中，患者选择怎样的治疗方案、是否需要密集的医学检查、生命垂危之际是否要做无意义的有创治疗和抢救，照护者都应征求患者的意见，必须尊重患者的意见和选择。

3. 是融洽医患关系的“润滑剂”　在临终关怀过程中，照护者和患者因为在同一个空间里长时间地相处和交流，不可避免地会发生正常的人际交往。患者正当有益的交际语言，会对医务人员的服务和诊疗情绪产生积极影响，融洽医患关系。

临终患者的语言极其重要，照护者要学会倾听，倾听的目的一方面是给患者创造表达的机会，另一方面是使自己能更好地了解患者，以便进一步与其交往和沟通。学会倾听，首先要静听患者及其家属的谈话，既不随便打断讲话也不随便插话，认真记忆、记录，以免影响患者的谈话思路，更不要胡乱下结论。其次，要鼓励患者讲下去，可以用不同的方法引导。倾听要达到一定的目的，尽可能收集患者的主要疾病信息和临终意愿，听出弦外之音，以便更好地尊重患者和服务患者。

二、临终患者的非言语交流

面部表情、头部运动和肢体动作，也称体态语言，或称非言语交流，它传递的是一种躯体信号，大都发自内心深处，极难压抑和掩盖。体态语言不易伪装，具有一定的可靠性，所以通过临终患者发出的躯体信号，可以了解患者的身体状况和心理感受。体态语言组成人际关系中人与人之间面对面直接的信息，是沟通感情和建立良好医患关系的基本条件之一。

患者的非言语交流含义复杂，正确理解患者的体态语言，从患者的各种姿势、动作中“读”出其语言涵义，是照护人员做好本职工作的基本功。熟练“阅读”患者的体态语言的关键在于勤观察、勤积累。根据观察所见，结合病理、生理、解剖等医学专业知识，加以综合分析，往往能发现未经患者口述的问题。有经验的照护人员可从患者的体态姿势等无声语言中，观察出患者的内心活动和病情变化。在实际工作中，正确解读患者的体态语言，往往要求和有声语言结合起来，方能提升照护人员的判断准确率，从而提高医患沟通的效率和质量，更好地表达自己对患者的支持和理解。

（一）非言语交流的类型

1. 面部表情　面部表情可以看出患者的喜、怒、忧、思、悲、恐、惊，以及痛苦的神情和急于表达的心态等。面部表情中很重要的一项内容是眼神。

2. 头部运动　包括点头、摇头等。

3. 肢体动作　主要指上肢和下肢做出的各种动作，有时也指躯干部位的动作或全身性的动作。

（二）非言语交流的部分行为含义

临终患者表现的一些面部表情、头部运动和肢体动作，可以传递许多信息，会表达出很多行为含义。下面是一些常见的表达方式及行为含义：

1. 面部表情及行为含义

（1）眼神：正视，表示坦诚；盯视，表示不礼貌，但也可能表示兴趣和寻求支持；逼视，表示命令；瞪眼或眈眈而视，表示敌意；乜斜着眼扫视一下，表示不满意、看不起或鄙夷；凝视对方，表示专注；行注目礼，表示尊敬；白对方一眼，表示反感；双目大睁或面面相觑，表示吃惊；眨眼不停，表示疑问；眯着眼看，表示高兴，或表示轻视；完全不看对方，表示对对方不感兴趣，或表示相互间存在相当大的距离。不住上下打量对方，表示挑衅；左顾右盼，低眉偷窥，表示困窘；避免与他人发生目光接触：表示要隐藏自己的感情，特别是不安或不自在、缺乏安全和面临危险的情况下；总怕看对话者的眼睛，表示说谎。

（2）眉宇表情：皱眉，表示怀疑和不满意；蹙眉皱额：表示关注、不满、恼怒或心情不畅等情绪；一边眉毛高于另一边，表示对别人或别人的说话持嘲讽、反讥、鄙视或怀疑态度；眉头紧锁，表示不开心、不高兴和很为难犯愁等。

（3）鼻部表情：皱鼻，表示不悦、不满或受到挫折等；掀动鼻翼，可能是生气的信号，有可能采取攻击行动，也可能表示怜爱。

（4）嘴和眼部表情：抬起下巴并垂下眼睛，表示对当时所处的环境或交往的人有一种不屑一顾的感觉；低垂下巴两眼向上望，是一种羞怯腼腆的表情，也可能是有求于人；瞪大眼睛，张开嘴巴，表明惊奇、意想不到；紧抿嘴唇，又避免接触他人的目光，可能心中有某种秘密，不想让别人知晓；紧抿嘴唇，嘴角向下倾斜，可能表示轻视、鄙夷、瞧不起对方，这需要视当时的具体情况和其他身体语言来判定。

（5）嘴部表情：与人一起时，常咬自己的嘴唇，往往是怀疑自我或贬低自我的信号；

紧抿嘴唇，表示对周围的环境和人同原来的想象有出入，有一种陌生或不理解的感觉，心里不踏实。

（6）脸上露出笑容：看到好的东西，听到好的消息，想到美的事情。

（7）脸色很不自然：看到难堪的事，听到批评的声音，觉得有不对的事。

（8）微笑：表示友善和礼貌。

（9）心神不定、六神无主或鬼头鬼脑：做了亏心事或偷了别人的东西。

2. 头部运动及行为含义

（1）点头：表示赞同、支持、肯定和理解等。

（2）摇头：表示反对、抵制、否定和费解等。

3. 肢体动作及行为含义

（1）肩部的轻微耸起：可以是病变表现或者对所说的症状不确定的表现。

（2）手的攥握：对诊断结果感到紧张，或表示等待的急切心理。

（3）腿、脚的不规则画圈：可能是患者心不在焉的表现。

（4）柔和的手势：表示友好和商量等。

（5）强硬的手势：意味着“我是对的，你必须听我的”。

（6）双臂环抱：表示防御。

（7）开会时独坐一隅：意味着傲慢或不感兴趣。

（8）呼吸加速：可能是病理性或生理性紧张的结果。

三、照护者的交流技巧

在临终关怀中，照护者必须掌握正确、有效的交流技巧，尤其应注重非言语的交流技巧。以下推荐几种交流技巧，希望对照护者有所帮助。

1. 坐姿前倾并认真倾听　照护人员的坐姿稍前倾放松，做出倾听患者病情的姿势。如患者有以上紧张不安的表现，医生可用握手、拍肩等方式表示关怀，可使患者放松一些。

2. 正确的目光接触　照护者应保持与患者的目光接触，这样可以鼓励患者继续倾诉。但需注意目光宜注视患者面颊的下部，而不宜一直盯着患者的眼睛看，否则会给人以高高在上的感觉并使患者不安；目光不能斜视患者，斜视表示轻视；目光不要游移，目光游移表示另有所图；在患者讲述离题太远的情况下，照护者可将目光移开，这样可使患者语言简洁。

3. 与患者的感情合拍　当患者讲述他的痛苦时，照护者的表情应该庄重、专注，甚至眉头紧锁；当患者讲到兴奋之处时照护者的表情应该是面带微笑，表示分享其快乐；当患者诉说原委时，照护者应以深沉的点头表示理解；当患者述及隐私时照护者应将上身前倾，将与患者的距离缩小，以表示倾听并为其保密；这种“支持动作”将使照护者的形象和蔼可亲。

4. 多使用问句的谈话方式 在和临终患者谈话时，照护者应尽可能多使用问句的形式，当然也可使用感叹句和省略句等形式，如“您好点了吗?”、“您知道吗?”和“您真棒!”等等，使用这种方式遵循了礼貌原则中的同情准则，减少照护者与患者之间在感情上的不对等。因为对患者来讲，在临终关怀机构中不是一件令人高兴的事，所以对于患者有必要给予其同情、理解、支持和帮助，让问话听起来让人感到亲切、友好和自然。

第十二节 维护临终患者的尊严

一、尊严的概念

尊严是人和具有人性特征的事物，拥有应有的权利，并且这些权利被其他人和具有人性特征的事物所尊重。简而言之，尊严就是权利和人格被尊重。

人的尊严这个概念可以追溯到19世纪德国哲学家康德，康德对道德规则的分析始于一个基本问题：人和动物的区别在什么地方？在康德看来，人和动物的区别在于人有内在价值而动物只有外在价值。康德把这种判定内在价值的能力统称为理性思维能力，人和动物的区别也可以归结为人有理性思维能力，而动物没有。尊重人，在康德看来就是尊重这种理性思维能力。人有理性思维能力，会进行合理的判断，所以要让他自己作判断，而不是替他作判断。所以，对人的尊重，就是永远把人（包括他人与自我）当作一个具有理性判断能力的主体，而永远不将人仅仅当作一个手段为我所用。受康德的影响，现代医学伦理学不仅考虑利益，更考虑人的尊严，由此产生了现代医学伦理学中的自主原则——凡有理性思维能力的人都有权作自主决定。

二、临终患者的尊严

维护临终患者的尊严，就是要尊重临终患者的自主权。那么，在临终关怀中应考虑临终患者具有哪些方面的自主权呢？下面提供一些临终患者的自主权，以供照护者参考。

1. 接受治疗方案的选择权 患者对治疗方案具有选择权和决定权，医生不能以任何方式强迫患者接受任何治疗方案，医生有道德上的责任为患者提供有关治疗方面的所有相关信息。

2. 参与医学实验的选择权 患者是否参与任何形式的医学实验，完全由患者决定，任何科研人员不能替患者做出决定，患者参与实验必须采取自觉自愿的原则。

3. 签署生前预嘱或医疗预嘱的选择权 生前预嘱是人们在健康或意识清楚时事先签署的，并说明在不可治愈的伤病末期或临终时采用何种医疗和护理措施、死亡后有怎样的嘱托等的指示性文件。医疗预嘱主要指涉及医疗和护理方面的生前预嘱，生前预嘱或医疗预嘱中允许不使用生命支持系统来延长不可治愈患者的临终过程，也就是允许患者依照自己的意愿自然死亡。越来越多的人知道自己享有这种权利，并运用这种权利追求更自然更短暂的“自然死亡”。在临终关怀服务中，临终患者有选择和修改签署生前预嘱或医疗预嘱的权利。

三、知情同意

在临终关怀中，执行知情同意政策和签署生前预嘱或医疗预嘱，是维护临终患者尊严的基本方法。

（一）知情同意政策

1. 知情 照护者必须诚实地为患者提供与治疗方案或医学实验相关的信息，具体包括治疗方案或医学实验的真正目的、接受这些治疗方案或参加这些医学实验的好处和可能的伤害、还有什么别的治疗方案或实验方法、各种治疗方案优缺点和医学实验的可靠性等等。既然是知情，照护者必须用患者可以理解的语言方式，让患者充分理解才行，否则就远离了知情的原意。

2. 同意 就是照护者必须取得患者或实验对象的同意。具体地说，照护者必须让患者或实验对象在知情同意书上签名，这种同意，必须是患者或实验对象完全自主的决定，而绝不能是某种有形或无形压力下的产物。知情同意书绝不能理解为合同，知情同意书不是商业行为中的契约。知情同意的本意是要尊重人的自主权，患者和实验对象有权同意、有权不同意、有权先同意后不同意、有权反悔，这些都是他们的权利。知情同意书中必须明确规定患者或实验对象有权在任何时候改变决定，中止或退出治疗方案或医学实验。

（二）签署生前预嘱或医疗预嘱

在临终关怀服务中，是否选择签署生前预嘱或医疗预嘱，完全由临终患者和家属决定。具体签署的内容和方法参见第一章第二节中的相关内容。

第十三节 遵从临终患者的意愿

临终患者生命结束以前仍享有一般患者同等的权利，正因为他（她）即将告别人生，许多要求对他（她）来说仅仅是最后一次，所以除了满足人最基本的生理需要外，患者同样需要友爱、同情、关心、温暖，需要尊重个人的权利和利益。照护人员应以高度的责任心、深厚的同情心服务于患者，以亲切关怀的态度去安慰患者，使患者感觉到自己仍然在被人们所关注，帮助患者建立新的心理平衡而安然离开人间。

一、遵从自然死亡的原则

国外在生前遗嘱之外还有临终遗嘱，是临终者的终极意愿，临终时采取的医疗手段必须符合临终者意愿，必须帮助临终者自然死亡，既不延缓生命也不加速死亡。加速临终者的死亡，是用他杀的办法达到自杀的目的，在安乐死法律未建立的情况下是不能采用的；延缓生命就是采取心脏电击、气管插管、体外心脏按压、注射急救药物、人工呼吸等抢救手段，达到延长患者生命的目的。在人为延长的这段时间里，临终者其实遭受着惨烈的痛苦和煎熬。所以，在临终关怀服务中应尽可能遵从自然死亡的原则。

二、一个遵从自然死亡的范例

遵从临终患者的意愿，对于帮助临终患者安宁地走完人生的最后旅程有着积极的意义。患者首先是个人，他有自主决定接受或拒绝对他进行医疗的权利，遵从患者的意愿就是尊重患者在医疗决定上的自主权。例如，奥地利有位70多岁的老人患了是绝症，进医院时就立下遗嘱，并请求安静地离去，其护理人员在某次喂饭时，老人突然出现面色青紫，呼吸急促，当她通知护士长并准备配合抢救时，护士长说不要打扰患者，让她安静地离去。护士长让一名护士通知医生和神父，同时带领其余护士围在患者床旁，两个护士分别握住患者的两只手，大家轻轻唱起离别歌，一会儿医生和神父来了，医生静静地站着，神父给患者做最后的祈祷。后来患者安详地逝去，没有使用吸引器，没有使用呼吸机，没有心内注射，临终关怀在一种安宁的气氛中进行。

三、了解意愿是遵从意愿的基础

在医疗实践中，遵从患者的意愿，是人类社会进步和医学发展的一种表现。只有平时更多地和患者交流，取得患者的信任，才能知道患者的意愿，才会理解他们的意愿并尽可能满足他们的意愿。当死亡来临时，不要用现代化的医疗技术和设备人为地延长没有治疗希望的临终患者的生命，或许通过种种手段，临终患者的生命延长了，但生命的质量却下降了，患者的痛苦也增加了。应遵从临终患者的意愿，陪伴临终患者安然地度过人生最后的时光。

第十四节 临终关怀中的宗教服务

一、宗教的概念

宗教是人类社会发展到一定历史阶段出现的一种文化现象，属于社会意识形态范畴。宗教的主要特点为，相信现实世界之外存在着神通的神秘力量或实体，该神秘统摄万物而拥有绝对权威、主宰自然进化、决定人世命运，从而使人对该一神秘产生敬畏及崇拜，并从而引申出信仰认知及仪式活动。

宗教是对神明的信仰与崇敬，换言之，宗教就是一套信仰，是对宇宙存在的解释，通常包括信仰与仪式的遵从。费尔巴哈指出，人的依赖感是宗教的基础。自然是人生存的基础和依赖的最初对象，是宗教的原初对象。人依赖的自然对象各不相同，自然宗教因而也就有众多的神。而自然事物、自然现象乃至动物之所以被崇拜为神，是由于人为了实现摆脱依赖的愿望，从人的立场把所依赖的对象想象成为像人那样的东西，把自然看作是具有人性的东西，而后又崇拜它。

宗教的普遍特征是由修行者的祈祷、仪轨、冥思、音乐和艺术形式所表现，除此以外，宗教还和社会及政治常常相互交织。宗教的特征可以集中表现为特殊的超自然现象、形而上学，出自于宗教法律的道德要求或生活方式。宗教也包括了原始的文化传统、神圣的著作、历史神话，还有个人的宗教信念与经验。宗教的发展可以从不同的文化中提取出许多意识形态，同时伴随着各种文化的差异。

现代在许多国家，公民都有宗教信仰自由，即有信教的自由，也有不信教的自由，有信这种教的自由，也有信那种教的自由，它是公民的基本权利之一。在古代中国，由于儒家思想的影响，允许公民有信仰其他宗教的自由，但各种其他宗教必须纳入儒家伦理的框架中。中华人民共和国所认定的宗教必须以爱国为思想教条之一。

二、宗教的表现形式

个人利益与社会利益之间的联系是复杂多样的，在此基础上所产生的宗教情感也是复杂多样的，其中最典型的以下有六类。

1. 对神灵权威的敬畏感　它是人对自然力量和社会力量约束性的反映；使人自觉不自觉为自己或他人设置各种行为禁忌，并使自己和他人严格在自然规律和社会法则所限制的范围内活动。

2. 对神灵万能的惊异感　它是人对自然力量和社会力量强大性的反映；是人对巨大的自然力量、壮观的自然景象、神秘的自然变化、复杂的社会现象所产生的惊奇与迷惑；使人自觉地、积极地听从自然规律和社会法则的安排。

3. 对神灵存在的依赖感　它是人对于自然和社会依赖性的反映；使人能够积极地维护自然的生态平衡，自觉地、积极地把个人利益与他人利益或公众利益紧密地联系在一起，以增强个人对于社会的凝聚力。

4. 对神灵审判的罪恶感　它是人遵从自然法则、社会法律和社会道德规范对于人的行为活动具有决定性的反应，使人自觉地用自然法则、社会法律和社会道德规范来检查自己的错误，忏悔自己的恶行，忍受社会的压迫，从而自觉地服从社会利益的需要。

5. 对神灵交往的神秘感和期待感　它是人对自然力量和社会力量给予人的融合性所产生的反映；使人自觉不自觉把自己融入大自然，回归大自然，人本身属于自然界的一部分，人的任何行为归根结底是自然物质的复杂运动形式，人的最初出发地是自然界，最终归宿地也必然是自然界。

6. 对宗教理想的虔诚感　它是人生价值目的性在人心目中的反映；使人的一切行为自

觉不自觉地服务于人生的最终价值目的，宗教理想的核心是与神灵合一，灵魂得救，永享天国之乐，这些唯心主义的内容实际上蕴含着唯物主义的本质，由于宗教理想集中了宗教的精髓，体现了宗教信徒的根本追求，因而对教徒的诱惑力最大，最能激发他们的强烈情感和牺牲精神，许多宗教狂热往往都是在实现或保卫宗教理想的名义下兴起的。

三、宗教的社会功能

虽然不同的宗教对生死各有说辞，但各种宗教都有一定的核心价值体系，具有一定的社会功能，具体体现在以下几个方面：

1. “原罪论”有助于预先设置负向情感，从而提高人对于痛苦、挫折与灾难的心理承受能力。

2. “功名虚无论”有助于降低人对于功名的情感强度，从而缓冲人与人之间的利益冲突。

3. “因果报应论”既有助于提高人对于他人恶行的情感忍受能力，还有助于提高人对于自己丑恶事物的情感节制能力。

4. “生死轮回论”有利于降低人对于死亡的恐惧感，使人能够坦然地面对死亡，从而降低人在死亡过程中可能产生的负价值情感。

5. “天堂地狱论”有助于人树立对死后虚拟正价值的向往和对虚拟负价值的恐惧，从而协调和解决个人利益与社会利益之间的矛盾。

6. “神灵意志论”有利于人平衡功利心态，解释人生痛苦，寻找精神寄托。

宗教的各种教义通过极力渲染死亡的幸福，让人乐得往生，早登极乐之境。这一浪漫且美丽的重生系统让人们把死亡当作睡觉一样平常而舒服，恐惧的阴影便不复存在，而对于死后那个完美世界的期待则使临终者忘却痛苦、丢掉抱怨，以最饱满的热情投入极乐世界的怀抱。宗教临终关怀思想有着强大的说服力，它能够在一定程度上减少临终者及其家庭成员对死亡的恐惧，甚至对于那些有一定信仰深度的人来说，死亡是人生的盛典。

四、宗教临终关怀思想的价值

宗教临终关怀思想的价值可从个人、群体和社会三个层面得到体现。

1. 个人层面的价值　临终者在死亡时希望被彻底地理解和被承诺给予另一个可以继续存在的世界，而这一切在各种宗教的思想体系里都能够被果断甚至“真实”地给予。通过对临终者宗教死亡观的灌输，使其认识到现世所受的苦痛必能在其死后所到达的另一个世界得到补偿。宗教以超自然的力量和彼岸世界的追求为无法掌握自己命运的临终者提供安全感和精神慰藉，使其消除心理上的焦虑和恐惧。

2. 群体层面的价值　临终照护者是一个非常大的群体。临终照护者和临终患者一起经历死亡，照护者所产生的死亡震惊有时可能比其本人还要剧烈，而宗教善意地告知照护者有一个更美丽的预设世界在等待着死者，这个世界被肯定地告知是存在的，当然即使不是事实，临终照护者也愿意相信它的存在。此外，宗教临终关怀思想总是告知临终者及照护者，临终者在死后不是孤独的，他们依然能够实现和现实世界一样的交往，这种交往的功能是被假定在未来世界存在的，因此由于人们对群体生活和交往的需要能够被承诺给予满足，临终者及其照护者能够很从容或者是更镇定地接受死亡这一事实。这样的最终结果就是使群体的关系更加和谐与稳定。

3. 社会层面的价值　宗教临终关怀思想是实现社会整合的最有力武器之一。所谓社会整合，简单地说是指将社会中的存在和社会发展过程中的各种要素联系到一起，包括各种文化、制度、群体、生活方式等的整合。宗教是包容性极强的思想体系，对各种思想都能够包容，和它们相互之间的融合改变着宗教思想，同时也使其他层面的文化减少其攻击性，能够使各种文化更加理性地看待自身和其他文化体系的价值，从而实现文化的整合。文化的整合是社会整合的重要方面，对社会整合有强大的推动作用，因此，无论站在何种立场之上，都不应该忽视宗教临终关怀思想的这一社会价值。它融入社会工作的实践之中，指导着社会工作，微妙地协调着临终者及其家庭成员与社会的关系，从而实现社会的整合，达到社会和谐的境界。

总而言之，宗教是海纳百川的，是善的，是通过“善意的谎言”让处于绝望和苦难中的人们守住善良的本性，从而与整个社会和谐共处，让人生的时候规规矩矩，死的时候安安静静。

第十五节　人生回顾干预措施

一、人生回顾的概念

人生回顾是一种通过回顾、评价及重整一生的经历，使人生历程中一些未被解决的矛盾得以剖析、重整，从而发现新的生命意义的心理和精神干预措施。国外研究证实，人生回顾有利于提高临终患者的身心健康。

布特勒（Butler）在1963年提出了人生回顾理论，认为有许多老年人在老年期的一个基本人格特征就是喜欢回顾往事，这种特征的产生主要源于老年人的一种观念，认为自己已经日渐暮年，余日无多，因此在心理上产生“人生回顾过程”。

二、人生回顾的基本方式

1. 与亲朋好友或晚辈谈论往事。
2. 怀念家乡，尤其回顾自己孩童时期家乡的生活情景。
3. 对镜凝视，追忆自己从前的容颜并且发出由衷的感慨。

4. 一些有较高文化的老人还喜欢撰写有关怀旧的文章。

人生回顾理论对老年社会工作的启发在于：在对老年人开展辅导或个案工作时，恰当地引导老人回顾往事，对老人自信心和能力的提升有很大帮助。

三、与人生回顾相关的老人分类

美国有心理学家按照人格与调试情况，将老人分为以下五种类型：

1. 成熟型　具有这种人格特性的老人从幼年至中年，人生顺遂，事业成就，从而能够平稳地进入老年，对于退休和老化能够理智地接受，不悲观、不退缩，既不过于进取也不过于自我防卫。

2. 摇椅型　这类老人属于依赖型的人，不拘小节，也无大志，把退休看成是解除责任的一个有利时机，正好安享晚年而不用在工作单位里忙忙碌碌。他们对于老迈并不恐惧。

3. 防卫型　这类老人防卫心很强，固执刻板，通常在年轻时工作勤奋负责，遵守规范，重视事业方面的成就及贡献。退休后比较不能适应晚年生活，依然想寻找工作，期望通过忙碌的工作来保持活力和消除对衰老的恐惧。

4. 愤怒型　这种人格类型的老人通常在年轻的时候碌碌无为，甚至有失败和遭受重大挫折的经历，因而到了晚年就非常伤悲，但这类老人常将自己的失败归咎于客观因素，或者埋怨环境太差使其无法发展，或者指责他人从中作梗致使自己不能作为，如此等等，故而常常牢骚满腹，愤世嫉俗，常和别人发生冲突。情绪方面的失衡，又会导致这类老人在生理方面的病症，最终影响健康和寿命。

5. 自怨自艾型　这种类型的老人和愤怒型的老人相比，相同之处在于年轻的时候事业都没有成就，或者遭受重大挫折，总的是人生处处不顺利或不得志。两者不同之处在于愤怒型的老人常把自己的不得志都归罪于别人，而自怨自艾型的老人则只埋怨自己，认为都是自己不努力或没能力才虚度终年。因此，心里郁闷、沮丧、消沉，常有“人老珠黄不值钱”、“活着没意思”和“只有死才能解脱”等消极与悲观的思想。

四、人生回顾的作用

人生回顾应用在临终关怀中的作用，具体体现在以下几个方面：

1. 能够结合患者的生理、心理特点，有针对性地在寻找生命足迹方面让老人梳理自己一生的经历，让患者在回顾的过程分享快乐，抒发郁结。

2. 能够让患者的家属更加了解现阶段患者的需求，通过社会工作者、医护人员和家属的共同努力，让患者圆满地走完人生的最后一段旅程。

3. 能够让患者和家属在面对死亡的时候可以更加坦然接受，尤其是年老的夫妻如何面对老伴的离去，让留下来的老人能够珍惜生活，活好当下。

4. 对于一些需要社工帮助的患者，可以及时进行法律、经济等方面的帮助，如遗产的分割等。

当然人生回顾应用于临终关怀也有其局限性，如当临终患者神智不够清晰或智力方面有障碍时，可能无法进行人生回顾；受种族、民族、信仰、传统文化习俗的局限，可能有些临终患者及其家属并不乐于接受这种方法；临终患者要求社会工作者为其保密的事项，如若违法的问题，社会工作者会面两难伦理抉择，等等。

五、人生回顾的内容

人生回顾应用在临终关怀工作中，有以下八个方面的内容可以借鉴：

1. 肯定自己　照护者应帮助临终老人肯定其自身的存在，当临终老人在生命末期处于意识模糊、甚至出现了幻觉时，不知自己存在的位置，照护者可以和老人一起进行“自身定位”，即身在何处。可以通过照镜子，让老人看清楚现在的自己是什么模样、周围其他老人是什么模样，通过比较，让老人知道自己周围的其他老人也和自己一样变老，从而接纳自己，肯定自己的变化和存在。

2. 回顾亲人　让临终老人回顾自己最亲密的人在自己脑海中的印象，如父亲、母亲、子女及其他亲人的印象和这些人在自己生命中的位置、变化和影响，记录自己对他们最想说的话。

3. 回想往事　和临终老人一起回顾自己的童年、求学之年（20岁以前）、而立之年（30岁）、不惑之年（40岁）、知命之年（50岁）、耳顺或花甲之年（60岁）、古稀之年（70岁）、杖朝之年（80岁）、耄耋之年（80~90岁）、期颐之年（100岁），各个年龄段自己人生中重大的事件或者值得保留和回忆的往昔，自己对别人产生的影响和别人施以自己的影响，引导老人提升满足感、成就感和知恩之感，对于一些负面的或者不够积极的方面和元素进行弱化处理。

4. 提炼智慧　总结和提炼临终老人一生积累的精神财富和闪光的智慧，如个人的修养、对人生的态度、对名利的看法、自己的座右铭和人生的感悟等，让老人提升生命存在的意义和价值，始终保持积极向上的人生动力。

5. 沧海遗珠　总结临终老人生命中颇感遗憾的事件，如一些错过的人、错过的事等。生命应为缺憾而美丽，静静沉淀于心底的缺憾往往耐人寻味，历久弥新，越陈越香。做这样的人生回顾，照护者应注意把握分寸和细节，引领老人以欣赏和审视的角度去回顾往昔，让老人活在当下、乐在当下。

6. 完成夙愿　临终老人生平是否有一些未了的夙愿，如自己最想去的地方、最想见的人、最想吃的美食、最希望获得的理解、最希望保留的物件等，照护者应和老人及其家属充分沟通，了解夙愿，协助其完成夙愿。

7. 死亡教育　为临终老人及其家属做好死亡教育，让他们正确看待死亡、勇敢面对死亡和准备迎接死亡，平淡地去看待生离死别，将临终关怀看作是人生的一个必然阶段、一个好的拐点和一个新的起点，而不是极度的痛苦或重大的灾难。

8. 准备善后　引导临终老人理性地处理好身后事情，引导家人以更加有意义的方式纪念老人，如有的老人希望自己可以海葬、有的老人希望自己可以回归山林等等。

六、人生回顾中应注意的问题

人生回顾理论应用于临终关怀要注意三个方面的细节处理：

1. 人生回顾是有目标、有指引的回顾，回顾生命中有意义的往事、令人愉悦和振奋的往事，而不是所有的事情都需要面面俱到。

2. 人生回顾中如若遇到老人情绪的变化，要注意把握分寸，及时引导，目的是希望增加老人生命的正能量，增强信心活好当下，而不是让老人再一次纠结在一些不能自持的往事中。

3. 人生回顾中如有需要可以邀请老人的家属一起陪同，这不失为老人留给家人的宝贵财富和永久纪念。

人生必然经历生生死死，也总会起起落落，但愿每一个临终者通过人生回顾留下自己人生的足迹、人生的感悟、人生的闪光和人生的智慧，让自己永远活在后世子孙的心中。也愿临终关怀机构通过人生回顾方法的应用，让临终者及其家属切身感受“能者善生”的道理，正确欣赏生命，理性面对死亡。

第十六节　临终关怀中的音乐治疗

音乐是用有组织的音构成的听觉意象，用来表达人们思想情感与社会现实生活的一种艺术形式，也是最能即时打动人心的一种艺术形式。临终关怀的目标是提高临终患者的生命质量，消除或减轻患者的病痛与其他不适症状，排解患者的心理问题和精神烦恼，缓解患者及其家属的身心劳累与压力，使他们理性地面对死亡。音乐常常带给临终老人及其照护者一定的快乐和精神享受，因此，音乐治疗是临终关怀中不可或缺的方法之一。

一、音乐治疗的概念

音乐治疗（Music Therapy）是一门比较年轻的应用学科，涉及学科广泛，应用领域庞杂，流派思想丰富，目前尚无一个统一的学科定义标准。不同国家、不同民族的音乐治疗师，受不同的文化、历史、经济、政治、医疗条件等多方面因素的影响，加上各国专家开展音乐治疗的领域及治疗方法的不同，产生了不同的定义。简单地说，音乐治疗就是运用一切音乐活动的各种形式，包括听、唱、演奏、律动等各种手段对人进行刺激与催眠并有声音激发身体反应，使人达到健康的目的。

现代的音乐治疗最初起源于美国，再由美国发展至世界各国，因此，在目前的世界音乐治疗学术界，美国的音乐治疗专业技术，特别是音乐心理治疗实践研究一直是值得其他国家借鉴的。我国对音乐治疗学的定义是：音乐治疗学是一门研究音乐对人体机能的作用以及如何应用音乐治疗疾病的学科，属应用心理学范畴。音乐治疗学有四个基本要素：有明确治疗需求的病人、受过训练的音乐治疗师、有目标导向的音乐历程与音乐素材，以及有关治疗效果的评估报告。

二、音乐治疗的作用

1. 对临终患者的作用　音乐治疗虽然不能改变临终患者疾病的历程，但却是一种很有效用的辅助治疗方法。播放患者过去熟悉的音乐，可以帮助患者勾起对过去美好生活的回忆，转移患者对疾病困扰的注意力，缓解患者的身心痛苦；播放现时的流行音乐，让患者也有与时俱进的感觉，并激起患者对美好生活的留恋与向往。对于信仰宗教的患者，播放他们所信奉的神及教会的音乐，可以减少他们对死亡的恐惧，寻求到一种新的精神寄托。

2. 对患者家属的作用　舒解患者家属过度的身心压力，使其能用较为平静与理性的方式来协助患者与自己应对眼前的事实，调适因生离死别所引发的伤恸反应。

3. 对医护人员的作用　医护人员处于临终关怀极端的工作环境之中，音乐治疗能够缓和病房环境的负面气氛，可以提升医护人员的士气，让医护人员得以在不受太多情绪干扰之下，充分发挥专业技能，帮助患者与家属能以最平和的态度与准备，共同度过临终患者无可逃避的最终之旅。

三、音乐治疗的方法

音乐治疗也有许多不同的方法，在临终关怀服务中应主要采用接受式音乐治疗方法。该法是以聆听音乐为手段，使人们对美好的音乐产生反应，从而对临终患者起到治疗疾病、控制疼痛、缓解身心痛苦和提高生活质量的目的，同时对患者的家属和其他照护人员起到化解痛苦、缓解压力、优化环境和净化心灵的作用。由中央音乐学院高天教授编写的《接受式音乐治疗方法》极具实践指导意义。

（刘运湖）

第五章　临终关怀的非医疗资源

第一节　社会支持网络

临终关怀的非医疗资源是指除医疗资源以外的为临终患者提供社会支持资源的总称，包括个体和群体的社会支持网络。对于临终患者来说，有时获得社会支持比获得医疗资源可能显得更为重要。

社会支持是指一定社会网络运用一定的物质和精神手段对社会弱者进行无偿帮助的一种选择性社会行为，是以个体（被支持者）为中心，由个体及其周围与之有接触的人们（支持者）以及个体与这些人之间的交往活动（支持性的活动）所构成的系统。Cohen 和 Wills 根据社会支持所提供资源的不同性质将社会支持的内容分成了四类：①尊重的支持：指的是个体被他人尊重和接纳，又称作情感性支持；②信息支持：即有利于对问题事件进行说明、理解和应对的支持；③社会成员身份：即能够与他人共度时光，从事消遣或娱乐活动；④工具性支持：指提供财力帮助、物资资源或所需服务等。

临终关怀服务是生理—心理—社会医学模式的集中体现，包括医疗资源和非医疗资源。医疗资源主要是为临终患者提供医疗护理，缓解不适症状，减轻肌体的痛苦；非医疗资源主要是为临终患者提供情感支持、精神慰藉和经济支持。

一、临终患者的个人支持网络

临终患者的个人支持网络，主要包括家人、亲戚、朋友、同事等等，是临终患者获得经济和情感支持的主要来源。家人的陪伴、亲戚朋友的看望，都能给临终患者极大的情感支持和精神慰藉。根据关系密切程度可分为强关系和弱关系，关系密切的家人、亲戚、朋友、同事属强关系，关系一般的亲戚、朋友、同事属弱关系。关系越强，支持越大，关系越弱，支持越小。

随着我国生育政策的有效实施以及人们生活观念的改变，家庭成员及有血缘关系的亲戚逐渐减少。随着生活节奏的加快，生活压力的增加，市场竞争的加剧，生活方式的改变，人与人之间的关系也是在逐渐陌生，朋友、同事的关系不再密切。这些都使得临终患者的个人支持网络的强关系逐渐减少，能获得的支持越来越小，这就使得临终患者需要从社会支持网络中获得更多帮助，这种现象在我国城市中显得更为突出。

二、临终者的社会支持网络

临终者的社会支持网络，主要包括政府和非政府组织，在我国社会主义社会里，政府无疑是为临终患者提供社会支持的主要提供者，比如公共医疗场所和养老机构，基本医疗保险和新型农村合作医疗付费体制等等。但这些主要是在场所、经济方面提供支持，情感支持和精神慰藉等方面仍需要大量非政府组织参与提供，如志愿者、社会工作者、民间服务团体、宗教组织等等构成了社会支持网络的有益补充。但目前我国的社会支持网络还没有构成完整的服务体系，远不能满足社会的实际需求，有待进一步发展和完善。社会支持网络的规模越大，系统越完善，与临终患者关系越密切，为临终患者提供的社会支持就越多。我国的临终关怀仍处于起步阶段，但随着临终关怀的不断发展，对社会支持网络需求的增加，将推进我国社会支持网络的不断发展和完善。

（杨爱民）

第二节　社会工作者

一、在临终关怀中的作用

医务社会工作主要是指运用社会工作价值理念与专业方法来协助患者解决其有关的社会、经济、家庭、职业、心理等问题，以提高医护人员的医疗效果的专业服务活动。医务社会工作者在协调医患关系、缓和患者及家属情绪、整合社会资源、对患者和家属进行心理调适、恢复或改善患者的生理和社会功能等方面有重要的作用。同时，由于医务社会工作者非常强调个人的尊严和价值、尊重患者的自我决定、注重生活品质等专业理念，使得医务社会工作伦理在许多方面和临终关怀倡导的基本理念一致，而且由于医务社会工作者具有丰富的社会工作、心理学、社会学、伦理学知识以及一定的医学常识，医务社会工作者介入临终关怀将起到很好的干预作用。

临终关怀团队是由多种专业的专家和人员组成的，包括医生、护士、营养师、心理医生、社会工作者、志愿者等。他们分别从自己的专业角度出发，相互合作，针对每个临终患者及其家庭的实际情况提供全方位和个性化的服务，一起帮助临终患者及家属度过这个特殊的困难时期。对于一个临终关怀团队来说，缓解和控制疼痛以及减轻患者的不适症状是医护人员的职责；保证其基本生理需要和心灵的抚慰，分别是营养师和心理医生的任务；而社会工作者的主要任务是为晚期临终患者及家庭提供必要的协助与咨询，应用个案工作、小组工作、社区工作等方法帮助其解决问题、恢复功能与增进生命质量。社会工作者的专业服务能力，如协助患者做出临终医疗意愿选择、情绪处理、家庭沟通、资源整合、教育推广等能力非常重要。

二、工作方法及介入临终关怀服务的内容

（一）工作方法

社会工作的开展有三大工作方法，同样适用于临终关怀中的社会工作，它们分别是个案工作、小组工作和社区工作。

1. 个案工作　个案工作通常分为申请与接案、研究与资料收集、评估与服务计划、服务与干预、结案与追踪等步骤。医务社会工作者需要进病房探访患者，了解患者住院期间因疾病或住院而产生的各种问题，通过采取倾听、同情、安慰、鼓励、解释、沟通、宣传、指导、教育等手段，协助患者解决困难和问题。

个案工作介入临终关怀，主要在于为临终患者及其家属提供支持和帮助，包括为临终患者提供心理疏导和情绪支持、满足患者的灵性需求、给予患者家属关怀照顾，如提供哀伤辅导服务。作为临终关怀团队中的一员，社会工作者还应协助和配合团队其他成员给患者全方位的照护，除了减轻患者身体上的疼痛外，还要关注患者的心灵，帮助他们获得内心的平静。社会工作者可以通过生命回顾协助患者重新体会自己生命的价值，通过谈论死亡降低对死亡的恐惧、探寻生命的意义，可以帮助临终患者计划其临终生活，帮助其进行后事的交代工作，做出葬礼计划，也可以帮助患者完成一些特殊的心愿。

2. 小组工作　小组工作也是社会工作的专业方法之一，它是通过有目的的小组活动，通过小组成员之间的相互反应，协助小组成员增进社会功能，增强对疾病的认识程度和抵抗能力。小组工作的流程分为计划、招募组员、开展小组活动、评估总结四个阶段。社会工作者可以通过建立临终患者小组和临终患者家属小组两种小组形式，相互提供支持和帮助。

临终患者小组是将不同或同一类型的临终患者组成各种小组，然后通过社会工作者的引导，小组成员之间的相互交流和互动，使得小组成员获得经验分享和彼此的精神支持，协助患者树立良好的精神状态，而不是以消极的心态去面对死亡。建立临终患者家属小组是将同一类型临终患者的家属组成小组，通过社会工作者系统和有计划地协调组织，使得家属之间分享照顾临终患者的经验，获得精神支持和鼓励，也有益于让临终患者更加舒适地度过余生；在患者去世后，也可以利用小组工作的形式开展哀伤辅导，帮助患者家属处理悲伤情绪。

3. 社区工作　社区工作也是社会工作的三大专业方法之一，它是以整个社区及其居民为服务对象。开展社区工作时，社会工作者需要了解社区居民的健康卫生需求及其存在的问题和困难，整合和利用医院的医疗资源，对社区居民开展多种形式的健康活动。主要的形式有专题讲座、图片展、现场咨询、座谈会、义诊和对社区卫生员进行指导培训等。社会工作通过社区工作介入临终关怀，主要是通过社会工作者与社区开展有效互动，为临终患者创造一个有利的社区环境。社会工作者可以整合社区资源，包括人力、物力、技术资

源和福利资源等，为临终患者及家属提供一个舒适、和谐的社区环境，使他们能获得更广泛的社会网络支持。

（二）社会工作介入临终关怀服务的内容

社会工作介入临终关怀服务的内容主要包括协助患者及家属做出临终医疗选择、对患者及家属的情绪支持与疏导、家庭功能的维护、资源整合、哀伤辅导、教育推广等。

1. 协助患者及家属做出临终医疗选择　患者入住临终关怀病房前，医疗团队需要告知患者及家属的病情和治疗方针，患者后续的各种治疗，如止痛、对症、不予急救等治疗程序，都需要取得患者及家属的同意。这时社会工作者需要运用个案工作的流程和方法以及熟练的会谈技巧，渐进和委婉地引导患者及家属讨论对生命末期的医疗选择。

2. 情绪支持与疏导　当患者及家属得知患者面对疾病末期时，会产生否认、焦虑、恐惧、沮丧、孤单、恐惧等情绪，社会工作者可以为他们提供支持与辅导，缓解不良情绪。在照护中，患者及家属可能会对病情变化和照护方式存在许多疑问，会产生情绪波动甚至焦虑、抑郁等心理问题，有的家属会因为承担照顾职责而感到经济、物质方面或精神、体力方面的压力，这时，社会工作者可以和医生一起，为患者和家属解释疑问、安抚情绪，让患者及家属有信心面对困难，减轻压力。社会工作者有时需要直接切入讨论，有时只需要静静陪伴。

3. 家庭功能维护　家庭是患者最重要的支持提供者，无论是精神情感方面，还是物质生活方面。因此，社会工作者需要协助患者和家属进行沟通，理解彼此的想法和意见，维护患者家庭正常运作，从而使家庭能对患者提供更好的照顾和支持。教育患者和家属学会有效沟通的技巧，是维护家庭功能的重要方法，在会社工作者接案的过程中，首先要对患者的家庭情况进行评估，了解家庭成员之前的关系、各家庭成员的角色，评估家庭常用的沟通方式，了解目前家庭的主要状况和存在问题等，然后根据情况，判断采取何种工作方法。有时需要增强家庭成员的照顾职责并分摊任务，有时会通过召开家庭会议达成重要决议，加强家庭成员之间沟通理解，让患者和家属能安心完成治疗，当家庭因疾病陷入危机时，必须去寻找其他的资源来帮助患者家庭度过危机。

4. 资源整合　临终关怀服务本身涉及医疗资源、社区资源、社会资源的利用，社会工作者一定要最大限度的提高资源的整合和利用率，尽最大努力满足患者及其家属的要求。社会工作者与多学科团队协调好社会资源，以促进患者过渡到最合适的照顾场所，包括家庭、康复医院、护理院、养老院等。此外，患者生前意愿的达成、死后的各项事宜、家庭医疗财务负担等都需要社会工作者发挥特长，以最大限度地提高资源的整合与利用，满足患者及其家属的需求，确保他们获得服务以及服务的连续性。

5. 哀伤辅导　当患者去世后，对患者的家属来说是非常痛苦的，这意味着生者和逝者从此阴阳两隔，永远的分开了。这时候，家属陷入悲伤之中是人之常情，但是病态的悲伤对家属的身心健康以及未来的生活会有极大的损害，因此社会工作者的任务是帮助家属正确认识悲伤，适度处理依附情结，使其在合理的时间内引发正常的悲伤，鼓励家属在一定的时间后将情感转移，逐渐步入正常生活。

6. 教育推广　社会工作者要努力在全社会倡导临终关怀的理念，改变人们“未知生，焉知死”的传统观念，引导人们关注生命的质量。虽然抢救可以延长无治愈希望患者的存活时间，但是不可能治愈和挽救他们的生命，患者会处在一种无质量的生存状态，而这种无质量的生存状态，不仅给患者带来了巨大的身心痛苦，也给家庭和社会造成了沉重的负担。因此社会工作者要向社会倡导“去者善终，留者善别”的理念，使临终患者有尊严和安详地离开世界。

三、临终关怀服务中社会工作的发展建议

社会工作者是临终关怀团队中不可或缺的重要成员，要更好地发展社会工作在临终关怀服务中的作用，建议做好以下几点。

（一）推行“善终”理念

临终关怀不是独立地依靠临终关怀团队提供服务，就能取得良好的效果，而是一个双向的互动过程。家属和患者也是临终关怀服务的参与者，只有其需求得到满足，并最终回馈的信息是满意的，才真正实现了临终关怀的作用，而只有在家属和患者了解了“善终”理念之后，才能使临终关怀有效地开展下去。所以，医务社会工作者应当注意“善终”理念的宣传，向更多的家庭普及正确的死亡观，以解决临终关怀的伦理困境。

（二）推广社会工作理念

临终关怀团队是包括医生、护士、社会工作者、志愿者、心理学者等多方人员的队伍。社会工作介入临终关怀服务的前提是群众对社会工作的了解和信任，只有将社会工作理念进行广泛宣传，得到群众的认可，形成专业化、职业化、社会化的社会工作服务，才能使其在临终关怀服务中有用武之地。

（三）加强社会工作者的专业化培训

从20世纪90年代开始，社会工作专业教育在我国得到了迅猛的发展，开办社会工作专业与开设社会工作课程和专业训练的院校日益增加。但是对于专业的临终关怀领域的社会工作者的培训还很缺乏，也不规范，应加强临终关怀领域社会工作者的职业培训教育，以确保社会工作者的专业素质。

（四）建立本土化的临终关怀社会工作服务模式

临终关怀理念及社会工作理念都是经由美国、英国等地传入我国，而中国传统的文化观、生死观是不同于这些国家的，不能照搬全抄别国的经验，必须考虑本土化的问题。在推进社会工作发展的同时，要借鉴国际的先进经验，建立适合我国国情的有中国特色的临终关怀社会工作服务模式，建立起相关的职业规范、考核制度、给付标准等政策性规范，

使临终关怀社会工作服务模式更便于实际操作，满足临终患者的需求。

（隋　彧）

第三节　志　愿　者

临终关怀是医疗服务高度专业化和全科化的统一，强调对患者和其家属在生理、心理、情感、社会、精神各方面的需要都予以满足，因此仅仅依靠专业医护人员的力量是远远不够的，还需要大量的志愿者来支持和参与。志愿者为生命晚期的患者及家属提供生活、心理和情感的支持和照护，是一种深层次的社会医疗卫生保健的服务项目。其目的既不是治疗疾病或延长生命，也不是加速死亡，而是通过他们的陪伴和照护来改善临终患者的生活质量，帮助他们平静地、安宁地度过生命的最后阶段。根据玛丽居里中心统计，在2007年英国就有超过10万长期志愿者参与临终关怀事业。

一、志愿者的组成和管理

临终关怀是医学领域的一项边缘性交叉学科，涉及的专业类型除医疗、护理外，还包括心理、宗教、营养等其他专业，同时，临终关怀的服务对象是濒死患者和家属，所以需要志愿者心理稳定，能正确面对死亡，有社会责任感，有爱心能坚持参与的相对固定人员。因而临终关怀的志愿者最好应由具有专业背景、生活阅历和空闲时间的医师、护士、心理咨询师、宗教人士、营养师、医学院校大学生、离退休老人以及其他在职人员组成。志愿者是一支重要的社会力量，临终关怀服务的全面开展离不开志愿者的无私奉献，所以必须建立一支认可临终关怀理念并具有一定专业背景和生活阅历的志愿者队伍。

根据实际工作需要，临终关怀志愿者可分为专家志愿者、骨干志愿者和普通志愿者。专家志愿者是指具有专业医疗护理背景的人士，如医师、护士、心理咨询师、营养师等，他们拥有丰富临床工作经验，可以给临终者和家属做心理疏导和精神慰藉，为临终者缓解疼痛，指导家属如何护理；骨干志愿者是指医学相关院校的学生、具有一定医学基础和医疗常识的人士；普通志愿者是指社会上有意愿参与临终关怀服务的人士。建立完善的志愿者档案，包括姓名、性别、出生年月、文化程度、服务项目、家庭住址、电话、专业特长等内容。设定相对明确的志愿服务内容、服务项目、服务时间、服务时限、服务对象等。

二、志愿者的临终关怀服务理念和角色

“使临终患者能够得到来自社会的关爱，让他们不被冷落有尊严、在舒适与安宁中走完人生最后一段历程，让他们的家属都能平静面对未来生活。”是志愿者服务于临终关怀患者的服务理念和宗旨。

志愿者通过自身所提供的志愿服务成为临终患者与社会联系的纽带，甚至成为患者与

家属沟通的桥梁。让患者在最无助的生命尽头感受到来自社会的温暖和关爱，让家属正面面对亲人的死亡，同时，激励患者和家属一同积极应对和处理临终前的事宜。

（一）情绪上的支持者

对临终患者来讲，最需要的是身体舒适、心理支持。因此，志愿者可以通过倾听、聊天分享、讲故事、读书读报、听音乐、看视频等方式陪伴患者，成为他们人生最后一段旅程上的朋友，给他们信心，让他们像正常人一样与人交流，享受生活。

（二）生活上的照料者

虽然患者处于临终阶段，但临终时期的生活质量和自我要求并不应该降低，只要未进入昏迷阶段，仍具有思想和感情，就应维护和支持其个人尊严。志愿者可以帮助患者喂饭、翻身拍背、洗澡洗头、清洁口腔等，让患者拥有很好的自我清洁状态，缓解患者消极、自我放弃的心理；还可以帮助患者购物、打电话、联系家属或朋友，为患者建立与外界联系的通道，让患者感觉自己并没有脱离社会；为患者过生日、亲手做小吃糕点，让患者感觉到别人的关爱。

（三）行动上的引领者

有些人片面地认为临终就是等待死亡，生活已没有价值，患者也变得消沉，对周围的一切失去兴趣，甚至有的医护人员也这样认为，并表现出面孔冷漠，态度、语言生硬，操作粗鲁，不知该如何面对患者。临终关怀则认为：临终也是生活，是一种特殊类型的生活，正确认识和尊重患者最后生活的价值，提高其生活质量是对临终患者最有效的服务。志愿者可以通过陪患者散步、做小游戏，与患者一起做手工艺品，为患者化妆等让患者行动起来，慢慢找到生活的乐趣，接受临终生活状态的同时并不放弃享受生活。

（四）患者和家属的沟通者

死亡是临终患者与家属要共同面对的现实，怎么才能够做到生死两安是临终关怀中最重要问题。志愿者通过专业的培训和学习，与患者和家属逐步建立信任，用心理疏导的方法循序渐进地让患者能够面对临终的状态，包括对自己的治疗如何处理、还要完成哪些心愿、怎样安排自己的身后事、安排遗嘱等，让患者可以有尊严地、无痛苦和无遗憾地走完人生最后旅程；让家属敢于面对亲人的离去，完成亲人的遗愿。临终关怀最忌讳的就是生者和亡者之间，或者说是临终的人和家属之间不能够坦诚相对，在最后时刻带着彼此间的积怨和痛苦离去，这时就需要志愿者这个中间力量来转接这种矛盾，圆满巧妙地处理好生者与临终者之间的关系。

三、志愿者如何面对临终患者

临终患者是一群急需要关爱的特殊群体，由于他们即将面临死亡，身体和心理上承受着双重压力，所以他们在人际交往中可能会表现出与常人不同的状态，如敏感、多疑、脆弱、易怒、自闭等，这些会为志愿服务带来很大的困难。这就要求志愿者在为临终患者进行志愿服务中要有极大的爱心、耐心、细心、责任心和恒心，真正地理解他们的心情，了解他们的痛苦，走进他们的内心，和他们成为相互信任的朋友。

（一）要有爱心

爱心是志愿服务的基础，首先要尽可能了解你所服务对象的情况，包括病情状态、喜好、需求和家庭情况等。在不打扰对方的情况下找他感兴趣的话题作为切入点与他交流，逐步建立信任关系，真心为对方付出。

（二）要有耐心

对于临终患者耐心尤为重要，在开展志愿服务时有可能初步接触中会遭到拒绝或冷漠，这是很正常的情况，不要着急和沮丧，拿出你的耐心多换几种形式与他交流，坚持看望，就会得到信任。

（三）要细心

志愿者要为患者带去一种归属感，让患者体会到生存的美好，这就需要体现在志愿者服务的一些细节上，如看患者的目光、说话的语气或者一些看似简单的肢体接触等；要注意细心观察患者的状态和需求，及时与医生和家属沟通患者的变化和异常，了解患者的喜好，尽可能地做一些让患者感到开心的事情。

（四）要有责任心

一旦与某个患者建立起信任关心，就不要轻易放弃对他的志愿服务，让他产生被抛弃的感觉，最好能够用你强烈的责任心定时、定点、定人来服务，保守秘密，让患者有被关心被需要的感觉，尽可能地多一些时间陪伴。

（五）要有恒心

每个人都知道面临死亡是一件可怕的事情，选择临终关怀志愿服务首先就是对人心理的一个挑战，坚持不断学习临终关怀服务理念和方法，坚定志愿服务精神，始终以积极乐观的心态面对患者，坚持完成临终志愿服务并将它做好，需要志愿者持之以恒。

四、志愿者如何面对临终者家属

志愿者与临终者家属的沟通分为两部分，临终前沟通和临终后沟通。临终前沟通可称为过程沟通，是从志愿者对临终患者提供志愿服务起就开始的沟通，包括了解家属希望志愿者为患者提供哪些服务，家庭基本情况以及患者的基本信息、喜好、性格等，是志愿者与家属相互了解和信任的过程，为双方携手更好服务患者创造条件。

临终后沟通可称为结果沟通，是指患者死亡后志愿者对临终家属抚慰的沟通。一般来说，家属面对亲人的离去所产生的悲伤分几个阶段：拒绝相信事实，手足无措，举止反常；歉疚、悔恨、失落、孤独；接受事实，解脱，重组。当临终者离世后，面对沉浸在悲伤中的家属，志愿者应该冷静分析每个家属所处的悲伤阶段，根据不同的阶段，利用简单的心理疏导技能进行相对应的安慰和劝勉。

五、志愿者的临终关怀服务技巧和禁忌

志愿者与临终患者接触并提供志愿服务，需要有一定的技巧性，怎样才能在患者自我封闭，自我放弃，甚至对外界抗拒的消极状态中，与患者逐渐从陌生到熟悉，从路人到朋友，这一过程是需要学习和积累一些技巧的。

（一）谈话技巧

1. 注意倾听　很简单，就是保持好的目光接触，身体略向前倾。当患者谈到一些重要话题或寻求你的反应时，给予点头或说“嗯”表示关注。

2. 敏锐观察　通过对患者气色、声音或者行动等方面状态变化的观察，向患者描述积极的变化，不需要特别多的提问，只需要传达肯定的信息让患者成为关注的对象和话题的焦点。如你可以说，“您今天看起来好像和昨天不一样……我发现桌上的饭菜还没动”，“您是不是还没吃东西呢……”这就等于打开了一个话题，患者会告诉你他在精神上或身体上的感受。

3. 产生共鸣　在服务过程中，并不是要你流露出可怜患者的样子，而是能理解患者的处境和困难。比如，对一个长期中风瘫痪在床又很要强的老人可以说：“我知道您以前一直都挺健康独立，自从中风后，要别人照顾您起居，怕给儿孙添负担，心里一定不好受”，如果患者因此而流泪，这是个好的效果，说明你说到点子上了；如果患者沉默含泪，这时最好运用“沉默”和“肢体接触”，如轻拍后背或握手；如果患者打开话匣子，那说明他对你产生了信任。

4. 重复解释　用你自己的方式更简练地重复他们表达的信息，给患者一个反馈，让患者知道你是否理解他们想要表达的意思，当患者知道你对他们的理解和肯定后，就可以加以正确地引导了。比如，如果老人生气地说，整天吃那么多药，有什么用，没病也吃出病来了，你可以简单地说：“老人家，您是不是觉得这些药效果都不大，还有副作用”患者一般会接着你的话题解释或继续发脾气，你可以用这种方法了解老人为什么不服从治疗。

5. 自我表露　就是如果你有相似经历的时候，也可以简单地拿出来分享，表示对对方的理解。如患者无端发脾气，家属觉得很伤心无奈，你可以说：“我爸上次住院的时候，身体不好也乱发脾气，有点不讲理，我那时候也特别难受，都不知道怎么照顾他了”。

6. 总结归纳　简单地说，就是在谈话最后做一个概括，这有助于增加对方对谈话的满意度，便于下次谈话的设置。如在拜访结束后说：“老人家，我们今天谈了不少您年轻时候的故事，我特别喜欢听，希望下次还能再听您讲讲；另外，您也提到了您现在的一些家庭的困难，心里难受的地方，我回去想想，有什么好帮到您的，要是我能帮到的，您一定要和我说。那我们下次见……”

（二）谈话注意事项

1. 避免提闭合性问题　在和患者的谈话中，主张提开放性问题，让患者可以发挥和选择话题，要避免提闭合性问题。开放性问题如："您最近怎么样？有什么变化吗？"；闭合性问题如："您最近是不是觉得好点了？您饭量最近有没有改善"。闭合性问题不能打开话题，而且患者只能沿着你设置的问题回答，有可能冷场。

2. 不问太私人的问题　如你发现患者的大儿子经常来看他，但小儿子从来没露过面，很想了解这个问题，就不要问"您小儿子怎么从不来照顾您"。可以问"听您说，您还有个小儿子，您能说说他吗？"

3. 不要给私人意见　不要说："要是我是您的话，我就……"你可以说："那我来陪您谈谈现在的几个选择。"

4. 不要随意转换话题　即使转换话题很重要，随便转换话题也是很不礼貌，很可能体现你缺乏耐心和同情的一面。如你们正聊得起劲，患者该吃药打针了。吃药打针很重要，但患者还想聊，你可以保证等他吃完药，打完针你一定回来再陪他聊，给他一个承诺后再转换话题比较妥当。

5. 错误的保证　这个可能是大家最常犯的错误，就是给患者错误的安慰。如对临终患者说："您的病一定能治好，现在科学那么发达……"因为最终的失望会令患者更难过，何况患者都知道你就是随便、好心一说而已。正确的方法是，"听说您还有一次姑息化疗，您挺想知道可能效果会怎样，您需要我帮您问问医生或我有什么可以帮您做的吗？"

6. 不要同情要理解　理解和同情是不同的，一般人需要理解而不是盲目同情。比如你说："您年纪不大就得了这样的癌症，真可怜……"这是同情，如果你说："知道癌症这个诊断后，您和家里一定都经历了不少。"这就是理解，他们所产生的作用和效果是不同的。

7. 不要问为什么的问题　比如患者很焦虑，不要问"您为什么那么焦虑啊？"你可以问"您看起来很忧虑，是不是有什么想法？"

8. 不要用自己的价值观判断别人　比如患者提到想自杀，不好的反应是："您不应该这么想，怎么能想自杀呢？"这是我们常犯的错误。正确的方法是："我听到您说有自杀的想法，吓了一跳，您能说说您怎么想的吗？"一个人的想法，不可能因为被人说"不应该"而随便改变，你要从中了解想法的根源，才可能更好的帮助他。

9. 避免争论　比如患者觉得饭里被人下了毒，拒绝吃饭。不要说，"别人怎么可能会给您的饭下毒呢！不可能的。"可以说，"您觉得有人在饭里下毒，那您一定觉得很害怕，不能相信这里的人。"患者接着就可能给你讲他的害怕，或他的幻觉。这些都是很有价值的医疗信息，可以及时反馈给医务人员。

六、志愿者的培训与教育

为了更好地提供临终关怀服务，志愿者的培训必不可少。为志愿者进行定期的、有针对性的专业培训，是临终关怀事业取得实质性进步的基本保证。

为提供高水平的临终关怀志愿者服务，志愿者机构会邀请临终关怀的专家结合临床需求和患者特点制定培训方案及培训内容，在志愿者上岗前对其有针对性地进行相关专业的岗前培训。包括临终关怀志愿者实施原则、志愿者服务注意事项、志愿者服务公约、志愿者实用读本讲解、临终者的心理疏导技巧、与临终者的沟通技巧、志愿者服务流程等。

（游　巍）

第四节　民间组织

中华民族的传统文化，孕育着我国人民乐善好施、扶贫济困、尊老爱幼、守望相助、出入相携等传统美德。为此我国成立有许多民间服务组织，包括社会服务团体和基金会，还有一些国际或地区性的慈善机构，他们开展了多种社会救助工作，但其救助的对象主要是社会上不幸的个人和困难群体，涉及临终关怀内容的民间服务组织目前国内还比较少。下面重点介绍以临终关怀工作为主的社会服务团体。

一、宁养院

宁养院是李嘉诚先生亲自倡导、命名和捐资创立的，是为内地家居的贫困晚期癌症患者免费提供镇痛治疗、护理心理辅导等方面照护的医疗慈善机构。1998 年 11 月 18 日，李嘉诚基金会捐资于汕头大学医学院第一附属医院，创建了全国首家宁养院，免费到贫苦患者家里进行服务。这项创举被公认为是极具社会效益的服务，探索出了以家居服务为重点的宁养医疗服务模式，被患者誉为“生命尽头宁静的港湾”。2001 年 1 月，在试点成功基础上，为惠及更多贫困的癌症患者，基金会捐资实施了“人间有情 ”全国宁养医疗服务计划。与分布在全国不同地区大型医院合作，共设立了 20 家宁养院。秉承“造福患者，造福社会”的理念，推动国内宁养医疗服务事业的发展，使更多的晚期癌症患者能感受到人间的真情与关爱，让他们在生命的最后阶段得到心灵的慰藉，安详、有尊严地走完人生旅程。2007 年基金会再次决定扩大宁养院的规模，目前全国已有 32 家，计划今后将继续增设宁养院，服务更多的晚期癌症患者。

宁养医疗服务通过早期识别、积极评估、疼痛治疗和控制其他症状，来预防和减轻身心痛苦，从而改善晚期癌症患者及家属的生活质量。全国宁养医疗服务计划实施以来，已为 12. 7 万多名患者提供了服务，让患者在生命的最后阶段得到心灵的慰藉，使患者及其家属感受到人间的温暖和社会的关爱。

本项目通过设立在汕头大学医学院的“李嘉诚基金会全国宁养医疗服务计划办公室”（全国宁养办）进行协调管理，主要是通过计算机网络和视频会议系统进行管理，包括各宁养院日常运作和医疗专业事务管理和协调，以及医护人员资料、所服务的患者资料、社工服务人员和义工资料、财务资料、药品资料、宣传教育及有关资料的管理、统计汇总等。2009年开始，基金会邀请具有公信力的第三方对全部宁养院进行服务质量评估，2009年和2010~2012年分别进行了两轮评估。通过国际质量管理体系认证系统（TUV）对项目的综合评估，提高本项目的服务质量和管理水平，经与国际先进项目的管理方式接轨，进一步加强了本项目的规范化、科学化管理，从而达到使项目受益人获得最高质量服务的目的。2013年开始，由全国宁养办对项目运作进行自行评估。

项目宗旨：以人为本，全人服务，提高癌症患者的生活质量。以爱心关怀、专业知识及积极态度，为患者及其家属提供全人服务，包括身体、心理、灵性和社会的照护。使贫困的晚期癌症患者在人生的最后阶段能活得有意义、有尊严。

项目目标：提高贫困晚期癌症患者的生活质量；推动国内舒缓医学的学科建设与服务发展；促进社会对晚期癌症患者的关怀与支持。

服务对象：贫困的晚期癌症患者。

服务特点：家居免费镇痛治疗的“身-心-灵-社”全人服务模式。

服务内容：控制或减轻患者痛苦；提供心理辅导、帮助患者及家属减轻精神压力；指导家属如何更好照顾患者；开展临终关怀知识的宣传教育。

服务形式：家居探访、电话咨询等。

申请程序：到当地的宁养院进行申请。请携带以下资料：①癌症确诊资料原件；②贫困证明原件；③患者身份证及户口本原件；④患者及取药人两者身份证复印件（用一页纸）；⑤取药人单人身份证复印件。

接受程序：咨询登记→审核→等候家访→确定接受。

温馨提示：每次取药前须将患者已往用过的药品内外包装壳还回宁养院以便领取新药，并将药品使用后的情况告知宁养院工作人员。

二、中国生命关怀协会

中国生命关怀协会（Chinese Association for Life Care）是2006年在李家熙、吴蔚然、耿德章、崔以泰等教授的发起和倡导下，经国务院批准，民政部注册登记成立的全国性、非盈利性社会团体，独立社团法人，其业务由卫计委直接主管。

中国生命关怀协会是由从事老年医疗护理和临终关怀服务的医务工作者、志愿者、法律工作者及关心支持生命关怀事业的社会各界热心人士组成，其中有两院院士、医疗卫生界的知名专家、企业家、科技工作者等。中国生命关怀协会的宗旨是：致力于临终关怀服务、舒缓治疗、老年医学研究、老年医疗护理及保健，创立和发展中国的生命关怀事业。其主要任务是实现临终关怀医疗服务的规范化、标准化，争取更好的政策支持，实施全国生命关怀的行业管理，提高老年人和临终患者的生活质量；积极开展地区和国际间的学术交流、社区生命关怀服务和中西医相结合的特色医疗；组织和培训生命关怀专业队伍；宣传生命关怀理念，动员社会各界参与生命关怀服务活动；办刊物，建网站；筹集资金，救助贫困的临终患者等。业务范围：行业管理、学术交流、国际合作、专业培训、宣传普及、理论研究、咨询服务。

但因成立时间不长，又缺乏人才和资金支持，中国生命关怀协会目前开展的业务有限，其影响力还较弱。

三、北京生前预嘱推广协会

成立于2013年6月25日，主要是为了保障推广“选择与尊严”网站（www. xzyzy. com）这项公益事业的正确性和有效性，以更好地帮助更多的人通过“生前预嘱”实现“尊严死”。“选择与尊严”公益网站理事长陈小鲁为北京生前预嘱推广协会理事长，“选择与尊严”公益网站执行总干事罗裕平为常务副理事长，中国医学论坛报社社长张威为副理事长；“选择与尊严”网站创建人之一、中国医学论坛报社主任记者郝新平为秘书长。

“选择与尊严”是中国大陆第一个推广“尊严死”的公益网站，成立6年以来，致力于推广和使用“生前预嘱”，使更多人知道什么是“尊严死”、如何建立“生前预嘱”并按照个人意愿实现愿望。目前已有八千多人在网站上登记生前预嘱，一千多人申请成为志愿者，网站倡导的理念帮助了一些人选择尊严离世，启发一些医务工作者开展了相关的实践与调查工作。

（杨爱民）

第五节 宗教组织

我国是个多宗教的国家，公民可以自由地选择、表达自己的信仰和表明宗教身份，宗教徒信奉的主要有佛教、道教、伊斯兰教、天主教和基督教。据不完全统计，中国现有各种宗教信徒1亿多人，宗教活动场所共约13万处，宗教教职人员约36万人，宗教团体近5500个，宗教院校110余所。不同的宗教组织对生与死的理解不同，我们在进行临终关怀服务时应了解临终患者是否有宗教信仰，在充分尊重其宗教信仰的基础上，也可以运用一些宗教知识为临终患者服务。针对不同信仰的临终患者采取不同的临终关怀策略，就能够接近并体现临终关怀的核心价值。大量实践表明，凡信教患者，可以很好地进行与宗教相关的临终关怀引导，使人的死亡认知逻辑合理化，进而产生强大而有效的临终关怀效果。所以从事临终关怀的工作者，应对宗教组织的有关知识进行学习和了解，并应用于实际工作，也可与相应的宗教组织联系，以便有的放矢地为临终教徒服务。

一、道教

道教发源于中国，至今已有1800年的历史，对中国古代的政治、经济、哲学、文学、艺术、音乐、绘画、建筑、医学、药物学、养生学、气功、化学、武术、天文学、地理都产生了不同程度的影响，对中国人的思维方式、伦理、道德、民俗、民族关系、民族心理、民族性格等各方面也有很深的影响。我国现有道教宫观3000余座，有乾道、坤道5万余人。道教奉老子为教祖，把《道德经》作为主要经典，以“道”为最根本的信仰，一切教理教义都是由此而衍化产生。道教认为“道”无所不包，无所不在，是一切的开始。与道并提的是“德”，即道之在我者就是德，“德”是道之功、道之用、道之现。道教规定信徒要“修道养德”，追求与道合一，与自然、社会和谐，道和德就是道教的核心和基本的教义。12世纪以后，道教逐渐分为全真道与正一道两大系统，全真派的道士出家，在宫观内过丛林生活，不食荤，重内丹修炼，不尚符箓，主张“性命双修”，以修身养性为正道；正一派道士一般有家室，不忌荤，以行符箓为主要特征（画符念咒、驱鬼降妖、祈福消灾）。

道家死亡观的产生与形成既源于其独特的理论视角，也是当时社会土壤催生的结果。道家创始人老子面对礼崩乐坏的社会现状，他选择了立足于诸侯纷争的表象之外，从“道”的角度思考人生和政治的原则，看重人自身的存在价值。庄子是对生死问题论述最多的中国古代哲学家，他继承老子自然主义道论，由探求生死奥秘的人追寻一种合乎社会终极本质的自由，提出生死本质与人生归宿问题，确立了“生死齐一”的道家死亡观体系。

“生死齐一”建构在生死自然和生死必然的基础上，生和死首先被视为自然现象。在道家，“人法地，地法天，天法道，道法自然”是万物运行的根本原则，生命不过是大道的一种寄寓，生死交替是自然之理，完全把个体生命与自然现象融合为一，认为生死乃自然发生过程，从而让道家生死观带有浓厚的自然价值色彩。

庄子称生是“苦身疾作”、死则为一种解脱、一种休息，所谓：“其生若浮，其死若休。”盛赞“死”之自在是“无君于上，无臣于下，亦无四时之事，纵然以天地为春秋，虽南面王乐，不能过也”。死亡由生命的最大否定转变为挣脱世间约束和痛苦的去处，是为“大归”，这样，思想上产生一种自觉，无论是否面临生死情境，人的心境都能够处在“其寝不梦，其觉不忧，其食不甘，其息深深”的状态，从而“喜怒哀乐不入于胸次”，在精神上得到自由的满足。

道教认为人死后，魂升于天，魄归体中五脏，人之生禀以精气神，气散则亡；为使死者早脱迂腐之苦，借以火光之气，使魄丧倾。由于道教文化对中国的影响，大部分中国人在临终时及死后葬礼，可以说都是按照道教的丧葬仪式进行，只是随着殡葬制度的不断改革，许多殡葬仪式已被简化或废弃，但临终时的沐浴、穿寿衣，死后烧纸钱、设灵堂、告别、出殡等仪式仍在流行。城市由于条件限制，仪式简单，农村比较繁杂一些。

二、儒教

儒教是中国封建社会长期形成的特殊形式的宗教，汉武帝利用政治权利把孔子学说宗教化，定儒教于一尊。隋唐时期“佛”、“道”、“儒”并称为三教，此后，三教出现合一的趋势。在封建政权的支持下，儒教体系完成于宋代，它以中国封建伦理“三纲”、“五常”为中心，吸收佛教、道教的宗教思想和修养方法，信奉“天地君亲师”，《四书》、《五经》是儒教的经典，祭天、祭孔、祭祖是规定的宗教仪式。

“未知生，焉知死”，儒家没有形成如佛教一样系统深邃的死亡理论，从表面上看甚至对这个问题采取回避的态度，但实际上，儒家对社会生活对人伦的广泛关注恰恰是对生死问题理性感悟的结果，这种感悟使得儒家学说在漫长的封建社会中成为促进中国社会稳定发展，教化百姓、影响人心的重要思想。儒家的这种理性的生死观，既让人积极进取有所作为，又使人保持精神上的宁静、平和，不为死亡的降临所烦扰。儒家学说中关于生死观的解读：一是以完善人生来坦然地面对死亡，展示出一种宁静淡泊；二是以家庭亲情的陪伴、父死子继的生命延续来弱化临终死亡的痛苦；三是以“三不朽”（立德、立功、立言）的超越意识来摆脱死亡恐惧；四是以复归天地、重回大化流行来证实死而不亡。这些都体现了儒家对生活的积极态度和对生命的无比尊重。

儒家最注重的就是人伦关系，重视个体在世间为家庭家族尽了多少义务。家庭亲情的陪伴可以弱化死亡的痛苦，每个人在临终前，如果亲人在旁边守候，对自己人生曾经的生命轨迹是个直接的彰显，对当事人将是极大的安慰。这种感觉实际上来自人类最原始的目标和动力，通过宗族的延续，生命还将以血脉的传承继续下去，永无止息，让子孙后代替自己“活”下去。生命通过血脉的绵延其实一直都在进行，由于子孙后代的延续而感知自己血脉的流传，自己并没有真正的完全消失，还在人间继续自己的生命。儒家这种对家族群体的认同，对父死子继的生生不息的思想，可以使人心灵上有所归依，即使不相信死后世界的存在，但仍觉得可以实现亲人之间精神上的沟通和联系，感知生命传承的神奇和美妙，从而在死亡来临时保持内心的平静与安宁。

除了物质性生命外，在儒家看来，人还有精神生命和文化生命。古代的士大夫们在面对必死的人生结局时，还追求“杀身成仁”、“舍生取义”，或者去求得“立德、立功、立言”之“三不朽”，认为崇高之道德品格、伟大之功业、完美之诗文可以传之后世，个人之生活虽然中止了，而生命却借助于立德立功立言的中介获得了永恒不朽，这样便在精神上超越了死亡，可以在临终前消解死亡的恐惧与痛苦。

三、佛教

佛教发源于古代印度，创始人是释迦牟尼佛，这个名号是印度梵语音译过来的，释迦是仁慈的意思，牟尼是寂寞或清净的意思，佛是觉悟。释迦牟尼佛是北印度（现在的尼泊尔）人，住世虚岁八十岁，实足年龄七十九岁。佛教于公元前后正式传入中国，主要有汉传、藏传和南传佛教三大派别。我国现有佛教寺院 2 万余座，出家僧尼 20 余万人，其中藏语系佛教的喇嘛、尼姑约 12 万人，活佛 1700 余人，寺院 3000 余座。

佛教与基督教、伊斯兰教并称为世界三大宗教。广义地说，佛教是一种宗教，包括它的经典、仪式、习惯、教团的组织等；但凡是宗教，无不信奉神的创造及神的主宰，佛教却是彻底的无神论者，因此佛教似宗教而又非宗教，类哲学而又非哲学，通科学而又非科学，这是佛教的最大特色。狭义地说，佛教就是佛所说的言教；如果用佛教固有的术语来说，应当叫作佛法，“诸恶莫做，众善奉行，自净其意，是诸佛教”。佛教就是佛让人们止恶扬善、自净其意的教法，是佛陀的教育。

在佛教里面我们可以找到和现代临终关怀理念相媲美的思想与实践，佛教认为死亡是人丧失“寿暖识”三者才导致的身体变坏，凡人肉体死亡之时，意味着又是生命获得新的开始。如佛教净土宗印光大师在“临终三大要”中讲，“死亡一字原是假名，以宿生所感一期之报尽，故舍此身躯复受别种身躯耳”。佛教生死观宣扬“轮回”，旨在“涅 ”，认为“一切众生都有佛性”，只要勤苦修炼，都可以达到超越生死的自由境界。佛家文化把“生、死”看作是无限反复轮回阶段中的一个过程，这样就把“生、死”二元有限的思考，放置在无限的没有终结答案的境地中，以简化的完美逻辑诠释了复杂的生死思考。佛教的生死轮回预设有限的今生和无限的轮回，解决了“来”和“去”的问题，进而避免对生与死的不可知的思考而陷于绝望。佛教的生死轮回教义和理念在一定程度上消减了死亡本身给临终患者带来的恐惧和孤寂感，对临终患者的这种生死循环的引导，增加死的含义，追求死的安宁，消解死的痛苦等，极具宗教的功能和力量，具有极强的临终心理抚慰效果。

教徒去逝视为往生净土，去往西方极乐世界。当教徒将要去逝的时候，阿弥陀佛会亲自手持莲花来迎接，平等接纳每一位信众。教徒在临终时，应按照临终三大要进行：第一，善巧开导安慰，令生正信；第二，大家换班念佛，以助净念；第三，切戒搬动哭泣，以防误事。如果能依此三法以行，便可消除宿业，增长净因，蒙佛接引，往生西方，于父母，则为真孝；于兄弟、姊妹，则为真悌；于儿女，则为真慈；于朋友，于平人，则为真义真惠。

四、基督教

基督教是以信仰耶稣基督为救世主的宗教，是世界上信仰人数最多的宗教之一，目前在全世界有约 21.4 亿信徒，以亚洲、非洲的信徒发展最快。天主教、新教、东正教、基督教马龙派等等统称基督教。中文中“基督教”往往特指新教（又俗称“耶稣教”）。基督教的经典是《圣经》，特点是博爱、人人平等。基督教（新教）于公元 19 世纪初传入中国，在我国现有教徒 1600 余万人，教牧人员 3.7 万余人，有教堂、聚会点 5.8 万余处。

基督教认定人及万物都是由万能至善的上帝所创造，据《圣经》说，上帝是在创造了宇宙万物之后，开始创造人的。并且，上帝是按照自己的样子创造人类，神说：“我们要照着我们的形象，按着我们的样式造人，使他们管理海里的鱼、空中的鸟、地上的牲畜，地上所爬的一切昆虫。”

基督教认为，人虽为造物，确是万物之灵长，其地位远远高出自然界以及其他一切事物，他比世上任何生物都更接近上帝，分享着神的属性。人在死亡之后是进入天堂还是落入地狱，是由上帝按照人们生前的善恶行为，经过公正的末日审判来决定的。生前作恶的人，死后必定下地狱；生前为善者，死后必定进天堂。换言之，进天堂还是下地狱，乃是由至善而公正的上帝对人们生前的善恶行为所作的报应，恶人下地狱乃是因为他生前作恶而不为善，善人进天堂则是因为他生前为善而不作恶。对于虔信上帝者来说，死亡意味着他们将进入美好的天堂，那里是他们理想的归宿，将沐浴在上帝神性的光辉之中，享受永恒的福乐。天堂中的一切建筑富丽堂皇，那里的居民“不再有死亡，也不再有悲哀、哭号、疼痛”。教徒临终时，要报告教会，教会将遵循一整套程序帮助家属处理后事，包括唱诗安魂，以及开追思会、专门墓地安葬和仪式等等。

五、伊斯兰教

伊斯兰教是世界性的宗教之一，与佛教、基督教并称为世界三大宗教，兴起于阿拉伯半岛，由麦加人穆罕默德（约公元570年~632年）所创传。伊斯兰系阿拉伯语音译，原意为“顺从”、“和平”，指顺从和信仰宇宙独一的最高主宰安拉及其意志，以求得两世的和平与安宁。信奉伊斯兰教的人统称为“穆斯林”（Muslim，意为“顺从者”），它作为一种宗教信仰、意识形态和一种文化体系，传入世界各地后，与当地传统文化相互影响和融合，在不同的历史条件下，对许多国家和民族的社会发展、政治结构、经济形态、文化风尚、伦理道德、生活方式等都发生了不同程度的影响。伊斯兰教于公元7世纪传入中国，我国的回族、维吾尔族等10个少数民族中的大多数群众信仰伊斯兰教。我国现有穆斯林2100万人，清真寺3.5万座，伊玛目、阿訇4万余名，其中，新疆穆斯林约1100万人，清真寺2.4万余座，伊玛目和阿訇有2.8万余名。

伊斯兰教认为世界万物以及人类作为真主安拉的造化物，都有规定的期限，人人都会经历死亡，无人能够逃避。同时认为人的生命有两个阶段，一是今世的生命，一是后世的生命，二者相比，今世的生命是短暂的，后世的生命是永久的，人只有通过死亡才能在复活日接受安拉的审判并进入永久的后世生活，把死当作一个人最后的必然归宿，并把它理解为肉体（嘎来布）的消失和精神（罗罕）的升华，是人生的复命归真，而不是生命的归结。

伊斯兰教有关丧葬的规定包括：静、速、严、简、禁、宽等内容。“静”是指为临终者安置在一个宁静的环境，避免因嘈杂、哭喊而增加临终者的痛苦；“速”是指速葬，教法规定要在三日之内尽快埋葬亡人，使之入土为安；“严”是指在为亡人举行葬礼（者那则）时，要严格遵守教法的有关规定，如用清水为亡人洗身体（着水）、用白布（克番）包裹好亡人、举行葬礼时遗体置于众面前等；“简”是指丧事从简，亡人简葬，即亡人只用三丈六尺白布包裹掩埋，没有陪葬品，既不大办丧事，也不大举祭祀；“禁”是指坚决禁止丧葬过程中的迷信（库夫尔）现象与行为，如送葬时看风水、择吉日、给亡人或向前来送葬的人鞠躬叩头、哭嚎亡人、披麻戴孝、在墓内放置陪葬品等；“宽”是指教法有关丧葬的规定，适合于正常情况下，但在条件不具备时，也可酌情处理。

六、天主教

天主教是基督宗教的三大宗派之一，其正式名称为“罗马天主教会”或“罗马公教会”，号召人们做到对自己所受的苦难忍耐、顺从，多祈祷，依靠天主三圣（圣父、圣子、圣神）的帮助积极面对自己的生活。相信天主三位一体，敬礼圣母玛丽亚，宣扬圣父创造天地万物；圣子降生成人，为救赎世人的罪被钉死在十字架上，三天后死而复活，打破天和人的界限，成为天主与人的唯一中保；圣神来自圣父和圣子，是赋予生命之神。自公元7世纪起天主教几度传入中国，1840年鸦片战争后大规模传入，在中国现有教徒530万人，现有教堂、会所6000余座；有教区97个，主教60位，神父2200多位，修女3000多位。

天主教认为，世上的人有善有恶，基督从天降临，审判地上的人，善人才可以升入天堂，与天主享受完美的生活，而恶人将堕入地狱，受到永罚。教会把天堂描绘成一个极乐世界，它是“黄金铺地、宝石盖屋”，“眼看美景、耳听美音、口尝美味”；地狱则到处是不灭之火，蛇蝎遍地，可怕到了极点。在天堂和地狱之间，还有炼狱，生前有小罪而在死亡前办告解的人，他们需要进入炼狱净化自己的灵魂，为生前所犯下的罪做补赎，而后可以进入天堂。经过末日审判，善人得享永福、恶人要受永苦。

天主教信徒的临终及殡葬礼仪主要有：傅油礼、入殓礼、殡葬弥散、告别礼等仪式。患者在临终时要进行傅油礼，人死以后，洗干净身体，穿上新衣服，放进棺材里，传统上，天主教葬礼包括在死人的屋子里祈祷并围着棺材守灵一夜，现在通常将棺材放在教堂里并守灵一晚，哀悼者们聚集在那里为死者的灵魂进行祈祷。

（杨爱民）

参 考 文 献

[1] 全宏艳，社会支持研究综述. 重庆科技学院学报（社会科学版）2008. 3：69-70.

[2] 左习习，江晓军. 社会支持网络研究的文献综述 [J]. 中国信息界，2010年第6期（144）.

[3] Cohen S，Wills TA. Stress，socialsupportand the buffering hyp othesis [J]. Psychological Bulletin，1985，98（2）：310-357.

[4] 陈成文著. 社会弱者论——体制转换时期社会弱者的生活状况与社会支持 [J]. 教育出版社，2000.

[5] 时正新. 中国社会福利与社会进步 [J]. 社会科学文献出版社，2000.

[6] 张玉仕. 安宁疗护社会工作服务的内容与角色 [J]. 中国社会工作，2012，(19)：16-17.

[7] 李艳，徐燕，袁长蓉. 姑息护理团队中社会工作者角色功能的探讨 [J]. 护理研究，2009，23（5）：1136-1137.

[8] 罗灵，仲伟爱. 临终关怀与医务社会工作 [J]. 中国民康医学，2010，22（20）：2610-2611.

[9] 许加明. 社会工作介入老年临终关怀探析 [J]. 社会工作，2010，(9)：37-39.

[10] 刘俊. 医学社会工作者如何介入临终关怀 [J]. 社会工作学术版，2006，(11)：54-55.

[11] 谢懿珍. “守望”临终关怀志愿者协会讲座记录 [J] . 2006，11. 29.

[12] 陈玮，龚震晔. 上海市临终关怀基本认知及志愿者服务意愿和能力的调查 [J]. 中国医院，2013，(17)：25.

[13] 北京市西城区生命关怀咨询服务中心，2011. 2. 11，“临终关怀志愿者服务工作.”

[14] 中华人民共和国民政部社会团体登记管理条例（1998 年 10 月 25 日国务院令第 250 号发布）.

[15] 李嘉诚基金会网站.

[16] 李嘉诚基金会全国宁养医疗服务计划网站.

[17] 中国生命关怀协会网站.

[18] 选择与尊严网站.

[19] 民间组织. 百度百科搜索词条.

[20] 中国的宗教信仰自由状况. 国务院新闻办公室，1997 年 10 月.

[21] 宗教信仰. 百度百科搜索词条 2013-9-13.

[22] 印光大师开示—临终三大要. 钟茂森博士主讲 2011. 12 佛学网.

[23] 宗教团体. 百度快照，2013-12-31.

[24] 佛教. 百度百科，2014-01-05.

[25] 李刚等著，古今中外宗教概观. 巴蜀书社出版发行，1997. 4.